MEDİKAL MEDYUM

TİROİT TEDAVİSİ

NEMESİS KİTAP / Sağlık
Yayın Numarası: 476

Tiroit Tedavisi Anthony William

Kitabın Özgün Adı: Medical Medium Thyroid Healing
Çeviren: Tolga Toprak

Yayın Yönetmeni: Serap Çakır
Yayın Koordinatörü: Melih Günaydın
Editör: Volkan Alıcı
Kapak Uygulama: Cem Özcan
Sayfa Düzeni: Tülay Malkoç
Sosyal Medya: Damla Tuzcu

ISBN: 978-605-7649-27-0
Baskı: Mayıs 2023

Nemesis Kitap:
Gümüşsuyu Mah. Osmanlı Sok. Osmanlı İş Merkezi 18/9 Beyoğlu/İstanbul
Tel: (0212) 222 10 66 info@nemesiskitap.com • www.nemesiskitap.com
Sertifika No: 49065

Baskı ve Cilt:
Vizyon Basımevi Kağıtçılık Matbaacılık ve Yayıncılık San. Tic. Ltd. Şti.
Beylikdüzü O.S.B. Mah. Orkide Cad. No:1/Z
Beylikdüzü / İSTANBUL
Tel: (0212) 671 61 51 Faks: (0212) 671 61 50
Sertifika No: 52098

MEDİKAL MEDYUM

TİROİT TEDAVİSİ

ANTHONY WILLIAM

Çeviren: Tolga Toprak

NEMESİS KİTAP

İÇİNDEKİLER

ÖNSÖZ

Bu değerli kitapta neler bulacaksınız? Tiroit hastalığına büyüleyici ve yenilikçi bir yaklaşım. Anthony William ve doğrudan onunla konuşan ses sayesinde, tiroit hastalığıyla ve ondan korunmanın yollarıyla ilgili büyük bir bilgi kaynağına sahip olacaksınız.

Güney Kaliforniya Üniversitesi mezunu bir jinekolog ve kadınlarda biyoidantik hormonlar alanında öncü bir doktor olarak her an bu hastalık ve yaratmış olduğu gerileme konusunda "ana sebepleri" bulmaya çalışıyorum. Binlerce tiroit hastası gördüm ve Birleşik Devletler'de bu hastalıktan mustarip insanların sadece yarısına doğru teşhis konduğuna inanıyorum. Profesyonel görüşüme göre, bu ülkedeki on insandan yedisinin bu hastalığı çekiyor olması muhtemeldir. Bu kitabı okuyarak kendinize koyuan teşhisi daha iyi kavrayacak ve hastalığı olduğu yerde durdurmak için ne gibi şeylere ihtiyacınız olduğunu bileceksiniz. Anthony William'ı okuduğumdan beri kesinlikle yeni şeyler kavrıyor ve zor durumdaki hastalarıma yeni çözümler getiriyorum. Kısacası Anthony, kimi hastaların tiroit hormonlarına beklediğimiz ya da umduğumuz şekilde yanıt vermediklerini söylerken çok haklı.

Bir tıp doktoru olarak, tıpkı Anthony'de olduğu gibi, hastalarımın durumuyla ilgili benimle konuşan bilge bir sese sahip olsaydım bunu saf bir mucize olarak karşılardım. Her ne kadar tıp mesleğinin tüm üyelerinin bunu uygun karşılayacağını zannetmesem de ve bunun nedenini gerçekten anlayamasam da iş arkadaşlarımın çoğu böyle bir iç sese sahip olmaktan minnettar olurdu, diye düşünüyorum.

Birleşik Devletler'deki ölümlerin en başında, bilinen ilaçların kullanımı ve tedavi yöntemleri geliyor. Hastalarımızı antibiyotiğe boğuyoruz ve sonuç olarak da her yıl binlerce antibiyotik direncine bağlı ölümle karşılaşıyoruz. Kanser hastalarının bağışıklık sistemlerine ilaçları yüklüyoruz ve bunlar daha sonra başka kanser hastalıklarına yol açıyor. Her gün genç kadınların hormonlarında doğum kontrol haplarının yarattığı tahribatı görüyorum. Ahh! Sizin kadar ben de üzgünüm.

Daha da kötüsü, tedavi yöntemlerinin bilimsel araştırmaları 25 yıl geriden takip ettiğini biliyor muydunuz? Teknoloji alanında bu, insanların akıllı telefon ve bilgisayarlar yerine hâlâ o gürültülü, yirmi beş yıllık eski bilgisayar modellerini kullanması anlamına geliyor. Hangimiz buna akıllı bir alışveriş deriz ki? Arkadaşlarımdan bir tanesi, alanında lider teknoloji firmalarından birinde üst düzey bir görev yürütüyordu. Kariyerinin zirvesindeyken kötü huylu bir beyin tümörü olduğu anlaşıldı. Birleşik Devletler'in önde gelen tıp merkezlerinden birinde tedavisi tamamlanıp sağlığına kavuşturulacağı yerde yenilikçi hiçbir yaklaşımın olmadığını görerek hayrete düştü. Bilişim teknolojileri alanında çözülmesi güç hatta imkânsız görünen bir sorun halledilmişti ancak onda teşhis edilen kanser türünün tedavisi hâlâ on yıl önceki yerinde sayıyordu. Harika, çok kibar bir adamdı; eğer kendi işini de doktorların ilaçları uyguladığı yollarla yönetseydi bir aydan kısa bir süre içinde iflas bayrağını çekmiş olacaklarını büyük bir üzüntüyle dile getirdi. Ne zaman yanlış teşhis koyulan ya da eskimiş yöntemlerle yanlış tedavi uygulanan bir hasta görsem aynı hayal kırıklığını yaşarım.

Bu yüzden Anthony'nin ***Medikal Medyum*** ve ***Medikal Medyum Tiroit Tedavisi*** isimli yeni kitabını hayranlıkla okuyorum. Hastaların şimdi bazı cevaplara ihtiyacı var ve bunun için yirmi yıl bekleyemezler. Bununla birlikte, kesin olarak biliyorum ki cevaplar laboratuvarlar ya da klinik deneylerden çıkıvermiyor. ***Bilinç, Tanrı, Ses, Enerji,*** nasıl isterseniz öyle adlandırın; Anthony bilgi, akıl ve büyük bir iyileştirici değer ile bağlantılı.

Araştırmacılar, tıp doktorları ve diğer bilim insanları virüsler ve hastalıkların ilerlemesi arasındaki bağ ile olağanüstü ilgililer. Yıllardır virüslerin beklenmedik hastalıklar ve geleceğin kanser türleriyle nasıl ilgili olduklarını okuyorum. Örneğin, 1960'ların başlarında, EBV (Epstein-Barr Virüs) sadece birkaç lenfoma türünün muhtemel sebebi olarak değerlendiriliyordu, şimdi tıbbi deliller virüsün Hodgkin hastalığı, bağışıklık sistemi hastalıkları, MS ve yüzlerce kanser türüyle bağlantılı olduğunu gösteriyor. Hâlâ virüslerin, bu hastalıkların ***ne kadar*** içinde olduğu ve virüslerden kaynaklanan bu hastalıkları nasıl etkin biçimde tedavi edeceğimize dair çok az şey biliyoruz.

Bu kitapta, Anthony –EBV'yi en temel sebep olarak açıklayarak– tiroit hastalığına yepyeni bir bakış açısı getiriyor. Duymuş olabileceğiniz birçok tiroit mitinin içini boşaltıyor ve eşsiz, aslında pırıl pırıl cevaplar öneriyor.

Tamamlayıcılar, beslenme bilgisi, şifalı otlar ve tiroit tedavileri; hepsinin ayrı ayrı ve çok büyük bir önemi var. Bize tiroit hastalığını çekmek zorunda olmadığımızı söylüyor ve tüm samimiyetimle ona katılıyorum. ***Medikal Medyum Tiroit Tedavisi***'ni okuduğumdan beri tiroit hastalığı ve tedavi yöntemleri konusunda kendimi çok geliştirdim ve hastalarım için bunun ne kadar büyük bir önemi olduğunu görüyorum. Sonuçların da memnun edici olduğunu söylemeliyim.

Acı çeken onca insana yardım etmek için bu sıra dışı ve mukaddes yeteneğini kullandığın için sana teşekkürler sevgili Anthony. Cesaretin, kendini bu işe adayışın ve insanlığın hizmetine sunduğun cömertliğin için sana minnettarım. Umarım, tüm tıp insanları da dahil olmak üzere, pek çok kişi seni ve sana önderlik eden o sesi duyar!

Dr. Prudence Hall

The Hall Center'ın kurucusu ve yöneticisi.

SİZİN İÇİN BİR NOT

Kronik hastalıklar tüm zamanların en üst düzeyinde. Yalnızca Amerika'da 250 milyon insan ya hasta ya da gizemli belirtilerle mücadele halinde. Bu insanlar hiçbir açıklama olmaksızın –ya da hiçbir yere oturmayan ve kendilerini daha da kötü hissetmelerine neden olan açıklamalarla– kalitesi düşük bir hayat yaşamakta. Siz de onlardan biri olabilirsiniz. Eğer öyleyseniz tıp biliminin hâlâ gizemli belirtiler ve hastalıkların arkasında yatan şeyler konusunda çözümsüz kaldığına şahit olmuşsunuzdur.

Açık olmam gerekirse tıp bilimine saygı duyuyorum. İnanılmaz ve muhteşem yetenekleri olan doktorlar, cerrahlar, hemşireler, teknisyenler, araştırmacılar, kimyacılar ve hem geleneksel hem de alternatif tıp alanında harika işler çıkaran insanlar var. Onlarla birlikte çalışma ayrıcalığına eriştim. Bu merhametli şifacılar için Tanrı'ya şükürler olsun. Dünyamızı şaşmaz ve sistematik bir araştırmayla nasıl anlayabileceğimizi öğrenmek hayal edilebilecek en büyük uğraştır.

Diğer araştırma konularında olduğu gibi tıp bilimi da hâlâ bir ilerleme içinde. Bir gün her şeyi kapsayan bir teori, başka bir gün artık geçersiz oluyor. Bunun anlamı şu: Bilim henüz her türlü cevaba sahip değil.

100 yıldan daha uzun bir süredir tıp çevresinin tiroidin yaratmış olduğu sorunları gerçek anlamda kavramasını bekliyoruz ancak henüz bu konuma gelemediler. Bilimsel araştırmaların gerçek cevapları bulması için 10, 20, 30 yıl ya da daha fazla beklemek zorunda olmamalısınız. Eğer yataktan çıkamayacak kadar halsizseniz veya sağlığınızla ilgili olumsuz bir gelişme hissediyorsanız bunu, bırakın on yılları, bir gün bile çekmek zorunda olmamalısınız. Ayrıca, çocuklarınızın da aynı şeyleri yaşadığını izlemek zorunda olmamalısınız – şimdiye kadar milyonlarca insan bunu yaşadı.

Bu yüzden En Yüce Olanın Ruhu ya da Tanrı'nın merhametli ifadesi dört yaşımdayken hayatıma girdi: çevremdekilerin çektiği acıların doğru sebeplerini görebilmeyi bana öğretmek ve bu bilgiyi dünyaya yaymamı sağlamak için. Eğer bu konuyla ilgili daha fazla şey bilmek istiyorsanız hikâyemi ***Medi-***

kal Medyum: Kronik ve Çözümsüz Görünen Hastalıkların Gizli Nedenleri ve İyileşme Yöntemleri adlı kitabımda bulabilirsiniz. Kısacası, Ruh sürekli açık ve net bir biçimde kulağıma bir şeyler söyler, içimde duran bir arkadaş gibi, çevremdeki herkesin sağlık sorunlarıyla ilgili şeyler anlatır. Dahası küçük yaşta Ruh bana insanları fiziksel olarak tarayabilmeyi öğretti, tıpkı tüm tıkanmalar, hastalıklar, enfeksiyonlar, sorunlu bölgeler ve geçmiş rahatsızlıklarla ilgili açıklamalar getiren en gelişmiş MR görüntüleme yöntemi gibi.

Sizi görüyoruz, neyle karşı karşıya olduğunuzu biliyoruz ve bunu bir dakika bile çekmenizi istemiyoruz. Hayatımın temel uğraşı, sizi bu bulanıklık denizinden –günümüzün sağlık akımları ve gelip geçici davranışlarına sebep olan etkili söylev ve şamatadan söz ediyorum– yukarı çekebilmek için bu bilgileri sizinle paylaşmak, sağlığınıza yeniden kavuşmanızı ve hayatınızı dilediğiniz gibi yönlendirebilmenizi sağlamak...

Bu kitapta yazanlar gerçek ve güvenilirdir, hepsi sizin faydalanmanız için yazılmıştır. Bu kitap diğer sağlık kitapları gibi değildir. Burada çok fazla bilgi vardır, hepsini anlayabildiğinizden emin olmak için başa dönüp tekrar okuyacağınız yerler olacaktır. Kimi zaman bu bilgiler daha önce duymuş olduklarınızın tam tersi, kimi zaman da diğer kaynaklardan okuduğunuz şeylere yakın olacaktır. Burada bulacaklarınız bilgiler gerçektir. Tiroit hastalığına yeni bir yaklaşımmış gibi görünmesi için yeniden paketlenmiş ya da geri dönüşümü sağlanmış eski teorilerden değildir. Buradaki bilgiler herhangi bir çıkar grubundan, biribirlerine zincirlerle bağlı medikal fonlamalardan, baştan savma araştırmalardan, birtakım lobilerden, herhangi bir kurumdan elde edilen bir kazançtan, inanç sistemlerinden, insanları etkisi altına alan konuşmacıların özel panellerinden, sağlık alanının ödül veya rüşvetlerinden ya da geçici moda tuzaklarından değildir.

Yukarıda saydığım engeller kronik rahatsızlıkları anlama yolunda ilerlemekte olan tıbbi araştırmalarınönüne geçiyor, sınırlar oluşturuyor. Bu dış kaynaklar temel gerçekleri karartarak yetkiyi ele aldıklarında, kıymetli araştırma zamanı ve parası faydası olmayan alanlarda harcanıyor. Kronik hastalıkların tedavisini tamamen aydınlatacak olan kimi buluşlar göz ardı ediliyor ve ödeneklerden mahrum kalınıyor. Değişmez olduğunu düşündüğümüz bilimsel veri çarpık bir hal alıyor; kirletiliyor ve manipüle ediliyor, ayrıca başından beri hatalı olmasına rağmen diğer tiroit uzmanları tarafından bir kanun, bir tür kural gibi görülüyor.

Gelecek sayfalarda söz edilecek olan tiroit hastalığının eksiksiz ve kesin ayrıntılarına ayak uydurmak için verimsiz kaynaklardan türemiş bilimsel çalışmalardan alıntılar ya da imalar bulmayacaksınız. Diğer sağlık kitaplarında olduğu gibi, karşınıza çıkan bilginin yanlışlığı ispat edilecek ya da onun yerini başka bir bilgi alacak diye endişe etmenize gerek yok çünkü burada sizinle paylaştığım bilgi saf, gelişmiş ve temiz bir kaynaktan, yüce bir kaynaktan geliyor: Şefkatin Ruhu. Şefkatten daha fazla şifa veren bir şey yoktur.

Eğer sadece bilimin söylediklerine inanan türden bir insansanız, bilimi benim de sevdiğimi bilmelisiniz. Ancak günümüzde bilim ve tiroit hastalığının birbirinden çok uzak noktalarda durduğunu da biliyorum. Tiroit hâlâ tıbbi bir gizem. Bu salgı bezi üzerine yapılan bilimsel çalışmalar belirsiz, bulanık ve tiroit hastalığının sebebiyle ilgili kesin ve ikna edici yanıtlar veremiyor. Bilimin güçlü bir şekilde desteklenen diğer alanlarının tersine, tiroitle ilgili bilimsel düşünce hâlâ teorik – ve bugünün teorileri çok az gerçeklik barındırıyor, bu yüzden de pek çok insan hâlâ tiroit hastalığıyla uğraşıyor. Bilimsel anlayış ve tiroit birçok noktada kesişmiyor, belirgin bir biçimde birbirlerinden uzaktalar.

Bir zamanlar otoritenin kurallarına göre yaşıyorduk. Bizlere dünyanın düz olduğu ve Güneş'in Dünya'nın çevresinde dolaştığı söylendi. Bu teoriler gerçek değildi ancak insanlar öyle olduğunu düşündüler. Hayatlarının tersine gittiğini düşünmediler ama öyleydi. Bunun tersini düşünenler birer çılgın olarak görüldüler. Sonra model değişti. Soru soranlar –kendini bu işe adamış düşünce insanları– dönemlerinin gerçekliğine itibar etmeyen insanlar, analizin dünyamızı daha doğru bir biçimde anlama yolunda geniş kapılar açtığını kanıtladılar.

Şimdi ise bilim yeni otorite halini aldı. Kimi durumlarda bu hayat kurtarıyor. Örneğin cerrahlar artık steril araç ve gereçler kullanıyorlar çünkü daha önceki cerrahların fark etmediği kontaminasyon riskini anlamış durumdalar. Ancak yine de bu gibi kimi ilerlemeler yüzünden yeni sorular sormayı bırakamayız. Şimdi yeni bir model değişikliği zamanı. İş kronik hastalıklara gelince bilimin verdiği cevaplar yetersiz kalıyor. Bu *iyi* bir bilim mi? Arkasındaki fonlama neydi? Örnekler yeterince çeşitli miydi? Yeterince büyük müydü? Kontroller doğru, etiğe uygun bir biçimde mi yapıldı? Yeterince etken dikkate alındı mı? Ölçüm gereçleri yeterince ilerlemiş miydi? Sonuçta mühür altına alınan analizler sayıların söylediğinden farklı bir hikâye mi anlatıyordu? Bir önyargı ya da taraflılık var mıydı? Birileri terazinin bir kefesine parmak ucuyla bastırdı mı?

Hadi dürüst olalım. Bugün bile, kesin gözüyle baktığımız kimi bilimsel alanlarda hâlâ derin çatlaklar söz konusu. Eğer kalça kemiği ve fıtık tedavisi konusunda bir şeyler duyduysanız ne demek istediğim biliyorsunuzdur. Bunlar çok titiz bilimsel standartlarla tasarlanmış somut maddeler, daha sonra da kullanıma girmeden önce zorlu testlerden geçiyorlar, bu durumda bile büyük bir bilimsel ilerleme garanti edilmiş değil. Kimi ürünler öngörülemeyen sorunlar yarattı ve tartışılmaz görülen bir bilimsel alan şimdi tartışmalı hale geldi. O zaman, bilimsel anlayışın tiroit hastalığı ve onun gerçek işleyişiyle ilgili nasıl bir belirsizliğin içinde olduğunu düşünün. Bu, sizin elinizle tutabileceğiniz bir cihaz değil, ölçülebilen ve analiz edilebilen bir madde değil. İnsan vücudunun aktif bölümlerinden biri ve hepimiz insan vücudunun hayatın en büyük mucizesi ve gizemi olduğunu biliyoruz. Bilim sonuçta bir insan uğraşı, ilerlemekte olan bir çalışma, özellikle de söz konusu olan şey insan vücudunun şifrelerini çözümlemekse bu böyle. Bu yüzden, bu çalışmanın gerçekten ilerleyebilmesi için daimi bir dikkat, anlama yeteneği ve uyumluluk gerekiyor.

Eğer bir türlü sağlığınıza kavuşamıyor, yıllardır sorunlarınıza bir cevap bulamıyor ve kendinizi tiroitle ilgili değişmez bilimsel kurallar ve beslenmeye dayalı bir inanç sistemiyle çevrelenmiş hissediyorsanız, umarım okuyacağınız bölümlere büyük bir merak ve açık yüreklilikle yaklaşacaksınız. Günümüzün son derece yaygın hastalıklarından biri olan tiroidin arkasında henüz keşfedilenden çok daha büyük bir anlam yatıyor. Okuyacaklarınız, tiroitle ilgili daha önce gördüklerinize hiç benzemeyen şeyler olacak. Bu bilgiler geçtiğimiz on yıllarda on binlerce insana yardımcı oldu.

Ruh'un bilgilerini paylaşmaya başladığımdan bu yana, insanların hayatlarında bir şeylerin değiştiğini görmekten son derece büyük bir mutluluk duyuyorum. ***Medikal Medyum*** kitap serisinin yayımlanmasıyla birlikte bu bilgiyi dünyanın başka yerlerine ulaştırmak ve binlerce insana daha yardımcı olabilmek için sürekli dolaştım.

Ayrıca bu bilgilerin bir kısmının, kariyer meraklısı kimi kişiler tarafından ün ve beğenilme uğruna değiştirildiğini de gördüm. Bu, insanların kalpleriyle oynamaktır, acılarından beslenmektir.

Bu bilgi bana bu şekilde kullanılması için verilmedi. İnsanlar, sağlık durumlarıyla ilgili paylaştığım bilgiler konusunda uzmanlaştıkça ve bunu gerçekten başkalarına yardım etmek adına birbirleriyle paylaştıkça biz mutlu oluyoruz. Bunun için minnettarım. Ancak bu bilgi gelip geçici sağlık trendleri ile karıştırıldığında, orijinal görünmek adına değiştirildiğinde, açıkça çalındığında ya da görünüşte güvenilir kaynaklara atfedildiğinde bu tehlikeli bir hal alıyor. Bunu size söylüyorum çünkü kendinizi ve sevdiklerinizi bu tehlikeden korumanızı istiyorum.

Bu kitap daha önce okuduğunuz şeylerin bir tekrarı değil. Aslında bütün rahatsızlıklarınızın ardında yatan şeyin tiroit olduğunu anlatan ya da belirtileri dindirmek için size yüksek protein diyeti önerecek olan bir kitap değil. İnsanları hayattan alıkoyan bu belirtilere ve nasıl iyileşeceğinize dair yepyeni bir bakış açısı sunan bir çalışma.

Hazırsanız başlıyorum. Tepki verir, yargılarız, yaptığımız şey budur. Kimi durumlarda bir içgüdü kurtarır bizi, bazen hayat bizi sürükler gideriz. Bu durumda bir kez daha gözden geçirmenizi ümit ederim. Kendinizi gerçeği öğrenmemiş olmakla yargılayabilirsiniz. Kendinize ya da başkalarına yardımcı olabilme fırsatını kaybetmiş olabilirsiniz.

O halde kemerlerinizi bağlayın. Burada hep birlikteyiz. İnsanlar iyileşiyor, tiroit konusunda her birinizin birer uzman haline gelmenizi istiyorum. Bu iyileşme yolculuğunda benimle birlikte olduğunuz ve kitabı okumak için zaman ayırdığınız için teşekkür ederim. Gerçeği öğrenmek siz ve çevrenizdekiler için her şeyi değiştirecektir.

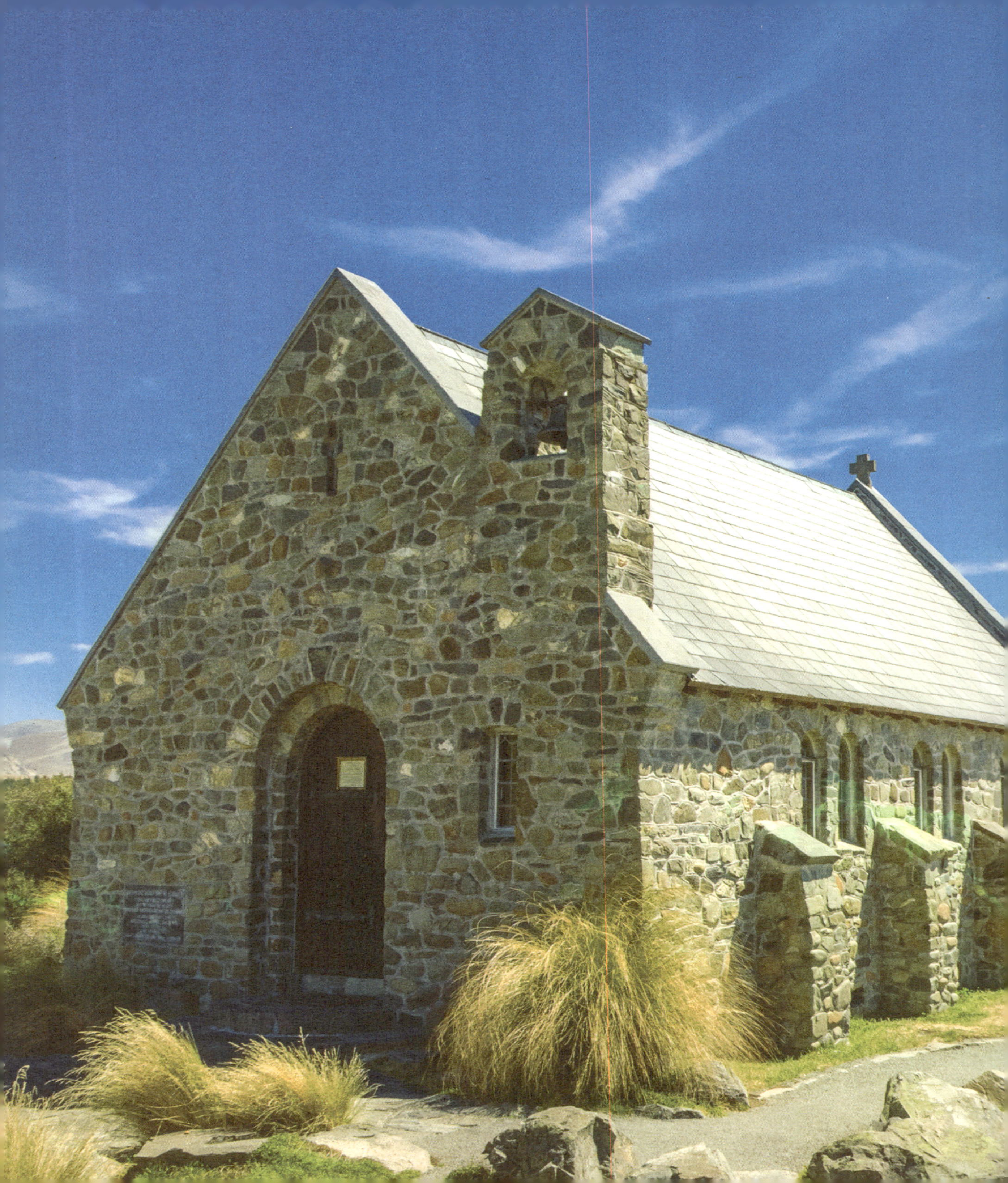

I. KISIM

TİROİT HAKKINDA AÇIKLAMALAR

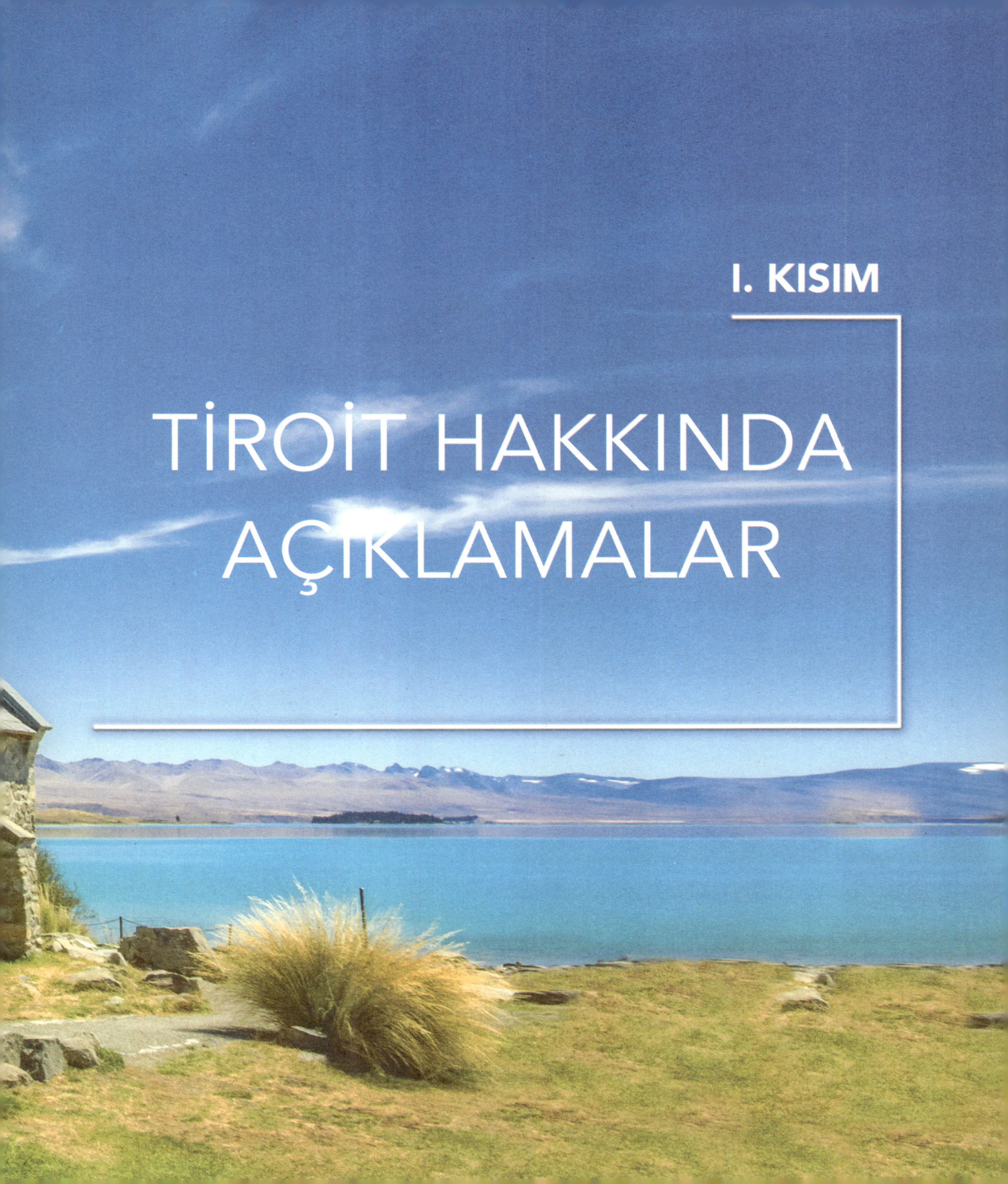

1. Bölüm

Tiroidiniz Hakkındaki Gerçek

Büyük güne sabah erkenden uyanırsınız. Güzelce giyinir, iyi bir kahvaltı yapar ve patrona gecikeceğinizi hatırlatan bir mesaj yazarsınız. Doktorun muayenehanesine giderken, yolda, direksiyon başına bir sonraki geçişinizde hayatınızı biraz daha kontrol edebilir durumda olacağınıza dair bir umut ışığı hissedersiniz.

Hatta sonuçta, neden uyku bozukluğu yaşadığınıza, kilonuzu niçin kontrol edemediğinize, zihin bulanıklığıyla nasıl başa çıkacağınıza, saçlarınızın neden döküldüğüne ya da niçin devamlı yorgunluk hali içerisinde olduğunuza dair sorduğunuz sorulara bir cevap bile bulmuş olabilirsiniz. ***Sonunda,*** diye düşünürsünüz, ***ateş basmaları, el ve ayaklarda üşüme, zayıf tırnaklar, kuru cilt, kalp çarpıntıları, huzursuz bacaklar, bozuk hafıza, gözlerin önünde uçuşan lekeler, kas zayıflamaları, hormonlarda düzensizlik, baş dönmesi, karıncalanma ve uyuşma hissi, kulaklarda çınlama, ağrı ve sızılar, kaygı, depresyon.*** Bekleme salonunda isminizin okunmasını beklerken dizlerinizin üstünde duran dergiye odaklanamazsınız bile.

Sonunda o an gelir. Muayene odasına alınırsınız, oturur ve sakince nefes almaya çalışırsınız. Biraz sonra doktor içeri gelir, birkaç dakika arkadaşça geçen bir konuşmanın ardından karar açıklanır: "Sizde Hashimoto tiroiditi var."

En azından bir isim konduğu için rahatlar gibi olursunuz. Yine de bu isim, problemin ne olduğunu açıklamaya yetmez. "O nedir?" diye sorarsınız.

"Son kan sonuçlarınıza göre tiroit antikorlarında ilerleme görülüyor. Yüksek tiroit uyarıcı hormon yani TSH seviyesi, büyüyen tiroidiniz ve sergilediğiniz tiroit belirtileri, hepsi bağışıklık sisteminizin karışıklık içinde olduğunu gösteriyor. Buna bağışıklık tepkisi deniyor; yani vücudunuz, dışarıdan bir şeymiş gibi algıladığı tiroit bezinize saldırıyor. Onu iltihaplandırıyor ve zamanla zarar veriyor, yavaş yavaş işlevini kaybetmesine yol açıyor."

Boynunuzdaki küçük bezenin kendi bağışıklık sisteminiz tarafından saldırıya uğradığını gözünüzün önüne getirdiğinizde az önceki rahatlama kaybolup gider. Bu teşhisin, tıpkı internetten sipariş ettiğiniz ancak ayağınızı vurduğu için geri gönderebildiğiniz ayakkabı gibi bir şey olmasını dilersiniz. ***Bu olmadı.*** İade belgesini dolduracak ve o ayakkabılardan kurtulmuş olacaktınız ve kendinize rahat bir ayakkabı arayacaktınız. Bunun yerine gerçekle yüzleşmeye çabalarsınız. "Bu nasıl oldu peki?"

"Genetik olarak otoimmün bir yatkınlığınız olabilir ve bir bakteri, yedikleriniz ya da stresten dolayı tetiklenmiş olabilir."

"İyi de, vücut niçin kendi kendine saldırsın ki? Neden karışıklık yaşasın?"

"Eee," der doktor, "otoimmün hastalığın tam sebebi hâlâ bilinemiyor." Kibarca gülümser. "Ancak araştırmalar her geçen gün ilerliyor. Şimdi ilaçlarınızı yazayım."

Doktorun muayenehanesinden eve dönerken, yolda hissettiğiniz şey kontrol değil ihanettir. Kendi bedeniniz nasıl olur da sizi böyle hayal kırıklığına uğratır? Böylesine çılgın bir otoimmün hastalığı hak edecek ne yanlış yapmış olabilirsiniz ki? Eğer sizden yana olması konusunda kendi bedeninize bile güvenemeyecekseniz, elinizde güvenebileceğiniz ne kalmıştır ki?

Belki yukarıdaki senaryo sizin tiroit hikâyenizle tam olarak örtüşmüyor. Belki size Graves hastalığı[1] teşhisi kondu - doktorunuz bunun da bir otoimmün hastalık olduğunu ve tiroidinizin aşırı çalışmasına yol açtığını söylemiş olabilir.

Ya da hipotiroidinin ilk aşamasında olduğunuz söylenmiş olabilir; bir kan testi sonucu veya işaretleri iyi takip eden bir doktorun dikkati sayesinde belirlenmiş "tiroit hormonlarının yetersiz düzeyde üretilmesi durumu"dur bu. Belki de bir tiroit nodülünüzün olduğu söylendi, bir kist ya da bir tümör. Neden olduğunu sorduğunuzda doktorunuz size erken yaşlandığınızı hatırlatmış olabilir; özellikle yirmili ya da otuzlu yaşlarınızdaysanız bu biraz daha ciddi bir mesaj.

Belki de doktor tiroitle ilgili bir şey bulmadı. Hashimoto tiroiditi, Graves hastalığı, hipotiroidi, hipertiroidi, tiroidit ya da tiroit bezinde büyümenin ötesinde, Lyme hastalığı, romatoid artrit ya da fibromiyalji olduğunuzu veya erken menopoz ya da menopoz döneminde olduğunuzu da söylemiş olabilir. Diğerleri şaka yollu bunalımda olduğunuzu ya da fazla kuruntu yaptığınızı iddia edebilir, problemlerinizden kurtulmaktan başka bir şey istemediğiniz göz önüne alınacak olursa bu sizi daha da incitir. Sanki kimsenin sesinizi duymadığını hissedersiniz.

Belki de doktorla ilk randevunuzda kan değerlerinizde veya fiziksel muayene sonucunda yanlış giden hiçbir şeye rastlanmadı. Daha sonra bir açıklama duyabilmek adına doktor doktor gezdiniz ve sonunda elinizde koca bir hiçle kalakaldınız. Kendinize ve doktorlara olan güveninizi yitirdiniz. Bir süre tüm belirtileri kafanızda yarattığınızı düşündükten sonra sağlığınızın ne durumda olduğuna kendiniz karar verebilmek için son yayınlanan makaleleri okudunuz ve kendinizi bu konuda eğittiniz. Bir süre yediklerinizi kontrol altına aldınız ve biraz olsun rahatladınız ama yine de her gün bir mücadeleyle geçti ve hâlâ tam olarak rahatlamış değilsiniz.

Belki de yorgunluk, kaygı bozukluğu, zihin bulanıklığı ve baş dönmesi ile ilgili bir doktoru ziyaret edemeyecek kadar gergindiniz. Tiroitle ilgili birkaç yazı okudunuz ve sizi rahatsız eden şeyin bu olduğunu zannettiniz.

1 Zehirli guatr. *–çn.*

Ya da sevdiklerinizden birinde, bir türlü geçmeyen, açıklanamayan belirtiler veya teşhis edilmiş tiroit rahatsızlığı var. Dışarıdan bu kronik hastalığın nasıl gizemlerle dolu olduğuna şahitlik ediyor ve onu iyileştirebilmek ve eski, hayat dolu arkadaşınız ya da aile üyenize yeniden kavuşmak istiyorsunuz.

Belki de arka arkaya, kronik ağrılar ve rahatsızlıklar yaşayan hastaları muayene eden doktorsunuz. Tiroit sağlığı ve bağışıklık sistemi ile ilgili yeni teoriler üzerine çalışıyor, belirtilerin arasındaki bağlantıları kurmaya çabalıyor, kan testi sonuçlarını her şeyin sonu gibi algılamıyor, hastalarınıza kronik hastalıklarla mücadele için son çıkan araç gereçleri tavsiye ediyor, bu tedavinin hastayı rahatlatmadığını gözlemliyor ve sürekli her şeyi değiştirecek, tiroidin tüm gizemlerini ortadan kaldıracak o çığır açıcı çalışmayı bekliyorsunuz.

Eğer sizin yaşadıklarınız da yukarıda geçen senaryolardan birine benziyorsa yalnız değilsiniz; tıp camiasının tiroit hastalığıyla ilişkilendirmeye başladığı belirtileri yaşayan milyonlarca insandan birisiniz. Her ne kadar hikâyeniz tamamen size özgü, yaşadıklarınız ise bir o kadar kişisel olsa da, tiroit sağlığıyla ilgili azla yetinmeyecek olan cesur ve yorulmak bilmez bir toplulukla omuz omuza duruyorsunuz.

Kişisel deneyiminizin zorluklarına rağmen siz öne çıkarıldınız. Otoimmün hastalığın, vücudun kendi kendine saldırması demek olduğunu kaç kere duyduğunuzun, otoritelerin kaç kere tiroit rahatsızlığınızın genetik olduğunu söylediğinin, başkalarının ne sıklıkla sizden şüpheye düştüğünün, hatta sizin kendinizden şüphe ettiğinizin, kaç kez sorunu kendinizde gördüğünüzün, hayata yeterince tutunmadığınızı düşündüğünüzün bir önemi yok, içinizde sürekli burada bir şeylerin yanlış gittiğine dair bir his var.

Vücudunuz neden kendine saldırsın ki? Eğer tiroit rahatsızlığı genetikse niçin daha önceki kuşaklarda bu kadar yaygın değildi? Nasıl olur da yaşadığınız onca fiziksel şikâyeti kafanızdan uyduruyor olabilirsiniz?

Bunun daha büyük bir açıklaması olmalı, sonucuna varıyorsunuz. ***Her şeyi yerli yerine oturtacak açıklamalar olmalı***. Bunu tüm kalbinizle hissediyorsunuz.

Ve haklısınız.

SUÇLAMA OYUNU

Emin olun, belirtileriniz ve hastalığınız sizin suçunuz değil.

Anladınız mı? Bir kez daha söyleyeceğim çünkü bu konudaki koşullama tam tersi yönde: ***Belirtileriniz ve hastalığınız sizin suçunuz değil.***

Hastalığınızı siz yaratmadınız. Onu siz kendinize çekmediniz. Onu kafanızda siz kurmadınız. Çılgın, uyuşuk, bahtı kara, kusurlu ya da bezgin olduğunuz için hastalanmadınız. Yanlış bir şeyler düşünerek ya da çok fazla korkuya kapılarak belirtileri siz kendinize çekmediniz. Soyunuzda bir kusur yok. Hasta olarak ilgi çekmeye çalıştığınız için aslında bilinçaltınızda iyileşmek istemiyor değilsiniz. Hastalığınız bu hayatta ya da başka hayatlarınızda yapmış olduğunuz herhangi bir kötülüğün karşılığında Tanrı ya da evren tarafından size verilmiş bir ceza değil.

Aynı şekilde vücudunuz sizi yüzüstü bırakmadı. Tiroit hastalığı ya da belirtileri vücudunuzun size bir başkaldırısı değil. Bedeniniz asla size ihanet etmez. Vücudunuzun yaptığı tek şey size destek olabilmek için gece gündüz çalışmak; çünkü ***bedeniniz sizi koşulsuz seviyor.***

Tiroitle ilgili en ileri bilgi bile bu temel gerçeği ıskalıyor. Neden? Çünkü bir suçlama toplumunda yaşıyoruz. İnsanlık olarak, doğru çözümü bulsak da bulamasak da, boşlukları bir şekilde kapatmaya çalışıyoruz. Evrenin gizemleri konusunda, örneğin zaman ya da uzayla ilgili kimi yanıtlara ulaşamıyorsak, o zaman onunla birlikte yaşıyor, kuşaklar geçtikçe bir şeylerin ortaya çıkmasını bekliyoruz. Ancak bu bilinmezlik günlük hayatımızla ilgili bir konuda olunca –örneğin sebebi bilinmeyen ağrılar ve sızılar gibi– o zaman cevapsız sorular canımızı yakıyor.

Dolayısıyla bir şeyler ters gittiğinde boşluğu dolduruyor, mümkün olan en kısa sürede bir açıklama bekliyoruz. Eğer işle ilgili bir anlaşmada bir yanlışlık yapılsa herkes hemen bunu kimin yaptığını bilmek istiyor. Hemen büyük prensipler söz konusu oluyor: sorumluluk, hesap verebilirlik. Ne kadar çabuk bir cevap bulursak gelecekte karşımıza çıkacak benzer bir karışıklığa karşı kendimizi o kadar garantiye almış oluruz, diye düşünüyoruz.

Ya yanlış tarafı suçluyorsak? Kâğıt üzerinde neyin yanlış gittiğini bulma telaşı içinde ya bir yönetici sizi, genel müdürü işaret eder ve ilk başta sizin verdiğiniz talimatların yanlış olduğunu iddia ederse? Ya yıllar boyunca çalışma arkadaşlarınız her anlaşma hazırladığınızda size güvenmezlerse, hatta siz de kendinize güvenmemeye başlarsanız? Gerçi bir açıdan bu herkesi rahatlatır, en azından, anlaşmada neyin yanlış yapıldığına dair bir cevap bulunmuş olur.

Peki, ya bu yanlış bir cevapsa. Herkesin sizi işaret ettiği tüm o zaman boyunca, gerçek aslında sizin kusursuz bir talimat verdiğiniz ancak tüm bunlara sebep olan şeyin bilgisayar programındaki bir hata olduğuysa?

İşte tiroit hastalığı dünyası tam da bu durumda. Nüfusun büyük bir bölümünün neden uzun süreli ağrılar ya da rahatsızlıklar yaşadığına bir açıklama getirememe fikri, tıp kurumunun ayakta kalmak için tutunmak zorunda hissettiği güvenilir imajı zedeler nitelikte. Böylece, ortada eksik cevaplar varken, araştırmalar suçu bedeninize atan otoimmünite gibi teoriler geliştiriyor. Tıp alanındaki bu yanlış anlamalar, kronik hastalıkların ***Büyük Yanlışlıkları***dır, II. Kısım'da bunları ayrıntılarıyla irdeleyeceğiz. Niyetleri kötü değil: Tıp bilimi, uyku bozukluğu, kontrol edilemez kilo artışı ya da aşırı yorgunluk gibi sıkıntıları neden yaşadığınıza dair size bir sebep sunmak istiyor, ki daha fazla gizem içinde yaşamak zorunda kalmayın.

İşin kötüsü bu teoriler genelde çok yenidir ve insanlar hemen ona tutunurlar, sonra bir kez teori sıklıkla konuşulmaya başladığında, uzun süre gündemde kalınca, birden gerçekmiş gibi algılanmaya başlar. Böylece tıbbi araştırma otoimmünite teorisini doğru kabul eder ve bağışıklık sisteminin neden tiroit bezine saldırdığını araştırmaya başlar. Bu bizi, bize gereken cevaba götürmeyecektir çünkü otoimmün hastalık vücudun kendisine saldırması demek değildir; ayrıca tiroit hastalığı da yaşlanma, genetik, kötü şeyler düşünme, kimi duygulara saplanıp kalma ya da hastalığı tetikleyen yiyecekler tüketmek gibi basit şeylerle açıklanabilecek bir hastalık değildir.

Herhangi bir yaşta tiroit hastalığına yakalanmak zordur. Bir yığın teşhis ve her nasılsa "kendinize yanlış baktığınız" fikri ağır bir yüktür. Tabii, zihninize ve bedeninize ne olduğuna tam olarak bir ad koyamadan gizemli belirtilerle uğraşmak da öyle.

Eğer ileri yaştaysanız bu size hiç adaletli olmayan bir engel gibi gelecektir. Tam birçok sorumluluktan kurtulup hayatın tadını çıkaracağınız zaman yolunuza bu belirtiler çıkmıştır.

Otuzlu, kırklı ya da ellili yaşlarda karşınıza çıkan tiroit rahatsızlığı vaktinden önce yaşlandığınız hissini uyandırır. Kendi ailenizi kurmak ve bir kariyer elde etmek için çalıştığınız hayatınız birden elinizden çekilip alınıyor gibi... İlgilenmeniz gereken kişilerle nasıl ilgileneceğiniz ya da sizden beklenenlerin üstesinden nasıl geleceğinize dair endişelenmeye başlarsınız.

Tam yetişkinliğe adım attığınız dönemde bu belirtilerle karşılaşırsanız bu size sanki bir idam cezası gibi gelir. Evliliğinizin veya kariyerinizin başında, ya da kendinize bir aile veya bir iş planı kurma fırsatını bulamadan, birden kendinizi hayattan dışlanmış hissedersiniz, kendinize nasıl destek olacağınızı, nereden başlayacağınızı, ilişkilerinizi nasıl kuracağınızı düşünmeye başlarsınız.

Hayatınızın hangi döneminde olursanız olun, büyük bir şeyle mücadele ediyorsunuz. Hastalığınızın sizin eseriniz olduğunu duymak –özellikle de gerçekten çok uzak olduğu için– ihtiyacınız olan son şey. Bu yüzden, gelin kendini suçlamayı denklemin dışında bırakalım. Tiroit hastalığının ardındaki gerçek etkenleri denkleme ekleyelim ki sonunda iyileşmenin bir yolunu bulabilesiniz.

SALGIN TİROİT

Ümidimiz, yirmi ya da otuz yıl içinde tıp camiasının sizleri rahata kavuşturacak cevapları ve testleri bulacağı yönündedir. Eğer şu an rahatsızsanız sanırım yirmi ya da otuz yıl daha beklemeniz gerektiğini hissediyorsunuz. Zaten uzun süre beklediniz. Uzun süre mücadele ettiniz. Uzun süre sabırlı bir hasta oldunuz. Sonunda gerçeğe kavuşma vakti geldi, sizi onca şeyden alıkoyanın ne olduğunu öğrenme zamanı.

Eğer hastalığınızın adı Hashimoto tiroiditi, hipotiroit ya da başka tür bir tiroit ise büyük ihtimalle doğru tedaviyi alamıyorsunuz, çünkü tiroit hastalığının ardındaki gerçek sebebin tedavisini bilmeyen tıp camiası size çözüm önerebilecek durumda değil.

Tiroit ile ilgili birtakım testlere girdiniz ve sonuçlar normal çıktıysa bile tiroit bezinizin aşırı ya da az çalışmasıyla ilgili bir sorununuz olabilir ve siz bunun farkında olmayabilirsiniz, çünkü tiroit testleri henüz tamamıyla kesin ve net değil.

Kimi aydınlanmış doktorlar bu ikinci noktaya tutunmaya başladılar. Klasik hipotiroidi belirtileri gösteren ancak testlerde her şey normal çıkan o kadar çok hasta gördüler ki geleneksel tanı yöntemlerinin inanmamızı söylediğinin aksine, sanılandan çok daha fazla sayıda kişinin tiroit rahatsızlığı olduğu sonucuna vardılar. Bu tıp insanlarına göre tiroit hastalığı bir salgın halini aldı.

Ne yazık ki bugün konuşulan en ileri tiroit bilgisi bile yeterli değil. Yeterli olmadığı bir yana, birçoğu da yanlış. Çünkü tiroit hastalığı hâlâ yanlış anlaşılmakta; bu konuda yazılan son kitaplar bile daha raflarda yerlerini almadan geçerliliklerini yitiriyor. Televizyonlarda sağlık programlarına çıkan uzmanlar hâlâ çok gerilerde kalmış olması gereken teorilerden söz ediyorlar.

Sizi daha iyi yapacak cevapların orada, hazır olmalarını isterdim! Şimdilik yoklar. Bunu bilmeniz lazım çünkü şimdiye kadar çoktan modası geçmiş olması gereken, kronik hastalıklarla ilgili temeller üzerine kurulmuş kaynaklarla değerli zamanını harcamanızı istemem. Eğer bir kitap size Hashimoto ve Graves hastalıklarının vücudun kendine saldırmasından kaynaklandığını söylüyorsa –ki son çıkan kitaplar bunu söylüyor– bunun çok eskide kaldığını bilseniz iyi olur. Tiroit teorilerinden bir anlam çıkarmaya çalışmak da artık "antikacılık" olarak adlandırılmalı. Bu teoriler çok hoş birer koleksiyon ürünü, belki bir parça da modası geçmiş düşünce barındırıyor. Yani size şu an için yardım edemez.

Başka yerlerde bulacağınız bilgiler her ne kadar size yardımcı olma amacı gütse de, ne yazık ki insanları darmadağınık yollara sürüklemekte. Hedefinde tiroit varsa neden darmadağınık olsun ki? Bunun iki sebebi var: (1) Bu kaynaklar hâlâ otoimmün hastalığın vücudun kendine karşı giriştiği bir savaştan kaynaklandığı fikri üzerine kurulu, ki bu gerçeklikten oldukça uzak, daha sonra bunu ayrıntılarıyla irdeleyeceğiz, (2) tiroit ilgiyi üzerine topladıkça, bu konuda çalışan insanların bir adım geri atıp büyük resim hakkında daha çok düşünmeleri gerek.

Ve büyük resimden çok daha büyük olan başka bir resim var. Günümüz teorileri sadece yanlış bir hedefin peşinde, tıpkı bir gölete ahşap bir ördek maketi koyarak sürünün oraya toplanmasını sağlayan ve nişan almayı kolaylaştıran ördek avcıları gibi. Bu tuzak –tiroidi sayısız hastalığa yol açmakla suçlamak– bir akıl karışıklığından başka bir şey değil. Eğer dürbünleri alır ve yüksek bir tepeye çıkarsak kuşların sığınabileceği başka bir yer olduğunu göreceğiz, tıpkı tiroit hakkındaki gerçekleri bilip kendinizi ve sevdiklerinizi koruyabilmek gibi.

İnsanların tiroit bezleri bir taarruz altında mı? Evet. Tiroit hayatımızın önemli bir alanı mı? İnsanların bildiğinden çok daha fazla. Üzerinde uzlaşılan tiroit rahatsızlıkları milyonlarca insanın hastalanmasına sebep mi? Hayır.

İşte tıp makalelerinde, internette veya son çıkan yayınlarda atlanan önemli gerçek bu. Tiroit rahatsızlığı bir insanın hastalanmasının en büyük sebebi değildir. Sorunlu tiroit *yine de yeni bir belirtidir.*

Tiroit rahatsızlıkları boynumuzda bulunan küçük bir bezden çok daha fazlasıdır. Tiroit sorunları bir insanın çekmesi muhtemel sayısız sorunu açıklamaz. Her şeyi birbirine bağlayarak anlamlandıran son nokta tiroit değil. Bu vücutta çok daha yaygın bir şey, istilacı bir şey, uzun tiroit rahatsızlığı belirtileri listesinden sorumlu olan şey şu: *tiroit virüsü.*

Tiroit rahatsızlığı yaşasa da yaşamasa da herkeste bu virüs var. Ve bu virüs sadece tiroit bezini hedef almıyor. Tiroidinize ulaştığı zaman virüs üçüncü evresine geçmiş oluyor ve sağlığınızda birçok soruna yol açmış oluyor, siz bunu hissetseniz de hissetmeseniz de. Bu virüs tiroitle ilişkilendirilen birçok belirti ve durumun sebebi, yani aslında çektiğiniz bütün sıkıntılar bir noktada toplanıyor. Tiroit bezine girdiğinde virüs durmuyor. Amacı daha da ileri gitmek ve sinir sisteminizi ele geçirmek, bu da çok sayıda gizemli belirtiye ve sağlığınız açısından çok daha büyük tehlikelere işaret etmekte.

Bu kitapla, bildiğinizden daha büyük bir gerçekliğe ulaştığınıza göre artık onu durdurabilecek güce sahipsiniz demektir.

I. Kısım, "Tiroit Hakkında Açıklamalar"da yer alan bölümlerde tiroit virüsüyle ilgili detayları inceleyeceğiz; nasıl ilerlediği, ne gibi belirtilere sebep olduğu ve eğer tiroit testi ya da tedavisi uyguladıysanız neleri bilmeniz gerektiği gibi. II. Kısım, "Bu Yolda Yapılan Büyük Yanlışlar"da günümüzün kronik hastalıkları ve belirtileri ile ilgili yanlış anlaşılmaları şekillendiren yanlış yorumları gözden geçireceğiz ve tabii ki iyileşmeye giden yola giriş yapacağız. III. Kısım, "Tiroitten Kurtulma"da iyileşmenize yarayacak araç gereç kitini keşfedeceksiniz. Eğer tiroidinizin tamamı ya da bir bölümü alındıysa neler bilmeniz gerektiğine, virüsü nasıl durduracağınıza ve tiroit bezinizi –ve vücudunuzun geri kalan bölümlerini– tekrar eski sağlık ve canlılığına kavuşturmanın sırlarına bakacağız. Burada, çeşitli tariflerle birlikte, tiroit sağlığını amaçlayan çok özel bir ***90 Günlük Tiroit Rehabilitasyonu Programı*** bulacaksınız.

Son olarak IV. Kısım, "Uykunun Sırları"nda ise uyku sorunlarınızın köküne ineceğiz, geceleri uyanmaktan tutun da sabah yorgun uyanmaya, uykuya dalamamaya kadar. Uyku sorunu genellikle tiroit problemlerinin bir belirtisi olarak görülür, aslında gerçek şudur ki uyku bozukluğu tiroidin çok daha ötesine geçen bir konudur. Uyku tıp camiası için hâlâ bir muamma, aynı zamanda tiroit virüsünden kurtulmanız ve sağlığınızı gelecekte garanti altına alabilmeniz için çok önemli bir unsur, bu yüzden ona ayrı bir bölüm ayrılmalıydı. Hepimiz huzurlu bir uykuyu hak ederiz ve eğer şifreyi nasıl kıracağımızı bilirsek hepimiz bunun tadına varabiliriz.

YENİ TİROİT UZMANI: SİZ

Bu kitapta uzun zamandır beklediğiniz net cevapları bulacaksınız. Bunlar büyük bir kaynaktan gelen ve sizi bu duruma neyin getirdiğinin, bundan nasıl kurtulacağınızın cevapları. Zaten iyileşme yoluna adımınızı attınız. Gerçeği öğrenmek ilk büyük adımdır.

Son sayfaya geldiğinizde tiroit konusunda uzmanlık derecesinde bir bilgiye sahip olacaksınız – şu an ortalıkta dolaşan teorilerin yerine geçecek bilgiye. Tiroit alanında herhangi birinden daha bilgili olacaksınız. Sonuçta tiroit uzmanı nedir? Ortaya atılan hipotezler konusunda bilgili olan biri mi? Ya da kapsamlı olarak neler ***olduğunu*** anlayan biri mi? Yakında tiroidinize –ve tüm vücudunuza– neler olduğuyla ilgili gerçeği kavrayacak ve bu gerçeği iyileşmenize yardımcı olacak biçimde kullanacaksınız. Tiroit uzmanı ***siz*** olacaksınız.

Burada bitmiyor. Siz değiştikçe diğerleri buna şahitlik edecek; size sırlarınızı soracak. Markette, kitapçıda, internette ya da aile veya arkadaşlar arasında başkalarını tiroitle ilgili gerçeğe siz yönlendireceksiniz. Gerçek bir iyileşme hareketine katılacaksınız. Uzmanlığınız çok sayıda insana, sandığınızdan da çok sayıda kişiye yardımcı olacak.

Haydi başlayalım.

2. Bölüm

Tiroit Virüsü Tetikleyicileri

Eğer bir tiroit sorunu yaşıyorsanız muhtemelen kendinize bazı sorular sormuşsunuzdur: *Bu nasıl oldu? Neden ben? Niye şimdi?*

Ve eminim ki, belirtilerinizden de önce, o ya da bu şekilde pek çok zorlukla karşılaştınız. Hepimizin hayatında birçok sorun olmuştur. Ayrılıklar, hayal kırıklıkları, sevdiklerimizi kaybetmek, hasta aile bireylerinin bakımı, finansal sıkıntılar, yaralanmalar ve daha fazlası... Gençliğimden beri insanların bu gibi sınanma, mücadele ve kayıplardan geçtiğini gözlemliyorum. Acıyı gördüm, ne kadar zor olduğunu biliyorum.

Sonra bir gün, hepsinin üstüne, kendinizi iyi hissetmemeye başladınız. Enerjiniz azaldı, kot pantolonunuzu giymek zorlaştı, bir sebep yokken kalbiniz hızlı atmaya başladı, duşta saçlarınızın topak topak döküldüğünü gördünüz, ani bir üşüme ve ateş basması yaşadınız, kaslarınız ağrımaya başladı, yoğunlaşamamaya başladınız veya zihniniz bulanıklaşmaya başladı.

İşinizi, okulunuzu bırakmak, çocuklarınızla arzu ettiğiniz gibi ilgilenmeyi kesmek, arkadaşlıklarınıza ya da arkadaşlık fırsatlarına güle güle demek zorunda kaldınız ve günlük hayatı sürdürmek bir mücadeleye dönüştüğü için sorumluluklarınızı bir kenara bırakmak sizi ümitsizliğe sürükledi.

Tiroit rahatsızlığınızın zamanlaması size çok insafsız gelmiş olabilir. Tam hayatınızın dengesini kurmak için çabalarken hastalık geldi ve o dengeyi altüst etti.

Veya belki de hastalık sizi hiçbir belirti göstermeden, hiç beklemediğiniz bir anda buluverdi. Her şey yolunda gidiyordu, sonra birden, ortada hiçbir uyaran yokken, hayatınız artık eskiden olduğu gibi gitmemeye başladı. Aniden eskiden olduğunuz kişi olamadığınızı fark ettiniz.

Her iki durumda da –hastalık bardağı taşıran son damla olduğunda ya da aniden ortaya çıktığında– tetikleyiciler yoluyla, işlerin bu noktaya nasıl geldiğini anlayacağız. Kimi olaylar, duygusal deneyimler ya da çevresel faktörler tiroit virüsüne aktif büyüme dönemine girmesi için gerekli olan enerjiyi sağlamış, başka bir deyişle hayatınızda bir sağlık krizine sebep olmuş olabilir.

TETİKLEYİCİLER NASIL ÇALIŞIR?

Tiroit virüsü bir kez vücudumuza bulaştığında, amacı kan dolaşımı yoluyla lenf bezleri, karaciğer ya da tiroit bezi gibi organlara ilerlemek ve oradan da asıl amacı olan sinir sistemine yerleşmektir. Bu süreç elbette ki durma ve ilerleme evrelerinden oluşmaktadır, bundan dolayı hastalığınız boyunca arada kendinizi iyi hissettiğiniz zamanlar olması normal. Yol boyunca virüs vücutta kimi noktalarda gizlenir, kendini geliştirir ve harekete geçmek için uygun zamanı kollar. Peki, bu "uygun zaman" nedir? ***Tetikleyiciler***.

Kendinizi eskiden olduğunuz gibi hissetmediğiniz ya da belirtilerinizin kötüye gitmeye başladığı ilk zamanı hatırlıyor musunuz? Bu tam da yoğun finansal kaygılar yaşadığınız bir zamana veya bir ayrılık dönemine, bir travma ya da doğum sonrasına denk gelmiş olabilir mi? Bunlar tiroit virüsünü uykudan saldırı evresine geçiren ve sonunda bir tiroit rahatsızlığının ortaya çıkmasına sebep olan kimi genel tetikleyicilerdir. Bu, korkunç bir ayıyı kış uykusundan uyandırmaya benzer.

Siz kendinizi kötü hissederken tiroit virüsünün başkaldırması tesadüf değildir. Bu, sıkıntılı bir ruh haliyle hastalığı uzaktan kendinize çağırdığınız anlamına gelmez. Ayrıca, olumsuzluğa kapılıp bilinçaltınızda vücudunuzun iflas etmesini istediğiniz de söylenemez. Sadece –aşırı adrenalin de dahil olmak üzere hormonlardaki hareketlilik gibi– psikolojik karşılıkları bulunan yoğun deneyimler virüse enerji sağlar. Aynı zamanda bu deneyimler virüse, bağışıklık sisteminin eskisi kadar güçlü olmadığının sinyallerini de gönderir, yani virüsün avantajı ele geçirmesi için "uygun zaman" olduğunun sinyali...

Sonra duygusal durumuzla hiç de ilgisi olmayan tetikleyiciler var. Bir ağız dolusu metal dolgudan kurtulmuş olabilirsiniz, bu da cıva açığa çıkmasına (tiroit virüsünün en sevdiği besin) ve kan dolaşımına karışmasına sebep olmuştur. Ya da virüsü besleyen başka bir şeye maruz kalmışsınızdır; böcek ilacı, tarım ilacı ya da bağışıklık sistemini tüketen küf gibi.

Başka kaynaklardan virüsün kendi kendine çoğaldığını duyacaksınız. Eğer böyle bir şey duyduysanız yanlış bir yoldasınız demektir. Bilimsel ve tıbbi araştırmalar şimdiye kadar ne bulmuş olursa olsun, gerçek şudur ki bu virüs üremek için besine ihtiyaç duyar; bu hormon olabilir, zehir olabilir ya da yediğiniz kimi yiyecekler olabilir. (Bkz. 21. Bölüm, "Genel Yanlışlar ve Kaçınmak İçin Ne Yapmalı?")

Yalnızca bir tetikleyici de virüsü uyku evresinden çıkarabilir, yılların birikimiyle birden fazla tetikleyici de buna sebep olabilir. Örneğin, zorlukların çocukluğunuzda başladığını düşünelim, anne babanızın veya sizi büyüten kimselerin sıkıntılarını üstünüze aldığınız zaman. Büyüdünüz ve belki zor bir ya da iki ilişki süreci yaşadınız, bir araba kazası geçirdiniz, iyi beslenemediniz ya da düzenli uyku uyuyamadınız. Bu zorluklar bir araya geldi, kimi noktalarda vücudunuzu olumsuz bir şekilde etkiledi ve doğumdan okula ya da son zamanlarda yemiş olduğunuz bir akşam yemeğine kadar herhangi bir noktada kapmış olduğunuz bu virüsü tetikledi ve ona harekete geçme fırsatı sundu.

TETİKLEYİCİLER

En sık rastlanan tiroit virüsü tetikleyicileri listesini okurken belki de kafanızda bir şimşek çakacak. Buradan bakınca, belirtilerinizin zamanlaması size daha anlamlı geliyor mu?

Unutmayın ki bu tetikleyiciler, zamanında hayatınızda olduğunu unuttuğunuz şeyler olabilir. Bilginiz dışında böcek ilacına maruz kalmış olabilirsiniz, kan testlerinin saptayamadığı bir kötü beslenme dönemi yaşamış olabilirsiniz ya da halılarınızı temizletmek gibi, hayatınızda çok da önemi olmadığını düşündüğünüz diğer bir tetikleyiciye maruz kalmış olabilirsiniz.

Bu tetikleyiciler hakkında düşündükçe parçalar yerine oturmaya başlayabilir. Sonunda hastalığınızın niçin belli bir dönemde ortaya çıktığını anlayabilirsiniz. Aşağıdaki tetikleyiciler yaygınlıklarına göre sıralanmıştır, en yaygın olan en üstte, en az yaygın olan ise en alttadır.

1. Küf: Ev ya da ofis gibi gününüzün büyük bölümünü geçirdiğiniz bir yerde uzun süre küfe maruz kalmış olabilirsiniz, bu da bağışıklık sisteminizi yıpratarak virüsün avantajı ele geçirmesine sebep olmuş olabilir.
2. Cıva bazlı diş dolguları: Eğer diş dolgunuz varsa (bir diğer şekli de ***gümüş kaplamadır***) onları aldırırken dikkatli olun. İçerdikleri cıva olduğu yerde kalma eğilimindedir, çıkarma işlemi sırasında zehir kan dolaşımına karışıp virüsü besleyebilir. Eğer bu dolgulardan kurtulmak istiyorsanız bunu her seferinde bir tane aldırarak yapın.
3. Diğer şekillerde cıva: Cıva tiroit virüsünün en sevdiği besin olduğundan, onun her halinden kaçınmalısınız. Örneğin tonbalığı ya da kılıçbalığı gibi belirli miktardan daha fazla cıva içerme olasılığı olan yiyecekleri düzenli bir şekilde tüketiyorsanız bu bağışıklık sisteminizin belli bir noktayı aşmasına ve tiroit virüsüyle ilgili bir rahatsızlığa neden olabilir. Cıva ayrıca kan yoluyla kuşaktan kuşağa aktarılarak sağlık sorunlarına yol açabilir, genellikle bu, rahatsızlığın genetik olduğu yönünde yanlış bir kanıya sebep olmaktadır. Her zaman cıvaya karşı çok dikkatli olun. Günümüzde bile onunla çok fazla temas halindeyiz. Araştırmanızı yapın, size ya da çocuklarınıza ne önerildiğini iyi sorgulayın.
4. Çinko eksikliği: Çinko eksikliği kalıtımsal olabilir ve kuşaktan kuşağa aktarıldıkça daha kötü bir hal alabilir. Eğer hayatınızın çinko eksikliği çektiğiniz bir dönemindeyseniz bu tiroit virüsü şüphesine yol açabilir.
5. B12 eksikliği: Eğer kan testi sonuçlarınızda B12 seviyeniz normal çıkıyorsa bu, vücudunuzun ihtiyaç duyduğu kullanılabilir B12 seviyesinin normal olduğu anlamına gelmez. Merkezi sinir

sisteminiz, karaciğeriniz veya diğer organlarınız hâlâ ciddi bir B12 eksikliği yaşıyor olabilir, bu da tiroit virüsünün hızla gelişmesine yol açabilir.

6. DDT içeren tarım ya da böcek ilaçları: İlaçlanmış çimenlikler, bahçeler, parklar ya da golf sahalarında bu zehirlere maruz kalmak hem vücudunuza zarar verir hem de tiroit virüsünü besler. Tarım ve böcek ilaçlarının içinde bulunan DDT kuşaktan kuşağa aktarılır, bu da genellikle genetik bir sorunmuş gibi yanlış algılanmaktadır.
7. Evdeki böcek ilaçları: Sinekler, karıncalar ya da böcekler için kullanılan ilaçlar ve diğer zehirler bu canlıları öldürür ancak sizin için de zehirlidir. Organlarınızın bazılarında yerleşip depresyon gibi kimi rahatsızlıklara sebep olur ve tiroit virüsünü besler.
8. Aileden birin ölümü: Herhangi bir biçimde karşımıza çıkan duygusal sarsıntılar bağışıklık sistemimizi zayıflatıp "olumsuz" duygularla ilgili hormonların salınımına neden olabilir. Sevdiğiniz birini kaybetmek tiroit virüsünü tetikleyen önemli bir faktördür.
9. Kalp kırıklığı ya da ihanet: Zor bir ayrılık ya da ihanet de bağışıklık sistemini zayıflatıp virüsün avantajı ele geçirmesine sebep olacak hormonları ona sunabilir.
10. Hasta bir yakınınızın bakımı: Size yakın olan birinin acı çektiğini görmek, onun bakımını üstlenmek ve aynı zamanda acılarını gerçekten yaşamak bu konuda önemli bir yere sahiptir. Bu da hem bağışıklık sistemini zayıflatacak hem de tiroit virüsünü güçlendirecektir.
11. Virüs dostu ilaçlar: Antibiyotikler ve benzodiazepinler bağışıklık sistemini zayıflatıp virüsü besleyebilirler. Eğer virüs olduğundan şüphe ediyorsanız doktorunuzla konuşarak bu ilaçları bir kez daha gözden geçirin.
12. Aşırı doz ilaçlar: İlaçları aşırı dozda tüketmek, özellikle de bir seferde aşırı sayıda ilaç almak, bağışıklık sistemi için mahvedici bir karışım olabilir; hatta bu durum virüs saldırısı için bir kapı aralamış olur. Eğer ilaçlarınızı farklı doktorlar yazıyorsa her birinin kullandığınız tüm ilaçları bilmesi gerekmektedir, ayrıca bu ilaçları sizin için en doğru dozda kullandığınızdan da emin olmalısınız.
13. Hormonal değişiklikler: Ergenlik, hamilelik, doğum gibi dönemlerde yaşanan büyük hormonal değişiklikler virüsü en sevdiği besin olan hormonlarla beslemektedir. Kanınızda dolaşan bu aşırı seviyede hormon, tiroit virüsüne hızla gelişmesi için gerekli enerjiyi sunmaktadır. Aşırı hormon seviyelerindeyken bağışıklık sisteminiz ödün verebilir ve bu da virüsü avantajlı hale getirecektir. İşte bu tetikleyici yüzünden birçok genç ve yeni anne aniden bu hastalığa yakalanmaktadır.

14. İlaçların kötüye kullanılması: Yasadışı ilaçlar hem bağışıklık sisteminizi çökertecek hem de virüsü besleyecek zehirler barındırır.
15. Finansal sıkıntı: Hayat sizi evinizi ya da işinizi kaybetme endişesine sürüklüyorsa veya faturalarınızı ödeyemiyor, beklenmedik masrafları karşılamak için fazladan çalışmak zorunda kalıyorsanız olumsuz duygular ezici bir hal alabilir. Başarısızlık veya ölüm korkusu, özdeğerlerin yitirilmesi veya mahcubiyet gibi duyguların hepsi buna dahildir ve bağışıklık sisteminizin virüsü uzak tutma yeteneğini zayıflatır.
16. Fiziksel yaralanmalar: Burkulan bir bilek, kırılan bir bacak, bir araba kazası ya da diğer yaralanma ve fiziksel tarvmalar vücudunuzu tiroit virüsünün uyku evresinden çıkıp saldırıya geçmek için gözetlediği uygun noktaya taşıyabilir. Eğer bir ameliyat geçirdiyseniz virüs yine bu fırsatı bulmuş demektir çünkü ameliyatlar genelde antibiyotiklerle desteklenmektedir.
17. Profesyonel halı temizleme: Pek çok geleneksel halı zehirli maddeler içermektedir, halı temizlemede kullanılan kimyasallar da sizin için zehirlidir, böylece halı "temizleme" sırasında zehir üstüne zehir eklenmiş olur. Bu zehirli havayı her gün, saatlerce solumak bağışıklık sisteminizi zayıflatabilir. Bu durum ayrıca virüsün uyanmasına neden olur ve onu besler. Eğer çok hassas bir yapınız varsa halılarınızı kaldırmak bir seçenektir. Ya da "yeşil" halılar kullanabilir, organik temizleyiciler ve/veya modern "yeşil" halı temizleme yöntemlerini tercih edebilirsiniz.
18. Yeni sürülmüş boya: Yeni sürülmüş boyaların çoğu havayı zehirler. Eğer yeni boyanmış bir ev ya da ofiste, iyi havalandırma yapılmadan vakit geçirirseniz zehirler bağışıklık sisteminizi zayıflatıp tiroit virüsünü tetikleyebilir. Sıfır ya da çok az VOC (Uçucu Organik Bileşik) içeren boyaları tercih edin ve o halde bile içeride vakit geçirmeden önce mutlaka ortamın iyice havalandırıldığından emin olun.
19. Yaz aylarında yüzmek: Sıcak havada, göllerde ve okyanus kıyılarında biriken kızıl yosunlar oksijen azalmasına sebep olur ve bu da bağışıklık sisteminizi zayıflatıp tiroit virüsünü uyku evresinden çıkararak tetikler. Eğer yüzmeyi planlıyorsanız gözünüz kızıl gelgitlerde olsun.
20. Sızıntı: Çöplükler ya da diğer zehirli kaynaklardan sızan sular yakınlardaki göllere ağır metal ve diğer zehirli maddeleri taşıyabilir, özellikle de yaz aylarında. Bu kirli göllerde yüzerek maruz kaldığınız zehirler bağışıklık sisteminizi yavaşlatır ve tiroit virüsüyle savaşma yeteneğini kaybetmesine neden olur.
21. Uyku bozukluğu: Uzun süren uyku bozuklukları vücudunuzu yıpratacak ve

zamanla tiroit virüsüne hayata tutunma fırsatı sunacaktır. (Uyku rahatsızlıklarının ilk ***sebebi*** virüs olabilir. Uyku bozukluğunun arkasında nelerin yattığını ve onu nasıl geride bırakacağınızı öğrenmek için "Uykunu Sırları" başlıklı bölüme bakınız.)

22. Böcek sokmaları ve ısırıklar: Örümcek ısırması, arı sokması ya da kene gibi şeyler ardında bir zehir veya böcekten bir parça bırakır, bu daha sonra enfeksiyona sebep olabilir. Bu enfeksiyon sırasıyla bağışıklık sisteminizin zayıflamasına neden olur ve eğer tiroit virüsünüz varsa ve zamanlama da kusursuzsa sisteminize karışması için ona bir fırsat sunar.

TETİKLEYİCİLER HAKKINDAKİ GERÇEK

Umarım yukarıdaki listeyi sadece okumuş olmak bile içinde bulunduğunuz duruma yeni bir bakış açısı sunmuştur. Hastalığınızın sebebini anladığınızda bu sizi doğru yöntemle iyileşme yoluna yönlendirecektir. Hayatınızın bir aşamasında gelip sizi bulan bu hastalık hakkındaki gizemi ortadan kaldırdığınızda gücü yeniden ele geçirmiş olursunuz.

Tiroit sağlığı ile ilgili okumalar yapıyor ya da doktorlara görünüyorsanız, uzmanların, bu faktörlerin kiminin tiroit hastalığının sebebi olduğundan şüphelendiğini, hatta yukarıdaki tetikleyicilerden bazılarını hastalığın ana sebebi olarak gördüğünü duymuşsunuzdur. Şunu açık bir şekilde ifade etmeme izin verin: Bu tetikleyiciler tiroit virüsü belirtilerinin sebepleri değildir. Başka yerlerde ne duymuş olursanız olun, hangi tetikleyici olursa olsun, bu sizin hastalığınızın altında yatan sebep değil. Daha da ötesi, bu tetikleyiciler suçu sizin üzerinize de atmıyor. Bu hastalığın sizin ya da sürdürdüğünüz yaşam biçiminin suçu olduğu anlamına gelmiyorlar.

Tetikleyici sadece bir tetikleyicidir. Bir kez daha: ***Tetikleyici sadece bir tetikleyicidir***. Tiroit virüsünü beslemesinin söz konusu olabilmesi için önce vücudunuzda tiroit virüsünün olması gerekir. (Bu virüsü kapmanın ne kadar kolay olduğunu sonraki bölümde göreceğiz.) Şöyle düşünelim: Virüs bir yangın gibidir. Tetikleyici ise onun üstüne dökülen benzin gibi; alevleri kuvvetlendirir ve yayılmasına neden olur.

Bu yüzden küfe maruz kalan –aynı evde, aynı havayı soluyan, hatta aynı şeyleri yiyen– bir çiftten erkekte hiçbir şey yokken kadın hastalıktan yataklara düşebiliyor ve hem küfle ilgili hem de sağlık konusunda uzman insanları çok şaşırtıyor bu. Bu örnekte, kadının vücudunda tiroit virüsü var ve küf onu tetikliyor, erkekte ise virüs yok. Ya da küfe maruz kalan beş kişilik bir aileden üç kişi hastalanıyor. Bu üç kişin vücudunda tiroit virüsü var ve küf virüsü tetikleyerek aktif hale gelmesine ve sağlık sorunlarına sebep oluyor. Ailedeki herkes hastalansaydı bu herkeste tiroit var anlamına gelirdi. Elbette kimi küf türleri aşırı zehirli ve maruz kalan hiç kimse sağlıklı kalamıyor. Eğer evde, işyerinde, arabada veya başka yerlerde aynı küfe maruz kalan kişilerden biri ya da birkaçı diğerlerinden daha fazla rahatsızlanıyorsa bu onların vücutlarında tiroit virüsü bulunduğunun işareti olabilir, bağışıklık sistemleri çökmüş, virüs avantajı ele geçirmiştir.

Her ne kadar tıp tartışmalarında da benim "tiroit virüsü" dediğim virüsten söz edilse de tıp camiası bu hasta edici şeyi ***tiroit*** virüsü olarak adlandırmıyor. Virüs hâlâ hastalığın bir yardımcısı gibi kabul ediliyor, kimse virüsün tiroidin peşinde olduğunu ve orada meydana gelen bütün karmaşaya bu virüsün sebep olduğunu fark etmiyor. Daha doğrusu araştırmacılar tiroit rahatsızlığı olan kimi insanların testlerinde bu virüse rastlıyorlar ve bu ikisinin belli belirsiz birbiriyle bağlantılı olabileceğini söylüyorlar. Bazen de teorisyenler virüsün otoimmün tepkilerin tetikleyicisi olduğunu öne sürüyorlar ki durum böyle de değil. Gerçek tetikleyicilerin uzmanı ***sizsiniz*** artık.

Tetikleyiciler listesindekilerin kimi zaman sizi bir şeylerden koruduğunu ancak kimi zaman da karşı konulamaz olduğunu tahmin edebiliyorum. Sonuçta birinin kalbinizi kırması ya da size ihanet etmesi sizin kontrolünüzde olan bir şey değil. Sevdiklerinizi sonsuza dek yaşatamazsınız. Bütün o yaralanma veya kazalardan kaçınamazsınız. Bunlardan bir tanesiyle her karşılaşmanızda ölümcül bir şeyle mi karşılaşmış olacaksınız?

Elbette hayır. Bu listeye bakıp hayattan korkmanızı istemem. Çünkü gerçek şudur: Bu zorlukların arasından zarar görmeden geçip gitmek gibi Tanrı vergisi bir temel hakkımız var. Bize meydan okuyan olayları deneyimleme iznimiz var –ki bunların arasından sıyrılmamız ***beklenir*** bizden– ve bu gibi şeyler bizi alaşağı edecek sorunlar değildir. Kısacası, tetikleyicilerden korkmamak gibi temel bir hakkınız var; çünkü siz hastalıklara yakalanmadan, hayatı özgürce deneyimlemek için yaratılmışsınız.

Peki, bu yeni bilgiyle nasıl ilerleyeceksiniz? Tetikleyiciler listesindeki bilgileri farkındalığınızı artırmak için kullanacaksınız, böylece kendinizi ve sevdiklerinizi ***kaçınabildiğiniz*** tetikleyicilerden koruyacaksınız. Daha sonra, virüsü zararsız hale getirmek ve tiroit bezinizi yeniden eski canlılığına kavuşturmak için bu kitapta okuyacağınız önlemleri alacaksınız; her zaman hak ettiğiniz gibi kendinizle ilgilenecek ve hayatın size sunduğu her şeyle yüzleşeceksiniz.

3. Bölüm

Tiroit Virüsü Nasıl İşler?

Her şeyden önce, tiroit virüsünü kapmak ne kadar kolay? Kesinlikle çok kolay! Bir arkadaşınızla biranızı paylaşmakla, biriyle öpüşmekle, vücudunda virüs bulunan bir aşçının hazırlarken elini kestiği yemeği yiyerek, kan nakliyle, paylaşılan duş ve banyolarda, ilkokulda üzerinize hapşıran arkadaşınızdan bulaşabilir ya da virüs ailenizden size aktarılmış bile olabilir (çünkü bu virüsün kan bağıyla aktarılması nadir görülen bir şey değil).

Virüsün önceki türlerinin bulaşması daha zordu ve genellikle sadece kan nakli veya tükürük/salya yoluyla bulaşıyordu ancak bu virüsün yeni mutasyonları (şimdilik 60'tan fazla türü bulunmaktadır) soğuk algınlığı veya nezle gibi kolayca bulaşabiliyor. Kan, salya, gözyaşı, akan bir burun ve daha fazlası; virüsün bulaşıcı evresinde bulunan birinin vücut sıvılarına bilerek ya da bilmeden maruz kalmak ona yakalanmak anlamına geliyor. Virüs sizden yalnızca bir aksırık ya da paylaşılan bir bardak kadar uzakta.

Farkında olmadan virüse yakalanmış olmanız da kuvvetle muhtemel çünkü ilk evrelerinde tiroit virüsü genellikle hafif bir boğaz kaşıntısı ve yorgunluktan fazlasına sebep olmaz. Belki bir iki hafta önce ya da çocukken, gençliğinizde veya yetişkinken –hatta belki bebekken bile– sebepsiz yere kötü hissettiniz ve daha sonra geçti. O kadar önemsiz bir şey gibi görünüyordu ki bu durumu ne siz hatırlıyorsunuz ne de aileniz.

Belki de kuluçka evresinden sonra virüs bilinenden daha belirgin bir biçimde kendini hissettirdi, bir ay veya daha fazla süren bir aşırı yorgunluk, ateş, boğaz ağrısı, baş ağrısı, şişmiş bezeler ve hatta deride kızarıklıklar – uzun süren ve normal seyrini izleyen bir hastalık gibi.

Aslında ilk belirtiler geçtikten sonra bile virüs kendini vücudunuzda daha fazla evinde gibi hissediyor, ilerliyor ve belki haftalar, belki de yıllar sonra –doğru tetikleyiciler ve koşullar gerçekleştikten sonra– hastalığı şiddetlendirebileceği ve ardından da merkezi sinir sisteminize geçebileceği en iyi platform olan tiroit bezinize ulaşıyor.

TİROİT VİRÜSÜ NEDİR?

Yukarıdaki bilgilerin bir kısmı tanıdık gelmiş olabilir. İçecekleri ve odaları paylaştığımız üniversite yıllarında kolayca bulaşan, öpüşmekle yayılan, yorgunluk, ateş ve aylar süren boğaz ağrılarına sebep olan bir virüs... Mono'ya (beze humması veya öpücük hastalığı olarak da bilinir) benziyor, değil mi? Çünkü o zaten.

Evet, doğru; benim tiroit virüsü adını verdiğim şey enfeksiyöz mononükleoz (beze humması) hastalığına sebep olan şeyin aynısıdır: ***Epstein-Barr Virüs*** (EBV). Tıp camiası henüz mononun, bu virüsün ikinci evresinden başka bir şey olmadığını keşfedemedi. Virüsün toplam dört evresi mevcut, üçüncü evrenin hedefinde tiroit bezi bulunuyor, bu da tiroit sorunlarının yüzde 95'inden fazlasını açıklıyor. (Tiroit sorunlarının geriye kalan yüzde 5'i göğüs, diş ya da diğer röntgen taramaları, CT taramaları, kirli su ya da besin kaynakları, uçak yolculuğu, cep telefonu gibi sebeplerden, anne babalarınızın ve onların anne babalarının maruz kaldıklarından ve geçmişte meydana gelen nükleer felaketlerden dolayı atmosferde bulunan radyasyona maruz kalmaktan kaynaklanmaktadır.)

EPSTEIN-BARR VİRÜS TÜRLERİ

Epstein-Barr 100 yıldan daha uzun bir süredir var olan ***herpes*** virüsleri ailesindendir. Geçen zaman boyunca kuşaktan kuşağa geçti, değişime uğradı ve yeni türleri gelişti. Bu türler –daha önce de söylediğim gibi, 60'tan fazlası mevcut– yayılma şiddetlerine göre altı grupta toplanabilir, her grupta yaklaşık on tür vardır. Tıbbi araştırmalar henüz sadece bu gruplardan birinde bulunan virüs türlerini buldu. Anthony Epstein, Yvonne Barr ve Bert Achong, 1964'te EBV'nin keşfini rapor ettiklerinde[2] büyük ihtimalle benim 2. Grup, altı ve yedi numaralı Epstein-Barr virüsleri adını verdiğim virüsleri buldular. (Bunu tıp kurumunun ***human herpesvirüs***[3] numaralandırma sistemindeki Epstein-Barr HHV-4 ile karıştırmamak gerekiyor. Bu terim sadece virüsü bir bütün olarak tanımlamak için kullanılmaktadır.) Bir dönüm noktası olan EBV'nin keşfinden sonra araştırmaların ilerlemesi için gerekli fon kesildi, hepsi bu kadardı. Bunca yıl sonra tıp camiası henüz virüsün pek çok değişik türü ve farklı grupları olduğunun farkına varmış değil.

EBV'nin kimi türleri (1. Gruptakiler) çok hafiftir ve ağır hareket eder; sırt ağrısından fazlasına yol açmaz, asla tiroit bezinize kadar gitmez. EBV'nin diğer türleri daha saldırgandır ve hızlı hareket eder; multipl skleroz (MS) ve çeşitli kanserler de dahil olmak üzere zamanımızın en çok kuvvetten düşüren hastalıklarından bazılarının sorumlusudur. (Eğer EBV grupları hakkında daha fazla şey öğren-

---

2 M. A. Epstein, M. D. Cantab, B. G. Achong, and Y. M. Barr, "Virus Particles in Cultured Lymphoblasts from Burkitt's Lymphoma", ***The Lancet*** 283, no. 7335 (1964): 702–703, doi: 10.1016/S0140-6736(64)91524-7.

3 "İnsan herpesvirüs" olarak da çevirebiliriz ancak Türkçe kaynaklarda da ***human herpesvirüs*** şeklinde geçiyor. –***çn.***

mek isterseniz, ilk kitabım ***Medikal Medyum***'un "Epstein-Barr Virüs, Kronik Yorgunluk Sendromu ve Fibromiyalji" isimli bölümünde ayrıntılarıyla açıklıyorum.)

EBV'nin bu farklı türleri, virüsün başka insanlarda nasıl başka şekillerde var olduğunu açıklıyor. Ayrıca tiroit rahatsızlıklarının çok çeşitli olması da bununla açıklanabilir. Örneğin guatr, 1. Gruptaki ilk virüs türünün bir sonucu olarak gelişir, öte yandan Graves hastalığı özellikle EBV'nin 4. ve 5. Gruplarındaki virüs türlerinden kaynaklanmaktadır. Bunlar saldırgan türlerdir, tiroit bezini kendini savunmak için daha fazla tiroit dokusu üretmeye zorlar, bu da tiroit hormonlarının aşırı üretimine sebep olur. 4. ve 5. Gruptaki EBV türleri ayrıca tiroit kanserine de sebep olur (tiroit kanserinin nasıl oluştuğuyla ilgili daha fazla bilgi, 6. Bölüm, "Tiroit Kanseri"nde). Aynı zamanda iyi huylu tümörler, nodüller, kistler de 2. Gruptan 6. Gruba kadar olan EBV türlerinden kaynaklanıyor olabilir. Hashimoto tiroiditi ve hipotiroidi herhangi bir gruptaki EBV türünden kaynaklanıyor olabilir.

EBV şu anda öyle hızla yayılıyor ki 20 yıl içerisinde 100'e yakın türü olacak – çoğu da gençleri hedef alan yeni türler. Ne yazık ki lise ya da üniversite çağındaki 100 öğrenciden 17'si EBV türlerine bağlı rahatsızlıklardan dolayı ilk ya da ikinci yıldan sonra okullarına dönemiyor. Evde kalıyor ve virüsün kuvvetten düşüren etkisiyle mücadele etmeye çalışıyorlar, çoğuna "lyme hastalığı" teşhisi konmuş durumda, bu konu da ilerleyen sayfalarda incelenecek. Ne olduğuna dair gerçek bir yanıt alamadan bu öğrencilerin çoğu hayal ettikleri yaşamı nasıl sürdürecekleri konusunda umutsuzluk içerisinde. Şimdi, virüsün bu hızda değişerek ilerlediğini göz önünde bulundurarak, yirmi yıl içerisinde kaç gencin bu durumda kalacağını düşünün.

Bu yüzden bu virüse her zaman olduğundan çok daha fazla dikkat edilmesi gerekiyor. Bundan dolayı bu kitabı okuyarak uzmanlaşmalısınız. Tiroit virüsünün nasıl işleciğini bilmek kendinizi ve sevdiklerinizi, sebep olacağı potansiyel sorunlardan korumanın tek yoludur.

VİRAL ZEHİRLER

Bir sonraki başlık altında EBV'nin evrelerini okurken kimi terimleri bilmeniz onu anlamanıza yardımcı olacaktır. Bunlar virüsün ürerken ortaya çıkardığı zehirli atıklardır ve genellikle Üçüncü Evre (virüsün tiroit bezini hedef aldığı dönem) ve Dördüncü Evre'de (merkezi sinir sistemini hedef aldığı dönem) sorunlara sebep olurlar. EBV'yi bu kadar uğraştırıcı hale getiren şeylerin büyük bölümü bunlardır.

Viral yan ürünler: EBV zehirli ağır metaller, aşırı adrenalin ve hatta yedikleriniz arasında bulunan yumurta gibi en sevdiği besinleri tüketirken bir yandan da zehirli atıklar salgılar. Daha fazla virüs hücresi geliştikçe, salgılanan bu zehirli atık da artar ve ikili kapakçığın[4] tı-

4 Burada sözü geçen ikili kapakçık, kalbin sol kulakçığı ile sol karıncık arasında kanın geri gitmesini önleyen iki üçgensel kapakçıktır. *–çn.*

kanması ve kalp çarpıntısı gibi sorunlara neden olur.

Ölü hücreler: Virüs hücrelerinin yaşam süresi altı haftadır, bu da bu hücrelerin sırayla, sık aralıklarla ölmesi anlamına gelir. Bu ölü hücreler zehirlidir ve EBV vücutta geliştikçe bunlardan daha fazla sayıda ortaya çıkar. Ölü hücreleri kıyıya vuran ve artık yaşamayan yengeçler gibi düşünebilirsiniz, kabukları (hücre zarları) ya boştur ya da hâlâ çürüyüp bozulmakta olan et parçalarıyla doludur. EBV hücreleri şekil değiştirdikleri için ölü hücreler de değişik şekillerdedir. Ölü hücrelerin karaciğer ya da lenf sisteminde birikmesi sonucu yorgunluk, kilo alma, sıvı tutma, kabızlık, şişkinlik, ani ateş basmaları, kalp çarpıntısı, zihin bulanıklığı ve perimenopoz/menopoz gibi hastalıklara sebep olan yorgunluk ortaya çıkar. Bir kişinin vücudunda çok fazla viral aktivite varsa ölü hücreler sonunda bağırsaklara taşınır. Bir kişi bu durumda gaita[5] örneği verdiğinde örnekte bulunan yüzlerce hatta binlerce ölü hücre, laboratuvar teknisyenleri ve doktorlarının kafasını karıştırarak parazit hareketliliği gibi yanlış bir teşhis koymalarına neden olur.

Nörotoksinler: Daha sonraki evrelerinde EBV, sinir sistemine etki eden zehirli maddeler olan nörotoksinleri üretir. Bu nörotoksinler virüsten incecik bir zarla kaplı ve cıvık bir halde çıkar ve daha sonra saçılır, genelde sinirleri uyarır ve büyük bir ağrıya sebep olur. (Nörotoksinler ayrıca, eğer hücre zarının içinde "et parçaları" kalmışsa, ölü hücrelerde de bulunur ve virüs vücutta sürüklendikçe dışarı sızar.) Bu EBV salgıları içinde virüsün yediği şeyler, yani cıva ve diğer zehirli ağır metaller bulunur. Bu maddeler virüsün "diğer tarafından dışarı çıktıklarında" daha da zararlı –daha yıkıcı ve alerjik– bir durumdadır, tıpkı bir yılanın veya örümceğin zehri gibi. EBV bu zehirleri bir başka şekle sokar; yenilenmiş viral nörotoksinlerin organlar ve bağdokularda bulunan sağlıklı hücreleri öldürebilecek kadar güçlü zararları olabilir. Eğer virüs, yoluna çıkan bu atıklarla beslenecek olursa zehirli madde yeniden şekil değiştirmiş olacak ve zehirleme potansiyeli bir kez daha artacaktır, bu kez sinirleri daha yoğun bir şiddetle uyarıp zarar vermesinin yanında hücrelere de daha fazla zarar verebilecek duruma gelecektir.

Dermatoksinler: Eğer karaciğerde, geçmiş kuşaklardan kalma DDT içeren tarım ilaçları ya da bakır gibi bu virüs türü için özel bir besin türü olan maddeler birikmişse, tıpkı nörotoksinler gibi dermatoksinler de EBV hücreleri tarafından dışarı atılır. (Nörotoksinler gibi dermatoksinler de ölü hücrelerde bulunur ve zamanla dışarı atılabilir.) EBV, karaciğer ve lenf sistemini yavaşlatıp iş yapamaz hale getirdiği için bu zehirleri süzmek zorlaşır, dolayısıyla zehir deriden atılır ve bu da kızarma, iltihaplanma, ağrı, kaşıntı ve/veya kurdeşene sebep olabilir. Vücudun içinde bulunan bu dermatoksinler bilinen dermatoksin türlerinden farklıdır, çünkü onlar deriye dışarıdan zarar veren kimyasallardır. EBV dermatoksinleri içeriden gelir ve deriye ulaşır; egzama, sedef

5 Dışkı. –*çn.*

veya psöriyatik artrit[6] teşhisi konmasına sebep olur. Diğer zehirler gibi bakır ve DDT de kuşaktan kuşağa aktarıldığı için yeni doğanların karaciğerinde bile bu maddelere rastlanabilir, bundan dolayı bebeklerde egzama, sedef, sarılık gibi hastalıkların gelişmesi tıp dünyasını şaşırtmaktadır.

EPSTEIN-BARR VİRÜSÜNÜN EVRELERİ

Daha önce söylediğim gibi EBV'nin dört evresi bulunmaktadır ve tiroit hastalığı Üçüncü Evre'de ortaya çıkar. Bu evrelerin tümünü daha ayrıntılı bir biçimde bilmeniz nasıl bir şeyin içinde olduğunuzu –ve neyin önüne geçmeye çalıştığınızı– anlamanızda size yardımcı olacaktır.

Birinci Evre: Bebeklik Evresi

EBV bir kişiye bulaştığı zaman ya da bir bebek bu virüsle doğduğunda, virüs kan dolaşım sistemindedir ve genellikle uykudadır. Eğer sizde bu evrede EBV bulunuyorsa muhtemelen hasta gibi görünmezsiniz. Deneyimleyeceğiniz en kötü belirtiler neşesizlik, hafif bir yorgunluk ile soğuk algınlığı, nezle, boğaz ve kulak ağrısı gibi hastalıklara biraz daha yatkınlık olacaktır. EBV'yi hafif atlatan kimi kişilerde veya çok güçlü bir bağışıklık sistemine sahip olan insanlarda virüs bebeklik evresinde kalacak, hayatları boyunca ya hiçbir zarar vermeden veya çok hafif bir zarar vererek kan dolaşım sistemlerinde uykuda olacaktır.

Sonunda tiroit problemleri ve daha fazlasına yol açan daha güçlü türlere yakalanan kişiler içinse bu sadece bir başlangıçtır. Bu durumlarda virüs kanda sessizce çoğalır, günler, haftalar, aylar ya da yıllar boyunca, İkinci Evre'ye geçebilmek için doğru koşullar ve doğru tetikleyici(ler) ortaya çıkana kadar bekler. Bu evrede mononükleoz (beze humması) hastalığı, ardından karaciğer ve dalak gibi organlarda enfeksiyon başlangıcı görülür.

Çok şükür, bu böyle olmak zorunda değil. Bir kere bulaştığı zaman EBV'nin organlar ve daha da ötesine kadar ilerlemesi kaçınılmaz değil. Burada, Birinci Evre'de virüs savunmasız durumdadır. Eğer bulaşıcı mono safhada birinden bu virüsü kaptıysanız ve III. Kısım "Tiroitten Kurtulmak"taki virüsleri yok eden önlemleri anladıysanız çok kolay bir biçimde virüsün büyük bölümünden kurtulabilir ve geriye kalan kısmını kontrol altına alabi irsiniz.

İkinci Evre: Savaş Evresi

Hasta özellikle bitkin bir durumdayken virüs hayata tutunur ve mononükleozun başlangıcı olan İkinci Evre başlar: Bu yüzden geç vakitlere kadar partilerde eğlenen ya da ders çalışan ve evden ayrıldıklarından beri hayatlarının en kötü beslendikleri döneminde bulunan üniversite öğrencilerinde "mono"ya rastlanır. Mononükleoz –diğer adıyla erken İkinci Evre

6 *Psoriasis artriti* (diğer isimleri: psoriatik artropati, artrit veya artropatik psoriasis) sedef hastalığı (***psoriasis***) ile bağlantılı olarak görülen bir eklem iltihabıdır (***artrit***). Eklem iltihabı çoğu zaman tipik deri pullanmasıyla paralel yürür. *–çn.*

Epstein-Barr virüs– dışında, üniversite ve liselerde kol gezen diğer hastalıklar arasında bu kadar sık rastlanan ve büyük bir hızla ilerlemekte olan başka bir hastalık yoktur. Dört yıllık eğitimleri süresince tüm öğrencilerin yüzde yetmişinin bir dönem bu hastalığa yakalandığı bilinmiyor.

Elbette monoya okul yıllarından önce ya da sonra yakalanmak da son derce mümkündür. Eğer şu an tiroit sorunu çekiyorsanız ve mono geçirdiğinize dair bir şey hatırlamıyorsanız çocukken atlatmış olma ihtimali üzerinde durun. Gerçi günümüzde doktorlar altı, yedi ya da sekiz yaşlarındaki çocuklarda mono teşhis etmeye başlıyorlar, daha önce daha ileri yaşlardaki çocuklara bu tanı konurdu. Genel olarak, test sonuçları ne gösterirse göstersin, altı yaşından daha küçük bir çocuğa "mono" teşhisi koymak "kurallar"a aykırı. Bu, tıp alanında ilerlemeye engel olan klasik bir tüzel konu. Bebekler ve küçük çocuklarda mono yerine "ateşli romatizma" ya da "öpüşme hastalığı" adı kullanılmakta; halbuki aynı hastalık, İkinci Evre, aktif EBV enfeksiyonu.

Ya da bir yetişkin olarak mono atlatmış ve eğer hafif geçtiyse farkına varamamış olabilirsiniz. Bazı insanlar hafif bir boğaz kaşıntısı ve bir haftalık bir yorgunlukla bu hastalığı atlatabiliyor, dolayısıyla mono geçirdiklerini anlamıyorlar bile. Bu safha virüsün bulaşıcı olduğu zamandır. Eğer EBV'niz varsa ve bunu kalıtsal olarak taşımıyorsanız (yani doğumunuzdan beri) o zaman bu virüsü, günlük hayatınızda mononükleoz olduğunu bilen ya da bilmeyen birinden kaptınız demektir. Siz kendi mono safhanıza geldiğinizde bu bir doktor için teşhis edilmesi güç bir şey olacaktır. Bu konudaki kan testleri tam olarak güvenilir değil; bu gerçekten her doktorun kendi kişisel yorumuna bağlı, hem kanınızda meydana çıkan ölü hücreler hem de akyuvar sayısı hakkında, okulda öğretilmeyen, anlaşılması güç tutarsızlıklar bakımından. Basit bir şekilde, hiçbir zaman teşhis edilememiş olması kuvvetle muhtemel.

Mono sürecinde gerçekleşen şey bağışıklık sisteminizin Epstein-Barr virüs ile savaşıdır. Bu noktada EBV, gizlenmek yerine, bağışıklık sisteminize bir istilacının varlığını belli eden kimyasallar salgılamaktadır – savaş borusunu çalmak gibi. Burada, EBV'nin hedefi lenf sisteminizi çökertmektir, çünkü o vücudunuzun savunma mekanizmasıdır. Bağışıklık sisteminiz tanımlayıcı hücreler göndererek bir hormonla, kanınız ve lenfinizde bulunan virüs hücrelerinin istilacı olarak "etiketlenmesini" sağlar. Daha sonra etiketlenmiş virüs hücrelerini bulup yok etmeleri için asker hücreleri yollar.

Bu savaş sürerken, kişi kapmış olduğu virüsün hangi türden olduğuna bağlı olarak, hafif ya da ağır mono belirtilerini yaşamaya başlar. Boğaz kaşıntısı, ateş, baş ağrısı hatta derinizde görülen kırmızı lekeler, vücudunuzun size isyan ettiğini değil, aslında savunmaya geçen bağışıklık sisteminizin gücünü gösteren belirtilerdir. Bazen bu belirtiler gelir geçer. Çünkü belli noktalarda, bağışıklık sistemi virüsü kontrol altına almış ve bir sonraki savaş için kaynaklarını bir araya getirmeye başlamıştır.

Belli bir noktaya gelindiğinde, virüs sonsuza dek aktif kalamayacağı mesajını alır ve vücutta kendine uzun süreli kalabileceği bir yuva arar. Sonunda, monodan bir hafta ya da aylar sonra virüs kan dolaşım sisteminden çekilerek yuvalanabileceği bir ya da birkaç organ seçer. Virüsle savaş sona erecek ve EBV İkinci Evre'nin ikinci safhasına girecektir. Bu dönemde virüs genellikle uykudadır, geri çekilmiştir ancak hâlâ canlı ve alarm durumundadır, tetikleyicileri beklemektedir.

Ne yazık ki bu saklanma hali virüsü sorunlara neden olmaktan alıkoymaz. İkinci Evre EBV'li herkeste –daha sonra kitapta bulacağınız gibi kusursuz bir antivirüs protokolünü uygulayan kişiler hariç– virüs, bu yuvalanma döneminde karaciğeri bulur. Neden karaciğer? Çünkü karaciğer vücutta, cıva, dioksin, sağlıksız yağlar, zehirler gibi EBV'nin hayatta kalmak ve üremek için en sevdiği yiyecekler olan maddelerin süzüldüğü filtredir.

Geriye dönüp bu virüsün sizi nasıl etkilemiş olabileceğini düşünüyorsanız kendinize şunu sorun: Sağlıklı beslenmenize ve düzenli egzersiz yapmanıza rağmen kilo aldığınız bir dönem oldu mu? Ya da genellikle konsantrasyon kaybı ve az miktarda zihin bulanıklığının eşlik ettiği ve normalden daha yorgun ve neşesiz hissettiğiniz bir dönem yaşadınız mı? İşte bu, muhtemelen EBV'nin kendini İkinci Evre'nin ikinci safhasında rahat hissettiği dönemdir. EBV ve onun zehirli atıkları karaciğeri tıkar, yorar ve yavaşlamış, aşırı yüklenmiş bir karaciğer sebepsiz kilo alımı, enerji seviyesi değişiklikleri ve zihin berraklığı gibi konularda her şeyi yapabilir (bu konuda daha fazlası 5. Bölüm'de).

Doktorunuz tartıya her çıkışınızda artmakta olan sayının nedeninin karaciğerinizde bulunan EBV olduğunu size söyleyemeyebilir çünkü EBV testleri virüsü kan dolaşım sisteminde belirleyebilir, organlarda değil. Bunun yerine doktorunuz, kilo almanızın perimenopozun ya da hormonlarınızın suçu olduğunu söyleyecek veya son teorilerle ilgiliyse tiroidinizi suçlayacaktır. Doktorunuz, aynı zamanda kilo almanızın suçunu egzersizlerinizi aksatmanıza veya gece yemelerinize de atabilir. Hiçbiri doğru değil. Bu hiçbir zaman sizin suçunuz olmadı.

EBV bir kez organlara giriş yaptıktan sonra testler ***geçmiş*** bir enfeksiyonu belirleyebilir, o an için olan bir enfeksiyonu değil. Tıp eğitimi, bunun virüsün artık tehlikeli olmadığı anlamına geldiğini öğretiyor. Kimse virüsün bu noktada sadece daha derinlere ilerlediğini, savaş halinden çıktığını, yine de hayatta olduğunu ve başka seviyelerde, başka şekillerde bulunduğunu fark etmiyor. EBV kan testlerinin böyle yanlış yorumlanmasıyla birlikte virüs çatlaklardan sızarak tıp camiasının EBV'nin zararlarını tam anlamıyla kavrayabilmesinin önüne geçiyor. Kusura bakmayın ama tarihin ve günümüzün en büyük tıbbi hatalarından biridir bu!

Bu değişim, ölü EBV hücrelerinin yanı sıra lenfosit, bazofil, nötrofil, monosit ve hatta pıhtı (göze) seviyelerinin de incelenmesi ve bu kan testlerinin sonuçlarındaki küçük farklılıkların ne anlama geldiğinin anlaşılması için daha fazla fon ayrılmasıyla olur. Basit bir biçimde, profesyonellerin kan tahlillerini nasıl inceleyecekleri konusundaki eğitimin baştan gözden geçirilmesi gerekiyor. Eğer akyuvarlar bir savaş içerisinde olduklarının göstergelerini sunuyorlarsa "geçmiş bir enfeksiyon" muhtemelen geçmemiş ve hâlâ vücudun herhangi bir yerinde aktif haldedir. "Geçmiş bir enfeksiyon"dan kalma ölü EBV hücreleri belirlendiğinde örneğin hastanın lenfositlerinin incelenmesinde tuhaf olan nedir? Bu, hastanın belirtilerinin sebebi için ve EBV'nin organlarda çalıştığının iyi bir göstergesidir. 7. Bölüm, "Tiroit Testleri"nde okuyacağınız gibi, kan testleri hâlâ kusursuz olmadıklarından, test sonuçlarında ters giden hiçbir şey yokmuş gibi görünüyorken EBV ile yaşamaya devam edilmesi sık rastlanan bir durumdur. Gerçi başka zamanlarda, tıp profesyonellerinin onun sırrını çözebilmesi için kan testinde görünüyor. EBV karaciğerden tiroit bezine mi ilerliyor? Zaten tiroit bezinde ve bir nodül ya da hipotiroidi mi yaratmakta? 5. Bölüm'deki hastalıklardan birine sebep olma yolunda mı? Pek çok durumda işaretler ortada. Tıp camiası ancak bunları görebildiğinde EBV salgınının önüne geçebilir.

EBV'nin karaciğere yuvalanması yüksek A1C seviyesi, tip 2 diyabet, yüksek kolesterol, hepatit A, B, C ve D, fibrozis (akciğer sertleşmesi), karaciğer iltihabı, daha önce sorun olmayan yiyeceklere karşı hassasiyet, midede düşük hidroklorik asit seviyesi gibi sorunlara yol açabilir; bunlardan sonuncusu şişkinlik, kabızlık, sindirim güçlüğü ve bağırsaklarda zehirlenme gibi durumlara dönüşebilir. Burada suç genellikle ***Medikal Medyum***'da daha fazla sözünü ettiğim geçirgen bağırsak sendromuna atılır.

Bazı insanlarda virüs bu noktada tek başına karaciğerde durur. Başka insanlarda ise virüsler hep birlikte dalak ve/veya üreme organlarına saklanır. Dalakta (vücudun bir diğer filtresi) bulunan EBV zamanla bu organı iltihaplandırır. Sonuçta dalak büyümesi meydana gelir ve dalak anormallikleri sizde bir şişkinlik ya da sol tarafınızda, kaburgalarınızın altında bir hassasiyet meydana getirebilir.

EBV bir kadının üreme organlarına ulaştığında tümör, polikistik over sendromu (PKOS) ve hamilelik sorunlarına yol açabilir. Erkeklerde ise genelde prostat EBV'nin hedefinde oluyor, virüsler burada kendilerini gizliyor ve uzun dönemde kansere yol açabiliyorlar. Evet, doğru: EBV prostat kanserinin gizli sebebidir.

İkinci Evre yuvalanmanın süresi bir aydan 20 yıla kadar değişebiliyor. Hastanın ne tür ve hangi gruptan bir virüs kaptığına bağlı olmanın yanında hayat koşulları ve bu koşulların ne gibi tetikleyicileri beraberinde getirdiği gibi konulara da bağlı. Birçok insanda EBV karaciğerde, on yıllar boyu düşük seviyede kalabiliyor ve –özellikle de hafif bir virüs türüyse– kişi 50 yaşına gelene kadar bir sonraki evreye geçmiyor. Diğerlerinde ise üç ay gibi kısa bir sürede EBV monodan karaciğer iltihaplanmasına, oradan bir sonraki evreye, tiroit enfeksiyonuna geçiş yapabiliyor. Genellikle yuvalanma dört veya beş yılda sonlanıyor.

Yuvalanma ne kadar sürerse sürsün virüs bekler. Sonunda doğru tetikleyici ya da tetikleyiciler ortaya çıktığında –insan çok derin bir acı ya da yaralanma yaşadığında, yeni bir ilacı yüksek dozda kullandığında veya tetikleyiciler listesinde yer alan başka bir şey meydana geldiğinde– virüs bağışıklık sisteminde gerçekleşen bu değişiklikle birlikte sıkıntıya bağlı hormonların arttığını hisseder. Savunmasız durumda bulunduğunuzu belirler ve harekete geçip yeni hedefine doğru yola çıkar: tiroit bezi.

Üçüncü Evre: Tiroit Evresi

Bu evrede kimi insanlar hafif bir mono nöbetini andıran şeyler hissedeceklerdir. Bu, kan testlerinde mono gibi görünmeyecektir, çünkü zaten daha önce mono olmuşsunuzdur, bu yüzden doktorlar büyük ihtimalle ölü hücreleri geçmiş bir enfeksiyonun izleri olarak yorumlayacak ve bu devrede aktif olamayacağını belirleyeceklerdir.

Bu arada, virüs yeniden bir hayli aktif durumdadır, karaciğeri zehirle doldurur, bu zehir lenf sistemi ve kan dolaşım sistemine karışır, lenfositlerin kafası karışır ve tiroit salgılamaya başlar. Bunlar özellikle tiroit bölgesinde (ve eğer ihtiyaç varsa bademcik bölgesinde) görevlendirilen lenfositlerdir. Tıbbi araştırmalar ve bilim henüz tiroidinizin kendine özgü bir bağışıklık sistemine sahip olduğunu ve bu tiroide özel lenfositlerin söz konusu sistemin ana parçalarından biri olduğunu keşfedebilmiş durumda değil. Zamanla virüs tüm bağışıklık sisteminin dikkatini başka tarafa çeker ve onu yavaş yavaş yıpratmaya başlar, böylelikle tiroidin kendi bağışıklık sistemi vücudun diğer taraflarına yayılır ve bu özel tiroit lenfositleri tiroit bölgesini terk eder. Bu tıpkı askerlerin savaş alanına çekilerek generali çadırında yalnız bırakmalarına benzer. Tiroidin lenfositleri başka yerdeyken virüs avantajı ele geçirir ve tiroidin içine girer.

Virüs tiroit bezine girdikten sonra mono belirtileri yok olur ve daha çok yaşlanma, özbağışıklık ve menopoz sorunlarıyla karıştırılan tiroit rahatsızlıkları ortaya çıkar. Bu olgun virüslerin şekilleri de değişmiştir; dönerek, tıpkı bir matkap ucu gibi tiroit bezinin derinliklerine gömülür, tiroit hücrelerini öldürür ve tiroit bezinde yaralar oluşturmaya başlarlar.

Bu matkap ucuna benzeyen hücreler öldüklerinde kan dolaşım sistemine karışırlar ve şekillerinden ötürü kan testlerinde genellikle ***Borellia*** bakterisi gibi helezonik bakterilerle karıştırılırlar. Sonuç olarak birçok insana yanlış Lyme hastalığı teşhisi konur.

Virüs tiroit bezinin derinliklerine indikçe bağışıklık sisteminizin onu bulup etiketlemesi de zorlaşır. Üstüne bir de EBV'nin nörotoksinleri, dermatoksinleri, viral atıkları ve zehirli ölü hücreler eklenince bağışıklık sisteminin kafası karışır, çünkü aynı anda birçok şeyle uğraşmak zorundadır ve tüm gücünü aktif haldeki virüslerle mücadeleye ayıramaz; özellikle de hasta bilindik Amerikan beslenme alışkanlığına sahipse veya 2. Bölüm'de sözü edilen tetikleyicilerden birine maruz kalıyorsa. (Üçüncü Evre'de hastada nörotoksin, atıklar ve dermatoksinlerin aşırı seviyede olmalarına bağlı olarak ***lupus*** görülür. Bu durumu 5. Bölüm'de daha ayrıntılı bir şekilde açıklayacağım.)

Daha fazla tiroit ayrıntısına girmeden önce şunu aklınızda tutmalısınız ki virüs hücreleri her zaman geride durur –karaciğer, dalak ve/veya üreme organlarında yuvalanmak gibi– hatta virüslerin çoğunluğu tiroit bezine yerleştikten sonra bile bu olabilir. Bu geride kalan EBV hücreleri bulundukları organlarda buldukları besinlerle beslenmeye devam eder, bu da şu demek; tiroit bezine ciddi zararlar verdikten çok sonra bile virüs tam çalışmayan, işlevi bozulmuş veya yağlanmış karaciğer, kısırlık, kalp çarpıntıları, sindirim bozuklukları veya zihin bulanıklığı gibi sorunlara yol açabilir. Üstüne üstlük bir de tiroit bezine yerleştikten sonra virüs çoğalmaya, atık üretmeye ve zehirlerini salgılamaya başlar, karaciğer ve dalak vücutta bu tip maddeleri süzen organlar oldukları için, Üçüncü Evre'de daha önce hiç olmadığı kadar ağır bir yükün altında kalır.

Kimi tiroit rahatsızlıklarında, tiroit bezine yönelik gerçekleştirilen bu saldırılar hafif atlatılabilir, bunun sebebi genellikle hastaya bulaşan EBV'nin hafif bir türden olması, hastanın çok fazla zehir veya tetikleyiciye maruz kalmaması ile açıklanabilir. Eğer siz de bu durumdaysanız, virüsün tiroit bezinizi tahrip etmesi ve daha az miktarda tiroit hormonu salınımına sebep olmasının sonucunda hafif bir hipotiroidi atlatmış olabilirsiniz. Bu yavaş gerçekleştiği ve yıllara yayıldığı için hipotiroidi genellikle, "Yaşlanıyorsunuz," teşhisiyle yok sayılmaktadır.

Daha sonraki iki bölümde de okuyacağınız gibi hipotiroidi kendi başına vücuda zarar verebilecek bir rahatsızlık değildir çünkü vücut düşük tiroit hormonu seviyesini telafi edebilecek donanıma sahiptir. Aslında birçok kadın gizli hipotiroidi yaşamakta –tiroit bezlerinin normalden daha az üretim yaptığının farkında değiller– çünkü bu sorun tek başına hayatınızı tersine çevirmez. ***Hipotiroidi sadece EBV'nin belirtilerinden biridir.*** Neredeyse Epstein-Barr'ın tiroit bezine ulaştığı herkes bir noktada düşük seviyede tiroit hormonu sorunu yaşar. Bundan dolayı bu rahatsızlık dünyada çok yaygındır ve tıbbi araştırmalar bunun gerçek sebebini henüz bulabilmiş değildir.

Bu durumlarda insanlar hipotiroidinin yanında onları tüketen birçok başka belirtiyi de yaşamaktadır, virüs hâlâ içeride ve aktif bir haldedir. Son tıp kaynaklarının söylediklerinin aksine, hipotiroidiyle ilgili olduğu sanılan belirtilerin çoğu tiroit sorunuyla ilgili değildir, bunlar EBV'nin kendi belirtileridir. Bu gerçeği bilmek size büyük bir güç kazandırır.

Zamanla, eğer virüs türü saldırgansa, EBV güç toplayacak ve yeniden şiddetle tiroit bezine gömülecektir. Bu iltihaplanmaya sebep olur[7] ve bu da pek çok vakada görülen büyüyen tiroit bezinin açıklamasıdır. II. Kısım "Bu Yolda Yapılan Büyük Yanlışlar"da okuyacağınız gibi, iltihaplanma vücudunuzun kontrolden çıktığının bir göstergesi veya başka bir hastalığın sebebi değildir. İltihaplanma her zaman bir yaralanma ve/veya vücudu istila eden yabancı maddelerden dolayı meydana gelir.

Burada, tiroit bezinde iltihaplanma iki sebepten dolayı görülür: derinlere inen hücre-

7 Tiroidit: Tiroit bezi iltihaplanması. *–çn.*

lerin yarattığı zarar (yaralanma) ve hücrenin varlığı (istila). Buna karşılık vücut EBV hücrelerinin peşinden giden antikorlar üretir – tıp camiasının yanılarak, bağışıklık sisteminin tiroit bezine zarar vermek için ürettiği antikorlar olarak gördüğü antikorlar. Bu, gerçeklikten oldukça uzaktır. Bu antikorlar tiroit bezine zarar vermez; onlar virüs hücrelerine zarar verirler, yani iltihaplanmanın sebebi olan virüslere. Bu antikorlar bağışıklık sisteminin yanlış çalıştığının ve vücuda zarar verdiğinin tam tersinin göstergeleridir. Aksine, onlar bağışıklık sisteminin sizi bu viral istiladan kurtarmak için ne kadar çok çalıştığının kanıtıdır.

Hashimoto tiroiditi ise hipotiroiditin ilerlemiş bir çeşididir. Kimi kaynaklar bunu da başka bir biçimde –Hashimoto hastalığı hipotiroide sebep olur şeklinde– yorumlasa da durum öyle değildir. Bağışıklık sisteminizi strese sokacak diğer şeylerden 2. Bölüm'de söz edilen tetikleyicilere kadar yaşadığınız her şey, virüsün hipotiroiditten (tiroit bezinin biraz zarar görmesi ve performans kaybetmesinden) Hashimoto hastalığına (ciddi iltihaplanma ile birlikte daha fazla zarar görmüş bir tiroit bezine) ne kadar hızlı ilerleyeceğini belirler. Doğum yapmak, genel olarak Hashimoto hastalığının en sık görülen tetikleyicisidir, bu yüzden yeni anne olmuş pek çok kadının bu hastalığa yakalandığını duyarsınız.

Elbette ki tiroit hastalığınız başka bir yöne doğru ilerleyebilir: hipotiroit ve/veya Graves hastalığı. Daha önce de belirttiğim gibi, bunlar Üçüncü Evre'de bulunan EBV'nin kimi türlerinin, tiroit bezini daha fazla doku ve sonuç olarak daha fazla tiroit hormonu üretmesi için harekete geçirmesinden kaynaklanır. Bunun sağlığa kendine özgü bir etkisi olur, ilerleyen bölümlerde buna da değineceğiz. Şimdilik, aklınızda bulunması gereken en önemli nokta vücudunuzun sizden yana olduğudur. Bu sorunlara Epstein-Barr virüsü –tiroit virüsü– sebep olmaktadır, vücudunuzda ya da bağışıklık sisteminizde meydana gelen bir işlev bozukluğu değil.

Üçüncü Evre EBV durumlarının tümünde virüs çok hızlı bir biçimde hedefine ulaşabilir veya tiroit bezindeki savaş aralıklarla, yıllarca da sürebilir; bu tamamen tetikleyiciler, eksiklikler, zehirler ve benzeri şeyler gibi konuştuğumuz diğer faktörlere bağlıdır. Üçüncü Evre'de, monoda olduğu gibi, ara verdikten sonra savaşın yeniden şiddetlenmesi ve belirtilerin artması sık görülen bir durumdur, bağışıklık sisteminiz ve virüs, birbirine üstün gelmek için saldırılarına devam etmektedir. Bu aşamada yorgunluk, zihin bulanıklığı, kalp çarpıntısı, şişkinlik, akıl dağınıklığı, ateş basması, gerginlik, uyku sorunları, ağrı ve acılar, kronik boğaz ağrısı, hafif ateş, karıncalanma ve uyuşma, saçların zayıflaması, kolay kırılan tırnaklar, kuru cilt ve baş dönmesi yaşayabileceğiniz belirtiler arasında sıralanabilir ancak bunlarla sınırlı değildir. (Her birinin açıklamalarıyla birlikte daha geniş kapsamlı bir liste için 5. Bölüm'e bakınız.) Bunların hepsi virüs kaynaklı belirtilerdir –bazıları hâlâ başka organlarda yaşamakta olan virüsün ortaya çıkardığı belirtilerdir– ve tiroit bezinden kaynaklanmaz.

Bu savaşta bağışıklık sisteminizin önceliği tiroit bezinizi korumaktır. Eğer virüs bir süredir tiroit bezindeyse, bez üzerinde nodüllerin (küçük yumrular) bulunması alışılmamış bir şey değildir. Bunlar, vücudun virüsü ayrı tutmak için oluşturduğu kalsiyum hapisleridir. Zamanla, eğer sıkışmış virüs hücreleri hâlâ aktif durumdaysa, nodüller kiste dönüşebilir veya kimi zaman küçük kistler tiroit bezinde yaralı dokuların oluşmasına sebep olur ve bu da iyi huylu tümöre dönüşür. Ve 4. ve 5. Grup saldırgan EBV türleri ile tiroit bezinde kanser meydana gelebilir. Bu ayrıca hastanın organlarında aşırı düzeyde zehir bulunduğunun göstergesidir.

Virüsün tiroit bezinizi hedef almasının amacı endokrin sisteminizi zayıflatmaktır. Ödün vermiş bir tiroit bezi böbreküstü bezlerinin aşırı çalışmasına sebep olur, bu bir süre devam eder. Bu aşırı adrenalin virüs için adeta bir şölen gibidir. EBV büyümek ve güçlenmek için adrenalin ve kortizolü kullanır, doğru tetikleyici (kalp kırıklığı veya ayrılık gibi) ya da besini (aşırı düzeyde adrenalin veya bir yumurtalı, peynirli sandviç daha) bekler ve nihai hedefi olan merkezi sinir sistemine ilerler. Bunlar kaçınılması imkânsız şeyler değildir. Bunların hepsi daha fazla ilerlemeden durdurulabilir, tersine çevrilebilir, kontrol altına alınabilir şeylerdir.

Dördüncü Evre: Gizemli Hastalık Evresi

İkinci Evre'den Üçüncü Evre'ye geçerken kimi virüs hücreleri geride kalarak bulundukları noktada, kimileri ise ilerleyerek ulaştıkları yerlerde sorunlara sebep olur. Diğer bir deyişle, virüs insanda sinirsel bir etki yaratırken genellikle karaciğer ve gömüldüğü diğer organlara da zarar vermeye devam eder. Epstein-Barr Üçüncü Evre'den Dördüncü Evre'ye bir gün gibi kısa bir sürede atlayabilir, bu da neredeyse aynı anda hem tiroit bezine hem de sinir sistemine saldırabildiği anlamına gelir.

Çok şükür ki insanların çoğu asla bu evreye ulaşmıyor. Bu kitaptaki bilgilerle siz de Birinci Evre, İkinci Evre ve Üçüncü Evre konusunda daha dikkatli olup EBV'nin, evrelerin en zayıf düşürenine ulaşmasını engelleyebilirsiniz. Ve eğer bu evreye geldiyseniz korkmayın, iyileşme şansınız mevcut. Savaş kazanılabilir.

Daha fazla virüs çeşidi insanlar arasında yayıldığı sürece daha fazla sayıda kişi daha genç yaşlarda Dördüncü Evre'ye ulaşacak – eğer hayatlarında bu sayfalarda yazanları onlarla paylaşacak kimseleri yoksa! Onlu ve yirmili yaşlarında birçok insan yorgunluk, akıl dağınıklığı, gerginlik, depresyon, umutsuzluk, mide ağrıları ve birbirini kovalayan düşünceler gibi gizemli belirtiler yaşıyor. Bu sorunlar kimi zaman göz ardı ediliyor, kimi zaman ergenlik döneminde yaşanan kaygılara yoruluyor; kimi zaman ise dikkat eksikliği hiperaktivite bozukluğu (DEHB), bipolar bozukluk, ***Candida*** veya kişilik yitimi gibi etiketlerle yaftalanıyor. Reçeteler bu teşhisleri destekler nitelikte, ancak yine de fayda etmiyor çünkü gerçekten altta yatan viral sorun odaklı değil. Kimi durumlarda genç insanlara yanlış teşhis koyuluyor – Dördüncü Evre EBV'nin başladığı birçok insanın yaşadığı şey bu.

DEHB gibi yanlış bir teşhiste, örneğin hastanın yaşadığı şey aslında EBV'nin nörotoksinlerinden kaynaklanan, odaklanmayı güçleştiren ve birbirini kovalayan düşüncelere sebep olan viral nedenli bir zihin bulanıklığı ve akıl dağınıklığıdır. Bu, "tam olarak" DEHB değildir, o cıva kaynaklı bir hastalıktır. Bu, diğer bir yanlış teşhis olan bipolar bozukluk gibidir: İnsanlar ağır nörolojik yorgunluklar ve nörotoksine bağlı depresyon dönemleri ile virüsün biraz olsun gerilediği dönemlerde ortaya çıkan aşırı hareketlilik ve viral gerginliğin onları sürüklediği ani heyecanlanma dönemleri arasında gidip gelebilir. *Candida*'da bağırsak sorununa yol açan şey EBV ve onun sonucu olarak karaciğerin işlevini yitirmesidir, ne parazitler ne de yanlış anlaşılan "sızıntılı bağırsak" sendromu bundan sorumludur. (Gerçek -yani viral nedenli olan değil- DEHB, *Candida*'da aslında neler olduğu ve sindirim sağlığı gibi konuların açıklaması ve depresyona daha derinden bakmak için *Medikal Medyum*'da bu hastalıklara ayrılan bölümlere bakınız.)

Depersonalizasyonda,[8] bu genç insanlarda dışarıdan görünen şey umutsuzluk, ilgisizlik ve düşüncesizliktir. Aslında içeride olan şey, EBV'nin nörotoksinlerinin sinirsel iletişimde kısa devre yaratması ve gelişmekte olan bir beyni altüst etmesidir. İnsan beyni yirmili yaşlara kadar tam olarak gelişmiş sayılmadığından Dördüncü Evre EBV'nin bu sonucu çok yaygın bir sorundur, pek çok genç insanın kendini yalnız hissetmesine yol açar, çevrelerinde onları sevenler ise bu durum karşısında çaresizdirler. Bu, günümüzde boy gösteren hastalıklardan biridir ve eğer EBV konusu iyi anlaşılırsa tamamen kaçınabileceğimiz bir şeydir.

Yaşınız kaç olursa olsun eğer bu sorunlar veya fibromiyalji, kronik yorgunluk sendromu (CFS), romatoit artrit (RA), kulak çınlaması, vertigo, Meniere hastalığı, pulmoner fibrozis, kistik fibrozis, intersiyel akciğer hastalığı, Ehlers-Danlos sendromu, diğer bağdokusu rahatsızlıkları, sarkodioz, huzursuz bacak sendromu veya multipl skleroz (MS) gibi bir hastalıkla yaşıyorsanız o zaman Dördüncü Evre EBV'nin sebep olabildiği fiziksel ve duygusal rahatsızlıklar konusunda uzmanlaşmışsınızdır.

Dördüncü Evre EBV'si olan hastalar çoğunlukla çılgın, deli, tembel, yalancı ve/veya uydurukçu olmakla suçlandıklarını anlatırlar. Kan testleri ile röntgen, MR ve CT taramaları bunu belirleyemez; gizemli nörolojik belirtilerle kendilerine muayene olmaya gelen hasta kalabalığı karşısında doktorların kafası tam anlamıyla karışır. Aile üyeleri ve arkadaşlar da, tam olarak bir teşhis koyulamadığı için bu insanın neden görev ve sorumluluklarını tam olarak yerine getiremediğini anlamakta zorlanırlar. Bu zamanlar EBV hastalarının kendilerini en çok yalnız hissettiği anlardır; derinlerde bir yerde ağrılar, acılar, zihin bulanıklığı, aşırı yorgunluk ve daha fazlasıyla asla başa çıkamayacaklarını hissettikleri bir dönemdir. Gerçekten kendilerini kandırıp kandırmadıkları, hastalıklarına sebep olan şeyin kendileri olup olmadığı gibi konularda endişeye terk edildikleri anlardır.

Neyse, artık daha fazla endişelenmeyin. Bunların tümünün fiziksel bir açıklaması var. EBV'nin Dördüncü Evresinde, viral nörotok-

8 Kendine yabancılaşma. -*yhn.*

sinler kan dolaşım sistemine karışır ve beyne ulaşır, burada sinir ileticilerinin (nörotransmitterler) kısa devre yapmasına sebep olur; ayrıca virüs vücuttaki sinirleri ele geçirip onları iltihaplandırır, nörotoksinlere karşı hassas hatta alerjik olmalarına yol açar. Sonuç olarak, sıklıkla zihin bulanıklığı, hafıza kaybı, akıl dağınıklığı, depresyon, gerginlik, migren, eklem ve sinir ağrıları, kalp çarpıntıları, göz önünde uçuşan cisimler, huzursuz bacaklar, kulaklarda çınlama, uyku bozukluğu, yaraların zor iyileşmesi ve daha fazla sorun yoğun olarak yaşanmaya başlar. 5. Bölüm'e geldiğinizde bu belirti ve koşulların ayrıntılarını anlayacaksınız.

Sinirleriniz EBV'den dolayı ya da bir kaza sonucu yara aldıysa, vücuda tehlikede olduğunu ve onarılması gerektiğini bildiren "alarm" hormonu yollar. Dördüncü Evre'de EBV bu hormonu algılar ve zarar görmüş sinirlerin köklerine tutunmak için olay yerine hızla ilerler.

Virüs sinir ve çevresine alıştığında sinirleri iltihaplandırır. Burada EBV'nin planı vücudunuzu yavaşlatmaktır, böylece kan dolaşım sisteminiz organlarınıza yeterli oksijeni taşıyamaz. Oksijen sinir sisteminizi güçlü tutar, ayrıca iyileşmek için gerekli bir virüs önleyicidir. Vücutta yeterince oksijen bulunmaması EBV'nin çoğalması için uygun bir ortam yaratır, ayrıca bu durum bağdokusu bozukluklarına da katkıda bulunur. Bu yüzden günümüzün yağ ağırlıklı beslenme alışkanlıkları sinirsel belirtiler ve rahatsızlıklar yaşayan insanlar için zararlıdır çünkü kandaki yüksek yağ oranı oksijen oranını düşürür ve virüsün hızla gelişmesine sebep olur.

Diğer evrelerde olduğu gibi Dördüncü Evre'de de EBV, hastanın ona stres hormonlarını fazlasıyla sunacağı o adrenalin dolu anlar için hazırda bekler. Araba kazası, kötü bir haber almak, duygusal bir saldırıya uğramak, arkadan vurulmak, boşanma ya da sancılı bir ayrılık dönemi geçirmek veya doğum yapmak gibi "savaş ya da kaç" tepkisi veya korku faktörü içeren herhangi bir deneyim Dördüncü Evre'nin daha da ileri gitmesi için ihtiyaç duyduğu enerjiyi ona sunar.

Örneğin eşinizle yaşadığınız büyük bir kavganın ardından, olayın kötü tarafına takılıp kalmanızın suçlusunun hastalığınız olduğuna inanabilirsiniz. Bu düşüncenin size bir an daha acı çektirmesine izin vermeyin. Artık hastalığınızı yeni ve doğru bir ışık altında kavrıyorsunuz: Tartışmanın ardından atlatamadığınız bir ümitsizlik, keder ve depresyon dönemi yaşıyorsanız, kendinize gelip "normal"e dönemez ve böylece de kas ağrıları ve zihin bulanıklığı gibi şeyler yaşar hatta onları siz yaratmış olursunuz. Halbuki bu travmaya karşı sadece tamamen insana dair biyolojik bir tepki vermişsinizdir, bunda kan dolaşım sistemi ve sinir sisteminizde varlığını sürdüren virüsün bir katkısı yoktur. Daha sonra, viral belirtiler sizi her zamankinden daha fazla vurduğunda, bu da onun kendi travması olur, fiziksel bir yük değil. (Gizli veya her gün yaşayabileceğimiz travma sonrası stres bozukluğu için ***Medikal Medyum***'da bu konuya ayrılmış olan bölümü okuyunuz.)

Bu noktada, türlü heyecan veya sıkıntı dolu anlarla farklı öfkelenme düzeylerine gelseniz de "negatif" enerji ya da "kötü" düşüncelere saplanıp kalmak gibi tehlikeli bir döngüye kapılarak kendinizi hasta etmediğinizi bilmek sizin için çok önemlidir.

Bu ani parlamalar virüs ile bağışıklık sisteminiz arasında süren savaştan da kaynaklanıyor olabilir. Vücudunuzun ulaşılması güç kısımlarındaki EBV'yi öldürdüğünüzde, virüs bazen kaybını karşılamak için bir kez daha ürer ve sinir bozucu belirtileri geri getirmek için ikinci hatta üçüncü kuşakları ortaya koyar.

Çok büyük bir sıklıkla doktorlar Dördüncü Evre EBV'yi adrenal yorgunluk zanneder. Adrenal yorgunluk çok çaba gerektirir (ilk kitabımda ona da bir bölüm ayırdım), tıp camiası henüz gerçekten kayıp parçayı bulabilmiş değil. Bir yerlerde adrenal yorgunluğun ne kadar yaygın bir hastalık olduğunu duymanız bir şey değiştirmez, sağlık konusunda inanacağınız her şey bu kadar değildir. Adrenal yorgunluk (ya da bu konu için tiroit rahatsızlıkları) dünyanın sağlık problemlerinin bir açıklaması olarak tam anlamıyla doğru değildir.

Hayatınızı sınırlayan bu en kötü durumun arkasında yatan gerçek ***nörolojik*** yorgunluktur; bu da EBV'nin sebep olduğu belirtiler ve koşullarla birlikte bu kitapta daha sonra inceleyeceğimiz bir Dördüncü Evre belirtisidir. Bu, tıbbi araştırmaların henüz yüzeysel bir biçimde belirleyebilme yolunun başında bulunduğu bir belirtidir. Tıp dünyasının henüz nörolojik yorgunluğun sebebi, kapsamı ya da geç-dönem EBV ile bağlantısı konusunda bir fikri yok çünkü bir geç-dönem EBV'nin ***varlığından*** haberleri yok. EBV'li 100 öğrenciden 17'sinin okula dönememesinin birinci sebebi bu nörolojik yorgunluktur; birçok vakada normal hayatlarına dönemiyorlar çünkü hayatta kalmak için çaba göstermekle meşgu ler.

Dördüncü Evre EBV bir müebbet hapis cezası değildir. Sizi hasta eden şeyin gerçekten ne olduğunu ve sağlığınıza yeniden kavuşabilmek için bu kitapta yer alan bilgileri nasıl kullanacağınızı öğrendiğinizde bağışıklık sisteminizi yeniden inşa edebilme gücünü bulacak ve kontrolü yeniden ele geçireceksiniz. Bu mesele sadece karaciğer, üreme sistemi, tiroit bezi ya da sinir sisteminizi geri kazanma meselesi değil; bu, hayatınızı geri kazanmakla ilgili.

OTOİMMÜN BAĞI

Tekrar edelim: Hipotiroidi (yetersiz çalışan tiroit), hipertiroidi (aşırı çalışan tiroit), tiroidit (tiroit bezinin iltihaplanması), nodül, tümör, kist ve diğer tiroit bezi zararlarının sorumlusu bağışıklık sisteminiz değildir. Buna sebep olan ilerlemiş tiroit virüsü EBV'dir. Hatta Hashimoto tiroiditi ya da Graves hastalığı gibi otoimmün rahatsızlıkların sebebi de bağışıklık sisteminiz değildir. Buna sebep olan şey yine aynı virüstür. Bağışıklık sisteminiz sizin tarafınızda yer almaktadır. Bunu bilmek, iyileşmeniz için önemlidir. İyi olmanızın en önemli faktörlerinden birisi budur.

Epstein-Barr virüs sadece tiroide bağlı "otoimmün" hastalıkları açıklamıyor. Diğer birçok otoimmün rahatsızlığın arkasında da EBV var. Eğer bir Hashimoto veya Graves teşhisiniz olduğu için genelde otoimmün rahatsızlıklara bir yatkınlığınız olduğu konusunda endişeleriniz varsa ve bu yüzden diğer otoimmün hastalıklara karşı daha fazla tehlikede olduğunuzu sanıyorsanız –veya zaten Hashimoto ya da Graves hastalığının yanı sıra başka otoimmün rahatsızlıklarınız varsa– canınızı sıkmayın. Çok büyük bir ihtimalle diğer otoimmün rahatsızlıklarınız da tıpkı tiroit sorunlarınız gibi aynı kaynaktan geliyor: virüsten. Bu sebeple, on farklı teşhis ya da belirtiniz olsa bile bu, on farklı hastalığınız olduğu anlamına gelmiyor. Bu sadece bir şey olabilir: EBV. Doğru tespitle hepsinin birden hakkından gelinebilir. Bu, iyileşme yolunda önemli bir bilgidir.

Epstein-Barr, otoimmün diye adlandırılan ve aralarında CFS, fibromiyalji, egzama ve sedef, psöriyatik artrit, hepatit A, B, C, D, ayrıca MS, RA ve lupusun da bulunduğu çok sayıda hastalığın sorumlusudur. Bunların hatalı bir bedenle ilgisi yoktur; bu tamamen istilacısına karşı hayatının savaşını veren bağışıklık sistemiyle ilgilidir. 5. Bölüm'de bu hastalıkların bazılarına ayrıntılarıyla bakacağız. Şimdilik şunu bilin ki EBV'yi anlamak otoimmüniteyi anlamaktır. Bu kitapta okuyacağınız her şey bu konuya ışık tutacak.

Sonraki bölümlerde okuyacağınız her şey şimdi nerede olduğunuzu ve daha iyi, daha ümit verici bir geleceğe nasıl ilerleyeceğinizi anlamanıza yardımcı olacak. Bu da tiroit bezinizin gerçek ve keşfedilmemiş yeteneklerinin değerini anlamak ve bilmekle başlıyor.

4. Bölüm

Tiroidinizin Gerçek Amacı

Boynunuzun ön tarafında yer alan bu küçük beze, herkesin düşündüğü gibi metabolizmanın yöneticisi değildir. Şimdiye kadar keşfedilen tiroit hormonları –ve keşfedilecek olanlar– doğrudan kilonuzu kontrol etmez, açlığınızı düzenlemez, libidonuzu körüklemez ya da enerjinizi yükseltmez. Metabolizma anlayışı fazla basite indirgenmiş ve geride kalmış bir anlayıştır. ***Metabolizma*** sadece vücudun içsel değişim ve hareketlilik karşısında kararlı duruşuna eskiden verilen bir isimdir. Canlı olduğumuzun keşfidir. Hakkında çok fazla şey bilmediğimiz gerçeğinin üzerini kapatmak için kullanılan örtücü terimlerden biridir.

Tiroit bezinizin gerçek görev ve amacı modern tıp anlayışının bildiğinden çok daha ilginçtir. Aslında tiroit beziniz vücudunuzun veri bankasıdır. ***O sizin ikinci beyninizdir.*** Ve işte püf noktası: EBV tarafından zarar görmüş ya da ameliyatla alınmış olsa bile tiroit beziniz ana işini hâlâ yapabilir durumdadır. Ve endokrin sistemin geri kalanı hayli ileri düzeyde olduğundan açığı kapatabilir.

Vücudunuzun veri bankası olan tiroit beziniz vücudunuzun homeostazı ile ilgili tüm verileri biriktirir. (Homeostaz vücudunuzda bulunan farklı sistemler arasında kurulan psikolojik denge durumuna verilen isimdir; söz konusu sağlığınız olduğunda ***her şey*** demektir.) Tiroit beziniz kişisel olarak dengenin nasıl göründüğünü, nasıl hissettirdiğini ve nasıl işlediğini kaydeder. Her organdan ve salgı bezinden gelen mesajlar –ve gerektiğinde şikâyetler– tiroide ulaştırılır. Bir şirketin insan kaynakları gibi tiroit beziniz de bu raporları ortaya koyar ve vücudunuzda neyin iyi gittiği, neyin yolunda gitmediği, neyin zehirli olduğu, neyin zehirli olmadığıyla ilgili bilgileri toplar ve kayıt altına alır.

Daha sonra, gel zaman git zaman, tiroit beziniz bu homeostaz hafızasını kullanarak vücudunuzdaki her şeyin dengede kalabilmesi için görev ve sorumluluklar dağıtan (tıp bilimi ve araştırmalarının henüz belirleyemediği ve ölçemediği) radyo dalgalarına benzer frekanslar gönderir. Gücünü kendinden alan ve kendine yetebilen tiroit beziniz kişisel iç dengeniz hakkında zekâsını kullanarak bu dengeyi sizin için sürekli yeniden yaratır, böylece herhangi bir sistem aşırı yüklendiğinde ya da tehlikede olduğunda bu durumu telafi edebilmek için bir diğeri devreye girer. Vücudun farklı bölgelerine ihtiyaca göre farklı frekanslar yayan tiroit bezi bu bölgelere enerji de gönderir; bu da araştırmalar ve bilim tarafından henüz tartılmamış ya da ölçülmemiş olan enerjidir.

Örneğin karaciğer herhangi bir hastalığa bağlı olarak gücünü yitirmişse pankreas daha fazla çalışmak zorundadır. Tiroit bezi bu mesajı alır ve karaciğere, onu yeniden ayarlayacak ve destekleyecek fazladan radyo dalgaları gönderir, aynı zamanda pankreasa da daha fazla enerji ve destek sunar.

Tiroit bezinin kendisi tehlikede olsa bile bu yaşamsal işlevleri yerine getirebilir.

TİROİT HORMONLARI

Tiroit bezinin tüm yaptıkları arasında en az önemi olan tiroksin (T4) ve triiyodotironin (T3) hormonlarının üretimidir. Tıp bilimi ve araştırmalarının, T4 ve T3'ün sağlık üzerindeki etkilerini sadece teorik düzeyde tuttuğunu hatırlatmak isterim. Bu hormonların işlevleri herhangi bir laboratuvar veya araştırmada ölçülüp biçilmiş değil henüz. T4 ve T3'ün fiziksel amaçları da hâlâ medikal bir sır ve hiç kimsenin bunu kabul etme veya tartışmaya izni yok. Bu da bir kural gibi gerçek kabul edilen teorilerden biri ve onu incelemenin kapıları kapalı. Ben buna ***kapalı kapılı teori*** adını veriyorum. Tıp camiası bu hormon üretiminin tiroit bezinin en önemli işlevi olduğuna inanmasına rağmen -teoriye göre, bu hormonların her bir hücrenin metabolizmasında rolü olduğuna inanılıyor– durum aslında böyle değil. Evet, tiroit bezinizin iç dengeyi sağlayabilmek adına tüm hücrelerin düzenlenmesinde bir rolü var ancak T3 ve T4 onun esas işlevi değil.

Bilinen tiroit hücreleri en belirgin olanlar değil. Şöyle düşünün: Eğer az miktarda tiroit hormonu üretiminin çoğu tiroit hastalığıyla doğrudan ilgisi olsaydı, o zaman neden hormon takviyesi uygulanan bir insan bu hastalıktan kurtulamıyor? Tiroit ilaçları kullanan milyonlarca kadına sorun, hormon tedavisine başladıklarından bu yana kilo sorunuyla, saç dökülmesiyle, sıcak basmasıyla, uyku problemleriyle ve listede yer alan diğer sorunlarla mücadele etmeyi bırakmışlar mı? Bazıları ilaç tedavisinin ardından az da olsa bir ilerleme kaydetmiş olabilir, çünkü çoğu durumda hasta yediklerine daha fazla dikkat ediyor ve egzersizlerini aksatmadan yerine getiriyor. Buna rağmen çok sayıda insan, belirtilerinin ortadan kalkmadığını ifade edecektir. Çünkü bu belirtiler virüsle ilgili, hormonlarla değil, dolayısıyla hormon tedavisi bu zararları onarmıyor.

T4 ve T3'ün sağlığınızda bir rolü vardır elbette. Bilim, onların gerçek işlevinin, uyaranlara karşı verilen aşırı ya da yetersiz tepkilerden kaçınmak, vücut sıcaklığınızı sabit tutmak ve pankreasınıza destek olmak için bağışıklık sisteminizi dengede tutmak olduğundan habersiz. Yine de, tiroit bezinizin bu hormonlardan yeterince üretemediği durumlarda çok az sayıda belirti ortaya çıkabilmektedir.

Esasında, T4 ve T3 steroid bileşiklerdir, tiroit bezi yeterince çalışmadığında ya da zayıfladığında, vücudunuzda kurulu bulunan hazır bir mekanizma bu açığı kapatır. Tiroit beziniz, endokrin sisteminiz ve diğer organlarınız için bir 911 çağrı merkezi gibidir. Şöyle başlayalım: Sağlıklı ve işlevini düzgün biçimde yerine getiren bir karaciğerin T4 "deposu" bulunur, ayrıca bunu T3'e dönüştürebilme yetisine sahiptir, dolayısıyla tiroit bezi yeterince çalışmadığı ya da yavaşladığı zaman bu hormonları karaciğeriniz salgılar. Aslında T4'ü T3'e dönüştürme işi tiroit bezinden çok karaciğerin işidir. Eğer size de bir dönüştürme probleminiz olduğu söylendiyse bunun karaciğerinizle ilgili bir şey olduğunu bilmelisiniz; muhtemelen içine gömülen EBV ile tarım ilaçları, ağır metaller veya kullandığınız ilaçlardan aldığınız zehirlerin karışımıyla ilgili bir sorun. Tiroit hormonu dönüştürme probleminin gerçek sebebi, işlevini yerine getiremeyen bir karaciğerdir.

Eğer karaciğeriniz EBV veya diğer faktörlerden dolayı herhangi bir tehlike altındaysa, pankreasınız T4'ü T3'e dönüştürmek için insülin hormonu ve tabii ki onunla birlikte sindirim faaliyetini artırmak için enzimini de salgılar. Üstüne bir de böbrekleriniz devreye girer ve eksilen tiroit hormonlarının yerini alarak onlar gibi davranan kendine has steroid bileşenlerini salgılar. (Bu adrenalin karışımı, kan testlerinde tiroit hormonu olarak algılanmaz çünkü yapısı itibariyle tamamen farklıdır. Vücudun kendi hormon takviye sisteminden kimsenin haberi olmadığı için kan testleri bunu algılamak üzere geliştirilmez ve bu da racarın dışında kalır.) Sonuçta yetersiz tiroit hormonu üretiminin etkilerini hissetmekten korunmuş olursunuz.

Tiroit Uyarıcı Hormon (TSH) ve Tirotropin Salgılatıcı Hormon (TRH) gibi tiroitle ilgili hormonlar da kendi rollerini oynarlar, ayrıca herhangi bir şey ters gittiğinde vücudun da bu açığı kapatmak için güçlü yöntemleri mevcuttur. TSH okulda çalan ve herkese sınıfa girmesi gerektiğini bildiren zil gibidir. Hipofiz tarafından üretilir ve görevi tiroit bezine sırayla T4 ve T3 üretmesi gerektiğini bildirmektir. Ve hipotalamustan gelen TRH de hipofize hormon salgılaması gerektiğini söyleyen şeydir.

Bu durumda hipotalamus, vücudunuzun güvenlik mekanizmasıdır. Eğer hipofize zarar verecek bir durum söz konusu olursa hipotalamus TSH gibi davranarak tiroit bezine T4 ve T3 üretmesi gerektiğini haber verir. Bu da bedeninizin bir diğer destek sistemidir. Az sayıda örnekte EBV hipotalamusa saldırarak bu işleyişi baltalar ancak bu sık rastlanan bir durum değildir.

Tiroidin nasıl çalıştığıyla ilgili en önemli olan şey işlevidir, esaslı bir hafıza ve organlar ile dokular arasında tam bir huzur koruyucudur; bunun için de T4, T3 ya da işaretçileri olan TRH veya TSH'ye ihtiyaç duymaz. Bunun yerine tiroit beziniz henüz tıbbi araştırmalar ve bilimin keşfedemediği iki farklı hormon daha üretir. Ben onlara R5 ve R6 isimlerini verdim. (İyi ihtimalle araştırmalar da onları böyle adlandıracak, öyle olmasa bile yine aynı iki hormon olacak.) Tiroit bezinizin vücuda mesaj gönderirken ya da onu denetlerken yaydığı radyo dalgalarına benzer frekanslar çok önemli bir rol oynarlar.

Şimdiye kadar birçok güvenlik önlemi saydık: Bu hormonları tüketmek neredeyse imkânsız, ayrıca karaciğeriniz hepsinden depolamış durumda. Böbrekler de diğer tiroit hormonlarının yanı sıra R5 ve R6'nın yerine geçebilecek adrenalin karışımları üretebiliyor.

Bildiğimiz şeye tutunmaya ve onu odak noktası haline getirmeye meyilliyizdir. Bu, şuna benzer: Güneş sağlığımız için yararlı geniş bir yelpaze sunar bize ancak en çok dikkati D vitamini toplar. Eklenen tiroit hormonları ve tiroit bezinin vücuttaki gerçek ve öncelikli işlevi konusunda araştırmalar aydınlığa çıktıkça tiroit ilaçları ve T4, T3, TSH ve TRH gibi hormonlar üzerindeki saplantı bir gün çökecektir. Şu anda hâlâ, "Şu sentetik tiroit hormonunu al ve yoluna devam et," gibi bir tavırla karşı karşıyayız. 100 yıl içinde geldiğimiz nokta burası. Bir gün tıp araştırmaları, tiroit bezinin vücutta gerçek bulunma amacının kayıp parçalarını bir araya getirecek. Bu sırada, ***siz*** bunu biliyor olacaksınız.

ADRENAL BAĞ

Şimdi yeniden tiroit virüsüne dönelim. Yukarıda sözü edilenlerin EBV ile bağlantısı nedir? Çok kolay iyileşebilirsiniz. Virüs, tiroit bezinizi hedef alarak yaratmaya çalıştığı tüm zarara rağmen onu ele geçiremez. Tiroit beziniz ve onu destekleyen sistemler EBV için hayli ileri düzeydedir. 19. Bölüm "Vücudunuzu Yeniden Yapılandırma Zamanı"nda okuyacağınız gibi, virüsün verdiği zararlardan ötürü tiroit beziniz ameliyatla alınmış olsa bile veya radyoaktif iyotla kökü kazınmış olsa bile hâlâ işini yapabilir.

Şimdi, EBV tiroit bezinin peşine düştüğünde vücudun dengeyi korumak için yaptığı her şey, başka yerlerde birtakım sorunlara yol açar. EBV'nin saldırıları bağışıklık sistemini sersemletir ve daha sonra ona zarar vermeye başlar. EBV'nin hedeflerinden biri budur: Homeostazı bozmak ve bağışıklık sisteminden kurtulmak.

Tiroit bezi yetersiz düzeyde hormon ürettiği zaman böbreküstü bezler (endokrin sistemin en önemli parçası) daha önce sözünü ettiğim steroidleri salgılama ihtiyacı duyar. Bu, gerçekten dikkate değer bir olaydır. Böbreklerinizi dünyanın en gelişmiş şefi ya da kimyageri gibi düşünün, olmayan bir malzemenin yerine geçebilecek harika tarifi/formülü uygulayabilecek biri. Bu gerçekten dikkate değerdir. Bu sahte tiroit hormonları aslında vücudunuzun ihtiyaç duyduğu şeyin yerini tam anlamıyla doldurabilecek biçim değiştirebilen kimyasallardır. Bu yüzden hipotiroidi hastaları hiçbir belirti olmaksızın rahatça dolaşabiliyorlar; altta yatan sebep olan EBV'den bile rahatsız olmadan. Böbrekler hem düşük tiroit hormonu seviyesini dengeliyor ***hem de*** virüs zarar vermeye çalışırken vücudunuzun işlevini yerine getirebilmesi için size fazladan kuvvet ve dayanıklılık sunuyor. Böbreküstü bezleriniz, ne kadar hırpalanmış veya yorulmuş olursa olsunlar, her zaman tiroit bezinize destek olacaklardır. Bu mekanizma insan vücuduna yerleştirilmiştir ve onları yolundan alıkoyacak tek etken başınıza çok kötü bir şey geldiği için ikisini birden kaybetmek olacaktır.

Böbreküstü bezlerinin bu desteği tamamen gereklidir. O olmazsa vücudunuz işlevini yerine getiremez. İşin kötü tarafı ise, daha önce de sözünü ettiğim gibi, Epstein-Barr virüsünün bu aşırı adrenaline bayılmasıdır, bu onun en sevdiği yiyeceklerden biridir. Yani vücudunuz kendi dengesini koruyarak harika bir iş çıkarmış olsa da ve siz her günü sorunsuz atlatıyor olsanız da EBV henüz hesabı kapatmış değildir. Hâlâ açtır, gözü hâlâ merkezi sinir sisteminiz üzerindedir; ta ki onu nasıl durduracağınızı bilene kadar.

EBV'yi anlamak ve onu durdurmak adına önemli olan adım, size özel belirti ve koşulların neden ve nasıl oluştuklarını bilmektir. Şimdi EBV'nin tetikleyicilerini, türlerini ve evrelerini, tiroit beziniz ve onu destekleyen sistemlerin ne kadar güçlü olduğunu biliyorsunuz; şimdi hastalığınızın arkasında yatan şeyin tiroit beziniz olmadığını biliyorsunuz; artık yaşadığınız tüm belirtiler ve durumların arkasında virüsün nasıl bir rol oynadığının ayrıntılarını görme zamanı. Sonunda nasıl iyileşeceğinizin en önemli öğelerinden birini keşfetmek üzeresiniz.

5. Bölüm

Belirtileriniz ve Durumunuz

1800'lerin sonlarında Epstein-Barr virüs gayet iyi huyluydu. Bu patojen o zamanlar bu kadar bulaşıcı ve saldırgan değildi; bu virüsü kapmak için aktif EBV enfeksiyonu olan biriyle doğrudan vücut sıvılarının karışması gerekiyordu ve bu enfeksiyonlara oldukça az rastlanıyordu. EBV hiçbir belirti veya soruna sebep olmadan bir kişinin vücudunda ömür boyu uykuda kalabiliyordu.

Çünkü EBV faydalı bir virüs olarak ortaya çıktı. Tıp bilimi sadece faydalı virüslerin var olabilme ihtimalini henüz belgelemeye başladı. Gelecekte araştırmacılar bunun bir ***ihtimal*** olmadığını, gerçek olduğunu keşfedecekler. Bu doğru: Tıpkı sağlığımızı korumamıza yardımcı olan "iyi" bakteriler gibi "iyi" virüsler de vardır. Bunlar faydalı, iyi huylu virüslerdir, bağışıklık sistemimizi zinde tutarlar. EBV de onlardan biriydi. Ortaya çıktığı ilk zamanlarda EBV hiçbir zararı dokunmayan ve bizden yana olan bir virüstü. Hatta vücudumuzdan zehirli atıkları atmamıza yardımcı bile oluyordu. 1700'lerin sonlarından önce sistemimizde yer alan atıklar doğal vücut fonksiyonlarının sonuçlarından meydana geliyordu, geri kalanı ise yediğimiz yiyeceklerin içinde bulunan ağır metallerin erken ve değişmemiş formlarıydı. EBV dostumuzdu, karaciğerimiz, dalağımız, bağırsaklarımız, lenf sistemimiz ve hatta kan dolaşım sistemimizin içinde ya da civarında bulunan zehirleri dışarı atardı. Daha sonra EBV karanlık tarafa geçti; ancak bu, virüsün suçu değildi.

İki modernleşme dalgası EBV'yi bugünkü haline getirdi. Önce Endüstri Devrimi geldi. 1700'lerin sonları-1800'lerin başlarında insanlar daha önce hiç olmadığı kadar kimyasal bileşenleri işlemeye, zehirli ağır metalleri kullanmaya başladı, güçlü kimyasal tepkimeler kullandı, daha sonra bu bileşenler yakıldı veya çöp olarak doğaya atıldı ve su kaynaklarımız, havamız zehirlendi. Bu zehirler insan vücuduna girince EBV'ye yeni yiyecekler sunulmuş oldu. Virüs hâlâ yumuşak başlı ve faydalıydı, bizi korumak için zehirli maddeleri vücudumuzdan dışarı atıyordu ancak bu yeni Endüstri Devrimi'nin zehirleri, virüsü yavaş yavaş zehirledi. ***Kendini*** korumak adına virüs zehir salgılamaya başladı; daha zehirli bir salgıydı, çünkü bu viral işlem onların etkisini artırmıştı. EBV hücreleri bu hücreleri yeniden tüketme döngüsüne girdi; güçlü olan hayatta kalacak, zayıf olan ise yok olacaktı. Tekrar tekrar işlenmiş zehirlere dayanabilen EBV hücreleri hayatta kaldı ve çoğaldı, en zayıf virüs hücreleri yok olup gitti. Sizden yana olmaya çalışmasına rağmen EBV kendine de dikkat etmeliydi ve her zaman olduğundan daha güçlü bir hale geldi.

Daha sonra, 1800'lerin sonu-1900'ların başında deneysel mantar ve tarım ilaçları ve (penisilinin bulunması ve bu konuda bir patlama yaşanmasından daha önce) antibiyotik keşfedildi. Bu karışımlar bakır, kurşun, petrol ya da endüstriyel kullanım için laboratuvarlarda yeni sentezlenmiş ham kimyasal karışımlar, yağ ve akaryakıt endüstrisinden artakalan petrol atıkları üzerinde gelişen küf ve mantarlar gibi riskli bileşikler içeriyordu ve bunlar EBV'yi canlandırmak için doğru besin kaynaklarıydı. Kimi ham antibiyotikler onu erken dönem ilaçlara dönüştürdü. Bunu tarih ya da tıp derslerinde asla öğrenmediniz çünkü penisilinin bulunmasından önce, on yıllar boyunca, zehirli maddeler içeren özensiz ve başarısız birçok laboratuvar çalışması halkla paylaşılan bir bilgi değil. Fıçılar dolusu tehlikeli içecek mağazalarda satılmak ya da dergilerde reklam edilmek yerine çiftliklerden bedava dağıtıldı. Belgelenememiş olmasına rağmen tarlada yetişen her şeyin üstüne bu türde yeterince araştırılmamış bileşik sıkıldı. (Bu, geleneksel tarımın Yeşil Devrim'inden çok önceydi; bu bilinmeyen kimyasal dönem Yeşil Devrim'in araştırılma ve geliştirilme evresinden bile 50 yıl önce gerçekleşmiştir.)

Her ne kadar gizli tutulmaya çalışılsa da insanlar bu karışımlara yaygın biçimde maruz kalıyordu. Yiyecekleri, ilaçları, su kaynakları kirlenmişti ve sonuç olarak, sistemlerinde bulunan EBV büyümek, serpilmek için ihtiyaç duyduğu şeye kavuşmuştu, tabii onunla birlikte EBV'nin kofaktörünün ilk türü olan ***Streptococcus*** [stepkokok] adlı bakteri gibi diğer zararlılar da. Diğer bir deyişle, bu tehlikeli karışımlar virüse hortlaması, bağışıklık sisteminizle savaşa girmesi için ihtiyacı olanı sundu ve "öpüşme hastalığı" gibi sorunların önü açılmış oldu. Bir anda EBV zararsız bir virüs olmaktan çıkıp sorun çıkaran bir şey haline dönüşmekle kalmadı, bunun yanında başkalaşan bu virüs çok daha hızlı bir biçimde insanlar arasında yayılmaya başladı. Aleyhimize dönen bir arkadaş gibi EBV bize düşman oldu.

Bu değişimin etkilerinin yaygın bir şekilde ortaya çıkması on yılları aldı. EBV'nin uyku evresinde, sessiz bir biçimde çoğalması ve bir sonraki hareketi yapmak için doğru tetikleyicinin gerçekleşmesini beklemesiyle geçen uzun süreç bu faydasız EBV türlerinin kendilerini göstermeleri bakımından dikkate değerdir. Hâlâ yumuşak başlı olan EBV ile iyot eksikliğinin bir karışımı olarak ortaya çıkan bir takım tiroit vakaları 1900'lerin başlarında Hashimoto tiroiditi olarak teşhis edildi (doktorlar EBV'yi bu hastalığın sebebi olarak tanımlamadılar). Daha sonra, 1940'ların başlarında, ciltte kızarıklıklar, ağrı ve sancılar, zihin bulanıklığı, kısırlık, saç dökülmesi ve aşırı yorgunluk gibi şikâyetlerle doktorlara başvuran insanların sayısı çığ gibi arttı, bunlar uyku evresinden çıkan EBV'nin tipik belirtileriydi. 1950'lerde EBV belirtileri bir salgın halini almıştı; toplum sağlığı üzerinde yaratmış olduğu büyük etkiden ötürü ben buna ***destansı salgın*** adını veriyorum.[9] Bu gibi şikâyetlerle doktorların yolunu tutan insanlar, 1800'lerin sonu-1900'lerin başında dünyaya gelmiş kişilerdi, yani tam da EBV'nin insanlar arasında hızla yayılmaya başladığı dönemde. Şimdi, gerçek nedenini bilmeden onun etkilerini hissediyorlardı.

Çok sayıda kadın, doktorlara başvuruyordu. Ancak tıp araştırmaları ve bilim henüz kendilerine ya da hastalarına neler olup bittiğini açıklayacak sistem veya gereçlere sahip değildi. Kimse, niçin orta yaşlı kadınların bir anda kendilerini kötü hissetmeye başladıklarını anlayamıyordu; böylelikle kadınların binlerce yıldır maruz bırakıldığı "histeri" fişlemesinin yankıları olan "çılgın kadın sendromu" ve "Her şey sizin kafanızda" gibi söylemler ortaya çıkmış oldu.

Kadınların bu gizemli belirtileri gelişmeye ve ilerlemeye devam ederken bunu tembellik ya da aşırı aktif hayal gücüyle geçiştirmek kolay değildi. Şans eseri o sırada farmasötik[10] bilimi hormon araştırmalarına odaklanmış vaziyetteydi ve uzmanlar bu ikisini ilişkilendirmeye başladı. Kimi kadınlarda, yanlış bir şekilde, EBV belirtilerini menopozdan kaynaklanan hormonal dengesizlikle karıştırdılar. Diğerlerinde, yine yanlış bir şekilde, bu belirtileri tiroit hormonu dengesizliğiyle karıştırdılar. Kimi kadınlarda her ikisi birden teşhis edildi.

Bunlar gerçek yanıtlar olmadığı için hâlâ bu tedaviler insanları iyileştirmeyi başaramıyordu. On yıllar içinde insanlardaki bu gizemli belirtiler gelişmeye devam etti ve yeni isimlerle sahneye çıktılar: multipl skleroz, perimenopoz, Lyme hastalığı, kronik yorgunluk sendromu, fibromiyalji, hatta "yuppie sendromu". Şimdi, kronik hastalıklar konusunda uzman olan doktorlar tiroidin herkesin araştırdığı bir problem olduğunu söyleyerek sorunu çözmeye çalışıyorlar. Öyle değil. Başından beri bunun sorumlusu EBV idi.

Çoğu vakada bir doktor EBV'yi sorun olarak tanımlayamaz çünkü en ileri düzeydeki bilimsel bilgi bile hâlâ bir test sonucunda, kanınızda aktif durumda EBV'ye rastlanamaması durumunda hastalığın nedeninin EBV olamayacağını söylüyor. EBV tespit edilse bile muhtemelen sağlık sorunlarınızın nedeni olarak görülmeyecek çünkü tıp camiası henüz bir EBV belirtisinin ne olduğunu öğrenmiş değil. Gittikleri en ileri noktada, mono'nun, yorgunluk, ateş ve şişmiş bezeler gibi gribe benzer belirtilerini tanımlayabilmiş durumdalar. EBV'nin mono evresinden sonraki belirtilerinin neler olduğuna dair ellerinde bir liste yok çünkü mono'dan sonra belirtiler meydana geldiğinin farkında değiller. Sağlık sorunlarınızın bu virüsle bir bağlantısı olduğu hakkında bir fikirleri yok.

9 Yazar burada ***epidemic*** ve ***epic-demic*** kelimeleri arasındaki benzerliğe dayalı bir söz oyunu yapıyor. *–çn.*

10 İlaç hazırlanırken kullanılan bileşenlerin test ve deneylere dayalı olarak içerik oluşturulması işleminde yararlanılan bir bilim dalı. *–yhn.*

Kan testleriniz sonucunda ***geçmiş*** bir EBV enfeksiyonunu işaret eden ölü virüs hücreleri bulunması ve virüsün artık bir sorun olmadığı gibi şeyler sık duyulmaya başladı. Bunun sizi yanlış yönlendirmesine izin vermeyin. EBV testleri mono evresini geçmiş virüsleri belirleyecek kadar ilerlemiş durumda değil. (Bu konuda daha fazlası için 7. Bölüm "Tiroit Testleri"ne bakınız.) Ve 3. Bölüm "Tiroit Virüsü Nasıl İşler"de okuduğunuz gibi, virüsün asıl sorun çıkarmaya başladığı evre mono evresinden sonrasıdır.

Evet, tiroit rahatsızlığı gerçekten yaygın. Ülke ve dünya çapında insanların tiroit bezleri tehlikede. Ancak bu durum insanların neden yakındığını açıklamıyor. İnsanları daha kısıtlı bir yaşam sürmeye yönlendiren birçok belirtinin açıklaması bu değil. Aslında tiroit sorunu çok daha büyük bir problemi işaret eden dev gibi bir ok halini almış durumda, bu sorun da EBV. Tiroit bu durumda yanlış yere suçlanmış bir kurban.

Bunu bir doğum günü partisinde çocukların önünde balon patlatıp duran bir palyaçoya benzetebilirsiniz. Balonlar ***arka arkaya*** patladıkça işler kötü gidiyor ve çocuklar ağlamaya başlıyor; halbuki tek istediğiniz güler yüzlü bir palyaçonun balonlarla çocukları eğlendirmesiydi. Bu da ne böyle, beceriksiz bir palyaço mu? Çocukları üzmekten keyif mi alıyor? İçinizden, parasını vermeden palyaçoyu geri göndermek geliyor. İlk başta, palyaçolarla ilgili daha dikkatli düşünmeliyiz, onlara yüzlerindeki ifade üzerinden değer biçemeyiz, kostümün içinde bir insan olduğunu unutuyoruz. Vücudumuzla ilgili de daha dikkatli düşünmeliyiz, özellikle de tiroit bezimizle ilgili. İçerideki ruha yeterice özen göstermeden, her an bizi hoş tutmasını bekliyoruz ondan. Palyaço olayını derinlemesine gözden geçirdiğimizde, onun her şeyi yerli yerinde yaptığını, sadece çocukları eğlendirmeye çalıştığını ve hatanın balonları üreten fabrikada olduğunu görebiliriz. Fabrika kötü kalite bir lateks satın almıştır ve bu durum sadece palyaçonun balonlarını etkilememiştir. Tedarikçinin kötü kalitedeki malı dünya üzerinde birçok üründe sorun yaşanmasına sebep olmuştur.

EBV bu bozuk lateks gibidir; bu şaşırtıcı tiroit sirkinin gerçek sebebi. Eğer insanlar bunun tiroit beziyle bir ilgisinin olmadığını bilselerdi, vücutlarında yer alan mucizelere ve ellerinde olana daha farklı bir gözle bakabilirlerdi. Tiroitten nefret edeceklerine ona büyük bir önem verirlerdi.

Bu, hayata tutunmanız için çok ciddi bir bilgi çünkü günümüzde hormonal dengesizlik ve tiroit hastalığına getirilen açıklamalar sayısız insanın kendi bedenine karşı güvensizlik geliştirmesine yol açıyor. Birçok sağlık sorununu bir arada yaşayan tiroit hastaları da asıl sorunun kendi özlerinde olduğunu düşünüyorlar çünkü her şeyin tepesinde EBV'nin bulunduğunu bilmiyorlar. Kendilerini ihanete uğramış, kusurlu ve zayıf hissediyorlar; aslında vaziyet tam tersi. Vücudunuz sizin için savaşıyor. Vücudunuz sizden yana. Vücudunuz sizi karşılıksız seviyor. Ölümcül düşman EBV'ye karşı, bu kitapta bulacağınız yaklaşımla onu zararsız bir hale getirmek de mümkün.

Bu gerçeğe bağlı kalmak ve tiroit hastalığının gerçekte ne olduğu, nasıl geliştiği ve nasıl ilerlediği ile ilgili şimdiye kadar öğrendiğiniz her şey, her türlü tiroit sorunu ve ona bağlı rahatsızlıktan iyileşmeniz yolunda atılmış büyük bir adımdır. Vücudunuz sizi yüzüstü bırakmıyor. Suç sizde değil. İleri gidebilirsiniz. İyileşebilirsiniz.

BELİRTİLERİNİZ NE ANLAMA GELİYOR?

Söylediğim gibi tiroit sorunları uzmanların düşündüğü ölçüde problem değildir. Onlar sadece bir işaret, bir ipucudur; daha büyük bir resim olan EBV yapbozunun bir parçasıdır. Bundan dolayı, göreceğiniz listede tiroit sorunuyla ilgili birer hastalık ismi olarak sayılan başlıklar tiroit virüsünün yalnızca birer ***belirtisi*** olarak yer almıştır. Bilgileri okudukça bunun neden önemli olduğunu anlayacaksınız.

Bu listede hafıza kaybı, vücut ısısı değişiklikleri, gece terlemeleri ve kalp çarpıntısı gibi daha çok birer belirti olarak görülen sağlık sorunlarını da bulacaksınız. Göreceğiniz gibi bunlar neredeyse her zaman EBV'nin birer belirtisidir. Buna rağmen bazılarının farklı açıklamaları olabilir (örneğin kramplar beslenme yetersizliğine bağlı olarak da ortaya çıkabilir ya da aşırı su kaybından ötürü hafif bir ateş sorunu yaşıyor olabilirsiniz), eğer bir tiroit sorunuz varsa veya listedeki sorunlardan birkaç tanesini bir arada yaşıyorsanız, büyük ihtimalle belirtinin altında verilen açıklama size neler olduğunu tarif edecektir. Okumaya başlamadan önce, aklınızda tutmanız gereken önemli bir konu var: Burada bulacağınız şeyler işe yaramaz bilgilerle dolu standart açıklamalar veya yanlış teoriler değildir. Verilen belirti ya da duruma neyin sebep olduğunu inceleyen yeni bir alana giriş yapıyorsunuz.

Hipotiroidi

Hipotiroidi, hafif seyreden, erken dönem bir tiroidittir. EBV tiroit bezinin derinliklerine gömülürken bu bez zarar görür ve işlevini tam olarak yerine getiremez olur. Bu zayıflamış durumuyla –buna az çalışan tiroit ya da zayıf tiroit adı da verilir– T3 ve T4 adlı tiroit hormonlarının üretiminde etkisiz kalmaya başlar. Hipotiroidi vücut ısısı değişiklikleri, hafif yorgunluk ve halsizlik yaratabilir. Bu kadar. Peki, düşük tiroit hormonu seviyesiyle ilişkilendirilen diğer belirtiler? Onlar tiroit bezini etkilemenin yanında karaciğere veya vücudun diğer bölümlerine zarar veren EBV'nin belirtileridir, düşük seviyede tiroit hormonunun belirtisi değil.

Doğuştan gelen hipotiroidide bile, yani bir bebek az çalışan bir tiroit beziyle dünyaya geldiğinde de sebebi EBV'dir. Rahimde gelişmekteyken bir bebek de tıpkı bizim gibi savunmasız ve hassastır; değişime uğramış bir virüs türü bebeğin karaciğeri ve sonunda tiroit bezine girerek tiroit sorununa yol açabilir.

Hipotiroidi böbreküstü bezleriniz için de zararlıdır. Daha önceki bölümde gördüğümüz gibi, tıbbi araştırmalar ve bilim, böbreküstü bezlerinizin azalan T4 ve T3'lerin yerine geçen hormon karışımları salgıladığını henüz keşfetmiş durumda değil, ancak bu karışımlar hormonlardan az da olsa farklıdır ve sözünü ettiğim belirtiler baş gösterebilir. Eğer böbreküstü bezleri bu takım çalışmasını yerine getirmezse düşük T4 seviyeleri, düzensiz âdet görme, motivasyon eksikliği, aşırı halsizlik ve neşesizlik gibi –hâlâ (yanlış bir biçimde) hipotiroidi ile ilişkilendirilen– "klasik" belirtilere yol açabilir. Bir kez daha tekrar edelim: Bu "klasik" belirtiler viraldir, virüsle ilgilidir.

Hipotiroidi hastasıysanız bu, tiroit bezinizin artık işe yaramadığı anlamına gelmez. Tiroit bezinin büyük bölümü hâlâ işlevini güzelce yerine getiriyordur. Gerçek bir yarayla tamamen etkisiz hale gelmesi için iç işlerinin baltalanması ve tümden zarar görmesi gerekir. Bunun sizi tarif ettiğini düşünebilirsiniz. Eğer öyleyse şunu aklınızdan çıkarmayın: Hipotiroidi kendi başına çok az sayıda insanda bu gerçek belirtilerin sorumlusudur. Tiroit bezinin fiziksel olarak zarar görmesi (boğulma ya da boğaza alınan ciddi bir darbe gibi), büyük güven sorunları, hayatta karşımıza çıkabilecek trajik bir kayıp ve çok aşırı miktarda stresin bir araya gelmesiyle tiroit bezi iş görmez hale gelir. (Eğer siz de bu az sayıda insandan biriyseniz endişelenmeyin, yine de iyileşmeniz mümkün.) İnsanların büyük çoğunluğu için tiroit bezi ne kadar zarar görmüş olursa olsun hâlâ vücudu denetleme işini yerine getirebilecek durumdadır; ayrıca vücudun diğer bölümleri de hâlâ düşük hormon üretimi seviyesine müdahale edebilecek ve onu telafi edebilecek haldedir, sonuçta hissettiğiniz belirtiler virüsle ilintilidir.

Hipertiroidi ve Graves Hastalığı

Kimi durumlarda EBV, yetersiz düzeyde hormon üretimine sebep olmak yerine, tiroit bezini aşırı hormon üretmeye zorlar. Buna "hipertiroidi" adı verilir; hipertiroidi hastası olan birçok insana otoimmün olduğu söylenen ve pek çok insanda, vücudunun kendisini yüzüstü bıraktığı hissini uyandıran bir hastalık olan Graves hastalığı teşhisi koyulur. Bu doğru olamaz. Graves hastalığı kafası karışan ve tiroit bezine saldıran bir bağışıklık sisteminin sonucu değildir.

Aksine, Graves hastalığı ve hipertiroidi bir EBV türünden kaynaklanır – hipotiroidinin arkasında yatan EBV türünden daha saldırgan ve daha hızlı hareket eden bir tür. Virüs tiroit bezine saldırır ve bezin yeni hücreler ve dokular üretmesine neden olur. Bu fazladan tiroit dokusu, fazladan tiroit hormonu üretir ve sonuç olarak şişkin gözbebekleri, büyümüş tiroit bezi, boğazda şişkinlik, hafif yorgunluk ve vücut ısısı değişiklikleri gibi belirtiler ortaya çıkar. Hipotiroidide olduğu gibi Graves hastalığıyla ilişkilendirilen belirtilerin çoğu (terleme, yüksek tansiyon ve sinirlilik gibi) virüsle ilgilidir, aşırı aktif bir tiroit beziyle doğrudan ilişkili değildir.

Daha az rastlansa da, Graves hastalığındansa, Hashimoto hastalığıyla birlikte hipertiroidi gözlemlenebilir. Bunun sebebi aynı insanın farklı iki virüs türüne ev sahipliği yapmasıdır, biri tiroit bezi hücrelerinin çoğalmasına ve tiroit bezinin büyümesine yol açarken diğeri de bu beze zarar vermektedir. Bu da tiroit hormonu seviyelerinde büyük değişiklikler gözlenmesine yol açar çünkü belli bir dönemde bu virüs türlerinden biri insan vücudunda daha aktif olabilir ve tiroit bezinin daha fazla ya da daha az hormon üretmesine sebep olabilir.

İltihaplanma, Tiroit Bezi Büyümesi ve Hashimoto Tiroiditi

EBV tiroit bezini hedef alınca bağışıklık sistemi tüm gücüyle karşılık verir ve sonuçta iltihaplanma gerçekleşir. İltihaplanma vücudun istilacılara ve/veya yaralara verdiği doğal bir tepkidir. Kıymık batması yaşadınız mı hiç? Bir süre sonra batan yerin etrafı kızarır ve şişer. Bu, vücudun, hücresel zararlara (yaralanma) yol açan yabancı maddeye (istilacı) iltihapla cevap vermesidir. Aynısı tiroit bezinde de olur. EBV tiroit bezinin içine girdiğinde bağışıklık sisteminiz onun varlığını (istila) ve hücresel bir zarar verdiğini (yaralanma) hemen fark eder ve tiroit bezi iltihaplanır. Bu, boğaz ağrısı, boğazda baskı veya gıdıklanma olarak hissedilebilir. Ayrıca tiroit bezinin büyümesi de söz konusu olabilir. Daha sonra, iltihaplanmış fakat hiçbir belirti göstermeyen bir tiroit beziniz olabilir çünkü herkes farklıdır, her iltihaplanma farklıdır. Bu durum tamamen tiroit bezinizin neresinin –üstü, altı, önü, arkası veya her iki tarafı birden– ve nasıl iltihaplanmış olduğuna bağlıdır.

Eğer size de tiroidit teşhisi koyulduysa bu, bağışıklık sisteminizin virüsle savaşmak için elinden gelen her şeyi yaptığının bir göstergesidir, vücudunuzdaki bir işlev bozukluğunun değil. İltihaplanma, bağışıklık sisteminiz tarafından, kendi hücre dokularınızı ele geçirmeye çalışan "otoantikorlar" üretilmesinden kaynaklanmaz. Tiroit testlerinde görülen antikorlar tiroit bezinizde EBV ile bağışıklık sisteminiz arasında gerçekleşen savaştan dolayı oradadır. Bağışıklık sisteminiz, tiroit bezinde zarar ve iltihaplanmaya yol açan Epstein-Barr virüs hücrelerini bularak onları yok edecek olan antikorlar üretmektedir.

Örneğin "Hashimoto tiroiditi"ni ele alalım. Hayatınızı karartacak büyük ve korkutucu bir şey gibi görünebilir. Ancak onu yenilgiye uğratırsanız üzerinizdeki gücünü yitirecektir. En başta, ***tiroidit*** tiroit bezinin iltihaplanması anlamına gelir, o kadar. Ve ***Hashimoto*** da, hastalarının tiroit bezinin büyüdüğünü ilk belirleyen doktorun adından başka bir şey değildir. Zamanının büyük keşfi olmasının yanında iltihaplanmanın ardında yatan sebebi açıklayan büyük bir devrim de değildi. Sadece doktor, hastasının tiroit bezini elle muayene etti, şişkinliği belirledi, iyot eksikliğinin bu sorunu tam olarak açıklayamadığını anladı ve "Burada ters giden bir şeyler var," dedi, ancak ne olduğunu belirleyemedi. Hastalığın adı sadece iltihaplanma belirtisini gösteriyor, altında yatan sebebi değil. Bu bölümün başında belirttiğim gibi, Hashimoto hastalığının başlangıcı aslında EBV'nin erken dönemidir (sadece zararlı bir hale dönüşmesinin hemen sonrası), iyot eksikliği ve bağışıklık sistemi zayıflığından güç bulur. "Hashimoto" size korkutucu bir isim gibi geldiğinde bunun keşfinin yüz yıl öncesine dayandığını hatırlayın. Şimdi yeni bir adım atmanın ve yanıtları ortaya çıkarmanın zamanı.

Hipotiroidi ve Hashimoto hastalığıyla ilgili bir bölüm de içeren ilk kitabım ***Medikal Medyum: Kronik ve Çözümsüz Görünen Hastalıkların Gizli Nedenleri ve İyileşme Yöntemleri***'nin yayınlanmasıyla birlikte insanlar EBV'nin bu sorunun altında yatan gerçek neden olduğu gerçeğini öğrendiler. Gücünüzü yeniden toplamanın ve Hashimoto'nun sadece bir isim olduğunu, ömür boyu hapis olmadığını anlamanın zamanı geldi. Şikâyetlerinizin sebebi içinizden kaynaklanmıyor. Bağışıklık sisteminiz çıldırmadı ya da size karşı gelmiyor. Sizi hayattan alıkoyan, kendinizi çaresiz hissetmenize sebep olan ve size zarar veren şey bir virü – bir istilacı. Vücudunuzun bu virüsün üstesinden gelmek için ihtiyaç duyduğu şey sadece, bu kitapta anlatacak olduğum kusursuz destek.

Tiroit Nodülleri, Kistleri ve Tümörleri

Eğer sizde de tiroit nodülü veya kisti bulunduysa bu teşhis sizi üzmüş olabilir. Sonuçta hiç birimiz, nasıl kurtulacağımıza dair bir yanıtın olmadığı, büyüyen bir parçaya sahip olduğumuzu duymak istemeyiz. İşte bu kütlelerle ilgili gerçek: Onlar da vücudunuzun Epstein-Barr virüse karşı yoğun bir savaş içerisinde olduğunu gösterir.

Bağışıklık sisteminiz virüsü tam olarak yok edemediği zaman geri çekilme taktiği uygular: Virüsü kalsiyumdan bir duvarla ayırmaya çalışır. Tiroit nodülü budur: EBV hücreleri için kalsiyumdan hapishaneler. Ne yazık ki bu yolla virüsten kurtulamayız çünkü (1) EBV hücrelerinin çoğu bu hapishanelerden kurtulur ve (2) içeride kıstırılan EBV hücreleri kalsiyum duvarları içinde rahatlarına bakmaya devam eder, tiroitle beslenir ve enerjisini tüketirler. Eğer nodülün içindeki virüs hücreleri iyice bolluğa kavuşursa yaşayan bir parçaya –kist– dönüşebilir. Tiroit üzerinde bir ur da gelişebilir ancak doktorlar bunu o şekilde belirlemeyecektir. Bu urlar, dışarıdan gelen bir etkiden veya virüsün kendisinden dolayı EBV'nin fazladan doku üretmesiyle oluşur.

Eğer kanserli ve daha büyük tiroit tümörleriniz varsa, sık rastlanmasa da, bunun sebebinin kimi EBV türleri olduğunu bilmelisiniz. Bu oluşumlar, bir insanın organlarında hem ağır metaller hem de tarım ilaçları kalıntıları gibi zehirler bulunduğunu gösterir. (Tiroit kanseri hakkında daha fazlası için 6. Bölüm'e bakınız.)

Elbette virüsleri hapsetmeye yarayan kalsiyum bir yerlerden gelmeli. Eğer tiroit nodülü ya da kisti bulunan bir kişinin kan dolaşımında kalsiyum açısından zengin besinler almadığı için yeterince kalsiyum bulunmuyorsa bağışıklık sistemi bunun için kemiklere başvuracaktır, bu da osteopeni[11] veya osteoporoz[12] ile sonuçlanabilir. Tiroit sorunlarının osteoporoza ***yol açtığını*** duyduğunuzda aldanmayın. Hipotiroidi ve kemik yoğunluğu sorunları bir arada yaşanıyorsa bunun sebebi her ikisinin de arkasında olan virüstür. (Kalsiyum kaybının önüne geçmek için en iyi besin kaynaklarını 22.

11 Kemik yoğunluğunun belirli bir orana kadar azalması. *–çn.*

12 Kemik doku yoğunluğunda azalma, kemiklerin kütlece azalması. *–çn.*

Bölüm "İyileşmek İçin Güçlü Yiyecekler, Şifalı Otlar ve Destekler"de bulabilirsiniz.)

Metabolizma Sorunları

Metabolizmanın kilo alma, kilo kaybı ve acıkma hissini tetikleyen şey olduğu anlayışı bir hurafedir. Kaba, zamanın ve gerçeğin gerisinde kalmış bir terimdir, bu yüzden insanların bu konuda neden acı çektikleri tıp camiası tarafından hâlâ bilinmemektedir. Eğer size de metabolizmanızın kusurlu olduğu söylendiyse bunun sizi yoldan çıkarmasına izin vermeyin. Metabolizmanız kusurlu değil, ***siz*** de kusurlu değilsiniz ayrıca. Bu sorunların arkasında gerçek bir sebep var ve bu kitapla onu belirlemiş olacaksınız. Sorununuzun gerçek sebebini belirlemenize yardımcı olması için şu belirtilerin açıklamalarını okuyunuz.

Gizemli Kilo Alımı

Gizemli kilo alımı birçok insanın canını sıkan ortak belirtilerden biridir. Yediklerinize dikkat ediyorsunuz, düzenli egzersiz yapıyorsunuz ancak basküle çıktıkça sayılar artmaya devam ediyor. Bunun, hipertiroidin bir sonucu olduğunu duymuş olabilirsiniz; iyi çalışmayan tiroit beziniz, kilonuzu kontrol altında tutacak metabolizma-canlandırıcı hormonları yeterince üretemiyordur. Ancak bu böyle değil. "Büyük Hata 5: Metabolizma Efsanesi"nde okuyacağınız gibi ***metabolizma*** kilo alımının nasıl gerçekleştiğine dair pek az şey bilindiği gerçeğinin üstünü örten büyük terimlerden bir tanesi. Eğer tiroit hormonlarının yeterince üretilmemesi bu sorunun altında yatan temel sebep ise neden hipotiroit rahatsızlığı olan herkes kilo almıyor?

İşte aslında olan şey: Tekrar Epstein-Barr virüsün ikinci evresine dönelim; karaciğerinizde saklanır, onu zayıflatır ve tam çalışamaz hale getirir. Daha sonra virüs tiroit bezine geçtiği zaman geride EBV hücreleri kalır ve antibiyotikler, diğer ilaçlar, böcek ve tarım ilaçları kalıntıları, zehirli ağır metaller, çözeltiler ve organda birikmiş olan daha nice şeyle beslenerek gelişirler. Üstüne bir de vücuttaki EBV'den dolayı sisteminizdeki virüs atıkları, ölü virüs hücreleri, nörotoksinler ve dermatoksinler gittikçe artarak karaciğer ve lenf sisteminizin sürekli temizleme işlemi yapmasına ve zorlanmasına sebep olur. Bunların hepsi ve yeterince çalışmayan tiroit bezini desteklemeye çabalayan böbreküstü bezlerinin üretmiş olduğu aşırı miktarda adrenalin karaciğere daha fazla zehir yüklemesi yapılmasına sebep olur. Aslında karaciğer zehirlerle baharatlanmış ve adrenalinle salamura edilmiş durumdadır, görevini tam anlamıyla yerine getiremez ve lenf sistemine elinden geldiğince kazık atar duruma gelir. (Adrenaline doymuş bir karaciğer için adrenal yorgunluk yaşamanıza gerek yoktur.)

Bir hipotiroit hastasının kilo verme güçlüğü çekmesi ve kontrolsüz kilo almasının arkasında yatan şey az çalışan bir karaciğer ve lenf sistemidir. Yani hipotiroit ve kilo alımının ***ikisinin*** de sebebi virüstür. Kilo alımına neden olan şey hipotiroidin kendisi ***değildir***.

Hipertiroit rahatsızlığı bulunan hastalarda da kilo alımı seyrek görülen bir şey değildir. Aslında hipertiroidi olan insanların çoğu kilo kaybıyla değil kilo almakla ilgili sorunlar yaşıyorlar. Hipertiroit hastalarının çoğunluğunun aşırı kilolu olması tıp camiasını şaşırtıyor – ciddiye alınmayan bir şey ve hipertiroit tanımlamasını belirleyen "kurallar"ın tersine olduğu için göz ardı edilmiş bir konu. Ancak gerçekte bunun anlamı büyük. Hipertiroide neden olan EBV türleri, hipotiroide neden olan EBV türleri kadar karaciğer için zararlıdır. Sonuç olarak hipertiroidi olan hastanın karaciğeri de tıkanmış ve aşırı yüklü durumdadır, bu sebeple kilolardan uzak duramaz.

Gizemli fazla kiloların çoğunda su tutma vardır. Örneğin 30 kilo fazlanız olduğunu düşünüyorsanız muhtemelen bunun 20 kilosu yağdır, geriye kalan 10 kilo vücudunuzun tutmuş olduğu sudur; bu henüz tıp camiasının farkına varamadığı bir orandır. Vücudumuz neden su tutar? Çünkü karaciğeriniz artık sizi kan dolaşımınızda yer alan zehirlerden koruyamıyorsa lenf sisteminiz karaciğerinizin olması gereken vücut filtresi haline gelir. Lenf sisteminiz karaciğerden sonra filtre görevi görecek şekilde donatılmıştır, çok daha küçük ölçekli zehir ve kalıntılarla mücadele eder. Ancak karaciğer yağlandığında, az çalıştığında ya da sadece hastalandığında –durum doktorunuza göre değişir– ve iş göremez duruma geldiğinde lenf sistemi karaciğerin temizlemediği zehirli maddelerle mücadele etmek zorunda kalır. Bu maddelerden kaynaklanan birikinti lenf sisteminin başa çıkamayacağı kadar koyu kıvamlı olduğunda lenfatik damarlar ve lenf kanalları tıkanır. Bunun üstesinden gelebilmek adına lenf sistemi bu büyük ölçekli kalıntılar üzerinde baskı oluşturabilmek için daha fazla lenf sıvısı gönderir ancak bu sıvı yine de bu kanallardan engelsiz geçemez ve böylelikle su keseleri oluşmaya başlar. Sonuçta vücudunuz su tutmaya başlamıştır, belinizin çevresi gittikçe genişler, basküle her çıkışınızda kilonuzun arttığını gözlemlersiniz, teşhis edilemeyen lenfödem[13] oluşur.

Şunu da akıldan çıkarmamak gerekir; herhangi bir tiroit sorunu teşhis edilmiş olmasa veya tiroit bezine etki edecek herhangi viral bir durumunuz söz konusu olmasa bile yine de kilo alma probleminizin arkasında yatan şey tarif ettiğim etkilerden biri olabilir. Daha önce söylediğim ve 7. Bölüm'de ayrıntılı bir biçimde inceleyeceğimiz gibi tiroit testleri yeterli düzeyde değil ve hormon seviyeniz düşük olsa bile bu testler bunu belirleyemiyor.

İşlevsel ve bütünleyici tıp doktorlarının da dahil olduğu birçok farklı düşünen doktor şu an her zaman olduğundan daha fazla tiroit üzerine çalışmakta çünkü gizemli kilo alımının arkasında yatan açıklamanın bu konuyla ilgili olacağını düşünüyorlar.

Kan testi sonuçlarını etraflıca inceliyorlar ve testlerde tiroit ile ilgili herhangi bir sorun görünmese bile kimi hastalarına, diğer sağlık koşullarına bağlı olarak tiroit tedavisi önerebiliyorlar. Bu, hastaların hak ettikleri ilgiyi görmeleri konusunda atılmış bir adımdır, onlara sadece tembel oldukları için kilo aldıkları veya koşu bandıyla problemlerinden kurtulacakları

13 Lenfatik sistemdeki bozukluktan dolayı hücreler arası sıvıda meydana gelen artış. –*yhn.*

söylenmiyor. Yine de kilo problemini çözmenin yolu tiroit tedavisi değil, çünkü sorun yetersiz tiroit bezinden kaynaklanmıyor.

Eğer tiroit tedavisi görüyor, hâlâ fazla kilolarınızla boğuşuyor ve niye böyle olduğunu merak ediyorsanız, bunun sebebi almış olduğunuz ilaçların viral enfeksiyon, tiroit bezinde meydana gelen zararlar ve karaciğer sorunlarınızı iyileştirmemesidir. Hatta tiroit tedavisi amacıyla almış olduğunuz ilaçlar karaciğer ve böbreküstü bezlerinizi zorlayacaktır, çünkü zaten kendi kendine sorunu halletmeye çabalayan karaciğere daha fazla iş yüklerler. Bu da karaciğerin daha fazla yavaşlamasına neden olur. Bunun anlamı şudur: Bir kişi tiroit tedavisi görüyorken kilo alabilir ya da ilk başta böyle bir sorunu olmasa bile tedaviye başladıktan sonra kilo alması söz konusu olabilir. (Tiroit tedavisiyle ilgili daha fazlası 8. Bölüm'de.)

Tiroit tedavisi sırasında bazı insanlar kilo vermeye başlar çünkü aynı anda sağlam bir diyet yapar, yeni egzersiz programları uygular ve destek gıdalarla beslenirler (yorgun bir karaciğeri eski gücüne kavuşturmak için harika bir kombinasyon) ayrıca artık EBV'yi besleyen gıdalardan uzak durmaktadırlar. (Başka hiçbir önlem almaksızın tiroit tedavisi sonucunda kilo vermeye başlayan insanların sayısı çok azdır. Bu, yabancı bir hormon karışımıyla karşılaşan vücudun yaşamış olduğu içsel bir şoktur. Sonunda bu kişiler yeniden kilo almaya başlayacaklardır çünkü ilaçların hedefinde virüs yoktur.) Eğer meselenin altında yatmakta olan virüsü ve karaciğer sorunlarını bu kitapta anlatılan tekniklerle hedef almazsanız kilo almaya devam edersiniz. Kadınlara genellikle bunun menopozdan kaynaklandığı söylenir ancak gerçek bu değildir. (Menopozun tam hikâyesi için ***Medikal Medyum***'un "Premenstürel Sendrom ve Menopoz" isimli bölümüne bakınız.)

Gizemli Kilo Kaybı

Tiroit sorunları olan insanların yaşadığı gizemli kilo kaybı hipertiroide bağlı değildir. Binlerce hipertiroit hastası ya kilo almakta ya da aşırı kilolu. Fazladan tiroit hormonu üreten bir tiroit bezinizin olması kilo almayacağınız anlamına gelmez. Bir kez daha tekrar edelim: Bunun sebebi virüstür. Kimi EBV türleri vücudun alerjik tepki verdiği zehirler salgılar, bu da kesintisiz adrenalin demektir. Ve kimi insanlar için bu kilo kaybetmek anlamına gelir çünkü hormon amfetamin gibi davranır. (Sistemde bulunan aşırı adrenaline bağlı olarak hızlı kilo kaybının yanında uykuya geçmekte zorluklar da gözlemlenir.) Kilo kaybı sorunu yaşayan insanların çoğu eninde sonunda, bu süre bir yıl ya da on yıl olabilir, tam tersini yaşayacaklardır çünkü adrenal yorgunluk baş gösterecektir.

Sürekli Açlık

Her ne kadar bu belirti genellikle hipertiroitle bağlantılı düşünülse de hipotiroit hastası birçok kişi de rahatsız edici, sürekli ve bir türlü doyurulamayan bir açlık hissi yaşar. Çünkü bu belirti tiroit bezine değil karaciğer ve/veya beyinde glikojen (depolanmış glikoz) eksikliği bulunmasına bağlıdır ve bunun suçlusu da EBV'dir. EBV karaciğerde geçirdiği uzun zaman dilimi boyunca organın enerjisini kullanır, bu da karaciğerin aşırı yakıt yakmasına ve kolaylıkla glikojen eksikliği oluşmasına yol açar. Virüs ayrıca merkezi sinir sisteminin zayıflamasına da sebep olur ve merkezi sinir sistemi işlevini yerine getirebilmek için şekere ihtiyaç duyduğundan hızlıca glikoz tüketir – ve daha fazlasını ister. Beyinde ve/veya karaciğerde yaşanan glikojen eksikliğinin sonucunda açlık hissi ortaya çıkar, vücudunuz daha fazla şeker için yalvarıyordur. (Unutmayın ki yağ oranı yüksek/karbonhidrat oranı düşük diyetler bu durumu daha da kötü etkiler, sağlıklı karbonhidratlar ihtiyaç duyduğunuz şekerleri içerir ve aşırı miktarda yağ bu doğal şekerlerin vücudunuz tarafından dönüştürülmesi ve emilimi işlerine engel olur, ayrıca karaciğeri zayıflatır.)

Saç Teli İncelmesi ve Saç Dökülmesi

Saçlarınızın anlaşılmaz şekilde incelmesi ve dökülmesi EBV'nin zarar veren varlığının belirtisidir. Avuç avuç dökülen saçlarınızın sebebi düşük tiroit hormonu seviyesi değildir, buna sebep olan şey aşırı adrenalin ve kortizoldür. Böbreküstü bezler endokrin sistemin en önemli bezleridir. Onlar vücudun barıştırıcı güçleridir. Yani gördüğümüz gibi, tiroit bezi sorun yaşadığı zaman böbreküstü bezler hemen fazladan hormon üretmek için atılırlar. Bir süre için bu iyidir. Tiroit bezinde viral enfeksiyona bağlı sorunlar sürekli olduğunda böbreküstü bezler de sürekli bunu telafi etmeye çalışır, stres kimyasallarının vücutta sürekli dolaşması saç tellerinin zayıflamasına ve/veya saç dökülmelerine sebep olur.

Saçınızdaki bu değişiklikler birdenbire olmaz. Stres hormonuna doymuş saç foliküllerinin etkilerini görmek zaman gerektirir, EBV'nin tiroit bezine ulaşmasından sonra, altı aydan dokuz aya, hatta bir yıla varan bir süreç içerisinde saçlarınızdaki farklılıkları gözlemleyebilirsiniz.

Eğer diğer belirtileri yaşamıyorsanız tiroit virüsü bulaşmamış olabilir, aylar önce yaşamış olduğunuz bir deneyim stres hormonlarını harekete geçirmiş ve bunun sonucunda saçlarınız inceliyor ve/veya dökülüyor olabilir. Ayrılıklar, diğer ilişkilerdeki karışıklıklar ve doğum yapmak gibi deneyimlerin etkileri aylar sonra ortaya çıkar. Her şey geçmiş, kendinizi tam anlamıyla huzurlu hissediyorsunuzdur ve aniden duşunuzun gideri saç tellerinizle dolmaya başlar. Bu, saç foliküllerinin zayıflamasıyla aynı gecikmeden kaynaklanır.

Diğer taraftan eğer sürekli baskı altındaysanız veya yetersiz besleniyorsanız (virüse, strese veya her ikisine de bağlı olarak) saç tellerinizin incelmesi için geçecek süre kısalacaktır. Egzaması olan kişiler (deri sorunları hakkında daha fazlası birazdan) zaten kafa derilerinde yaşıyor oldukları sorunlardan ötürü daha fazla saç dökülmesiyle karşılaşacaklardır.

Saç dökülmesinin bir diğer nedeni de kullanılan ilaçlardır; tiroit ilaçları, antibiyotikler ve diğer ilaçlar. Yüz olaydan yüzünde kadınların tiroit ilaçları kullanmaya başladıktan sonra saçlarını kaybettiklerini gördüm; halbuki saçların tiroitle ilgili bir sorundan ötürü döküldüğü ve/veya inceldiği düşünülüyordu.

Bazen ilk etapta tiroit ilaçları saç dökülmesini durduruyor gibi görünür. Bu sadece zamanlamayla ilgili bir rastlantıdır. Daha önce de belirttiğim gibi, bir kadın için, stresli bir dönemi atlattıktan aylar sonra aniden saç dökülmesi sorunu yaşaması görülmemiş bir şey değildir. Doktoru tiroitle ilgili bir sorundan şüphelenecek, ona tiroit hormonu tedavisi uygulayacak ve aniden saç dökülmesi duracaktır. Aslında bu, ilaçların etkisi değildir. Hastanın saç dökülmesi durmuştur çünkü böbreküstü bezleri stresin üstesinden gelmeye başlamış ve saç folikülleri kendilerine gelecek fırsatı bulmuşlardır. Saç dökülmesi ilaç tedavisi olmaksızın da durabilirdi; ilaçlar vücudun kendini ne derecede iyileştirme yeteneği olduğunu belirlememizin önüne geçti. Eğer hasta ilaçları kullanmaya devam ederse, birkaç ay sonra saçları yeniden dökülmeye başlayacak, ilaçların işe yaradığını düşündükleri için doktoru ve kendisi bu duruma şaşıracaklardır.

Kimi durumlarda radyasyona maruz kalmak da saçların incelmesine sebep olur. Dişleriniz için çektirdiğiniz bir röntgen, bir ya da iki ay sonra saç tellerinizin incelmesi için yeterlidir.

Saç Dokusunda Farklılık

Saçlarınızda görülen kolay kırılma ve sertleşme gibi sorunlar genellikle karaciğerinizde bulunan EBV'nin dermatoksinlerinin kafa derisine ulaşması sonucunda olur, yıllardır yetersiz beslenme ve adrenal dalgalanma gibi nedenlerle bir arada. Saçların parlaklığını yitirmesinin bir diğer sebebi de vücucunuzun EBV ile savaşmasıdır, normalde saçınızı sağlıklı tutacak olan mineraller, vitaminler ve antioksidanlar virüse karşı vücudunuza destek olmaya kullanılır.

Uyku Bozukluğu

Bu listede bulacağınız diğer belirtiler gibi uyku bozukluğu da tiroit sorunu belirtisi değildir. Her ne kadar son yayınlanan yazılarda bu ikisinin ilişkilendirildiğini okumuş olsanız da tehlikeye maruz kalmış bir tiroit bezi uyku sorunlarına sebep olmaz. Eğer genelde olduğu gibi virüs hem endokrin bezi hem de sinir ileticilerini aynı zamanda tehlikeye atmışsa uyku bozukluğu tiroit sorununa ***eşlik ediyor*** olabilir. Veya uyku bozukluğunuz duygusal yaralanmalar, sindirim hassasiyeti, karaciğer sorunları, obsesif kompülsif bozukluk (OKB), endişe ve mono sodyum glutamat (MSG) zehirlenmesi gibi farklı sebeplere bağlı olabilir. Kitabın son kısmı olan IV. Kısım "Uykunun Sırları" kendi uyku sorununuzun ne olduğunu keşfetmenize ve uykunun bilinmeyen kanunlarını öğrenerek onu nasıl bir iyileşme aracı olarak kullanacağınıza ayrılmıştır.

Bitkinlik

Bu ortak belirti EBV'nin değişik evrelerinde görülebilir. Başlangıçta, mono evresi boyunca, bağışıklık sisteminiz enerjisini aktif durumda bulunan viral enfeksiyon için harcadığından bitkinlik yaşayabilirsiniz.

EBV organlara girdikten sonra, virüsün nörotoksin salgılamasından dolayı ikinci tip bitkinlik –nörolojik bitkinlik– meydana gelebilir. Nörolojik bitkinlik sık sık adrenal yorgunlukla karıştırılır, halbuki tamamen farklıdır. Nörolojik bitkinlik ve adrenal yorgunluk ayrı zamanlarda da belirebilir aynı zamanda da, çünkü bir tanesi sinir sistemiyle diğeri ise endokrin sistemle ilgilidir.

Adrenal yorgunluk gerçek bir sorundur; ***Medikal Medyum***'da ona bir bölüm ayırmamın bir sebebi var. Yine de her türlü yorgunluğu adrenal yorgunluk olarak tanımlamamalıyız; tıp camiasında bugün olan şey budur. Doktorlar, pratisyenler ve son çıkan kitaplar pek çok şeyin sebebi olarak adrenal yorgunluğu gösteriyor. Bu, zannedildiği gibi yeni bir keşif değildir. Neden bu kadar çok sayıda insanın hayatta oyun dışı bırakıldığını açıklamak gayretinde olan, onlarca yıllık bilginin yeniden paketlenmiş ve geri dönüştürülmüş halidir. Her şeyi içeren yanıtın adrenal yorgunluk olduğu doğrudan sapmaktır, geç dönem Epstein-Barr virüs sayısız insanda merkezi sinir sistemini hedef alıyor. Sistemlerinde viral nörotoksinler dolaşıyor, belirlenemeyen viral ansefalit (beyin iltihabı) oluşturuyor ve bunun sonucunda iltihaplanmış, uyuşmuş ve hassas sinirler inanılmaz biçimlerde hayatımıza giriyor.

Bu iki tip yorgunluk arasında bir fark vardır; adrenal yorgunluk yaşayan bir birey işlevlerini yerine getirebilir. Çalışır, işini bırakmaz, sosyalleşir, egzersizlerini yapar ve ailesiyle ilgilenir ancak tüm bunları yaparken müthiş bir canlılık içerisinde değildir. Diğer taraftan, nörolojik yorgunluk insanı yere seren cinstendir. Bitkinlik o kadar yoğundur ki sosyal hayattaki işlevinizi normal düzeyde tutma yetiniz elinizden alınmış gibidir. Ciddi adrenal yorgunluk vakaları olabiliyorken, ayrıca adrenal yorgunluk ve nörolojik bitkinlik aynı anda yaşanabilirken (insanları en zorlayan şey de budur) tek başına nörolojik bitkinlik ilerlemiş EBV'ye eşlik eden en genel türdür.

Hafif düzeyde seyreden bir nörolojik bitkinlikte aracınızı çok kısa bir mesafe sürmekten yorulabilirsiniz, ayaklarınıza tonlarca yük bağlıymış gibi hissedebilirsiniz, kollarınızda farklı güçsüzlükler belirebilir hatta nefes almak veya yemek yapmak bile yorucu olabilir. Daha ileri düzeyde bir nörolojik bitkinlikte, nörotoksinler beyninize ulaştığında, hayatınız buna bağlı olsa bile kendinizi yataktan çıkamayacak kadar bitkin hissedersiniz. Daha önce sözünü ettiğim 100 öğrenciden 17 tanesinin okulu bırakıp ümitsizlik döngüsüne kapılması ileri düzey bir nörolojik bitkinliktir.

Yorgunluk

Çok çalışma veya stresle açıklanamayan ve yeterince uyusanız bile kurtulamadığınız bir yorgunluk EBV'nin sebep olduğu daha hafif bir yorgunluk türüdür. Bu durumda, düşük seviyedeki viral enfeksiyon enerji düzeyinizi düşürerek bağışıklık sisteminizi ve organlarınızı zorlar.

Enerji Düzeyindeki Değişiklikler

Bazen bitkinlik, güçsüzlük ve yorgunluk gelir ve geçer. Bu hem henüz yerleşme fırsatı bulamamış, çok düşük düzeyli bir viral enfeksiyonun başlangıcında olduğunuzun hem de oldukça iyi bir şekilde detoks yapabildiğinizin göstergesidir. Kötü gündeyken, EBV nörotoksinleri ve diğer atıklarla dolusunuzdur ve hareket etmek bile zordur. İyi gündeyse zehirden arınmışsınızdır ve hayatınızı özgürce yaşarsınız. Çoğu zaman bu böbreküstü bezlerin az ya da aşırı çalışmasına eşlik eder, bunun sebebi de adrenal dengesizliğe önayak olan stres veya hayatınızdaki diğer tetikleyicilerdir. Bu genellikle doktoru diğer her şeyi görmezden gelmeye ve size adrenal yorgunluk veya kortizolle ilgili bir teşhis koymaya yönlendirir. Daha kötü bir durumdaysanız, çalışmayan bir karaciğer ve zehirlenmiş bir bağırsak gibi, enerji seviyenizde fazla bir değişiklik hissetmezsiniz, enerji düzeyiniz hep düşük olur.

Zihin Bulanıklığı ve Odaklanma Zorluğu

Sizi berrak bir biçimde düşünmekten alıkoyan bulanık bir zihin hissi EBV'nin en sevdiği yiyecekler olan cıva gibi ağır metaller, süt ürünleri, yumurtalar, buğday, mısır, aşırı adrenalin ve reçeteli ilaçlarla beslendiği zamanlarda ortaya çıkar. EBV ziyafet çekip refah içinde yaşarken daha fazla atık üretir, bu nörotoksinler beyne ulaşır ve nörotransmitterler (sinir ileticileri) arasında kısa devreye neden olur. Eğer zihin bulanıklığının yanında odaklanma sorunları da yaşıyorsanız bu beyninizdeki kısa devrelere eşlik eden aşırı ağır metallere bağlı olabilir. Bu da genellikle dikkat eksikliği hiperaktivite bozukluğu (DEHB), sızıntılı bağırsak, parazit enfeksiyonu, Lyme hastalığı veya tiroit sorunu gibi yanlış bir teşhisle sonuçlanır.

Hafıza Kaybı

Hafıza kaybı da zihin bulanıklığıyla aynı sebepten meydana gelir. EBV en sevdiği yiyecekleri tüketiyor ve size atık madde salgılıyordur. Bu durumda hastada daha yüksek düzeyde cıva ve diğer zehirli ağır metaller bulunur ve her ikisi de virüse fazladan besin kaynağı oluşturur, bu da daha fazla nörotoksik atık madde ve sinir ileticilerinde daha fazla kısa devre demektir. Buna ek olarak, bu ağır metaller beyninizde ya da karaciğerinizde oksitlerdiğinde zehir beyin dokusu tarafından iyice emilir ve elektrik akımlarını bastırır, böylelikle kusursuz bir hafızanın yolu tıkanmış olur.

Soğuğa Aşırı Duyarlılık

Sisteminizde sinirlerinizi soğuk havaya karşı daha duyarlı hale getiren viral nörotoksinlerin dolaşmasından dolayı içiniz üşür, kanınız donar ve üst üste birçok kat giysiye ihtiyaç duyarsınız. Bu aslında hassas bir sinir sorunuyken genellikle metabolizma sorunuyla karıştırılır.

El ve Ayaklarda Üşüme

Uzuvlarınız üşüdüğünde bunun sebebi viral nörotoksinlerdir; sinirleriniz düşük sıcaklıklara karşı hassaslaşır, ***ayrıca*** karaciğeriniz az çalıştığı için dolaşım problemleri yaşarsınız.

Ürperti

Soğuk algınlığı, grip, ateş basması veya su kaybına bağlı olmayan ve kronik düzeyde seyreden devamlı üşüme, titreme ve ürperti, vücudunuzun derinliklerinde, bağışıklık sisteminiz ve doktorların kendisini kan testleriyle bulmasını bekleyen EBV arasında, organlarınızda bir savaş olduğunun göstergesidir.

Sıcak Basması ve Gece Terlemeleri

Nereden çıktığı belli olmayan ateş basmaları ve terlemeler zehirli bir karaciğerden kaynaklanır, tiroit bezi ***ya da*** menopozdan değil. Ateş basması ve gece terlemesinin hormonlarla bir ilgisi yoktur. İşte size aslında neler olduğu: Karaciğer viral zehirler, ağır metaller, tarım ve böcek ilaçları, hatta eskiden kullanmış olduğunuz ilaçların birikimiyle ortaya çıkan zehirle dolduğunda aşırı yüklenir ve ısınmaya başlar, vücut da onu serin tutmaya çalışır. Bu süreçte sıcaklık karaciğerden atılır, vücuda yayılır ve aşırı bir sıcaklık hissi yaratarak sizi rahatsız eder. Bu hem kadınlarda hem de erkeklerde sık görülen bir durumdur ancak damgalanma korkusundan dolayı erkeklerde böyle isimlendirilmez. Bu terlemenin daha çok "çalışmaktan" ve "sinirden" olduğu söylenir.

Sıcaktan Bunalmak

Sıcaktan bunalmak ısınmış karaciğer ve onu soğutmaya çalışan vücudun bir diğer göstergesidir. Sıcaktan bunalmak ve üşümek arasında gidip geliyor olabilirsiniz, bu alışılmadık bir durum değildir ve kendini serinletmek için savaşan ve dalaktan enerji çeken bir vücutla ilgilidir.

Aşırı Terleme

Düşük seviyedeki EBV'nin salgıladığı ve çok miktarda cıva içeren nörotoksinler hassas ve zorlanan bir merkezi sinir sistemi yaratır. Bu cıva yüklü nörotoksinler sinir ileticilerinde kısa devre yaratarak beynin vücuda karmaşık mesajlar yollarken kullandığı elektrik akımını engeller. Sonuç sinirlilik hissidir. Kişi kendini duygusal olarak gergin ve asabi hissetmese bile, vücut sinirli bir tepki verme mesajını alır, bu da aşırı terlemeye yol açar.

Vücut Sıcaklığında Dalgalanma

Vücut sıcaklığınızdaki dalgalanmadan dolayı doktorunuz ya da pratisyen hekiminiz tiroit sorunu teşhisi koyduysa ve böbreküstü bezlerle ilgili bir rahatsızlık, hipoglisemi ya da insülin direnci gibi rahatsızlıklar yaşamıyorsanız o zaman bu, tiroide bağlı, hafif seyreden ve nadir görülen belirtilerden biridir (düşük seviyede tiroit hormonu ya da aşırı tiroit hormonunun bir sonucu). Daha dikkat çeken ürperme ve sıcak basmaları, yukarıda açıklandığı gibi, genellikle EBV'den kaynaklıdır.

Ödem

Gerçekten kalp veya böbrekle ilgili doktorunuzun gözlemlediği bir rahatsızlığınız yoksa bu şişkinliğin sebebi EBV ve onun kan dolaşım sistemiyle lenf sistemine karışan çamurudur. Gizemli kilo alımında olduğu gibi, virüsün atıklarıyla dolu bir karaciğer görevini yeterince ya da hiç yerine getiremiyor olabilir, onun görevlerini lenf sistemi üstlenmiştir, o da büyük ölçekte atık madde işlemek için tasarlanmamış olduğundan sıvı keseleri oluşturur.

Yüz ve/veya Gözlerde Şişkinlik

Bu belirtinin sık rastlanan sebeplerinden bir tanesi bir lenfödem çeşididir, yukarıdakiyle aynı sebepten ötürü sıvı yüzde ya da göz çevresinde birikir. Genellikle bu şişkinliklerin artıp azaldığı gözlemlenir. Vücuttaki zehir miktarı yenileri geldikçe artar, eskiler idrar ya da diğer yollarla atıldıkça azalır.

Şişkinlik ayrıca, viral alerjik tepkiden de kaynaklanıyor olabilir. Eğer yediklerinizin arasında EBV'yi besleyen şeyler varsa (21. Bölüm "Genel Yanlışlar ve Kaçınmak İçin Ne Yapmalı"ya bakınız) virüsün salgıladığı zehirli atıklara karşı bir alerji geliştirmiş olabilirsiniz. Zehirli atık tükettiğiniz besinden daha fazla alerjik olduğundan, o besine karşı alerjiniz olmasa bile virüsün salgıladığı zehirli atıklara karşı bir alerjiniz olabilir. Bu da homosistein ve iltihap düzeyinin artmasıyla birlikte (ve yaptırdığınız alerji testleri altüst olmuş olabilir) şişkinlikle sonuçlanır. Tekrar edelim, bu belirtinin sebebi tiroit bezi değildir.

Eller ve Ayaklarda Şişkinlik

Elleriniz ve ayaklarınız iki nedenden ötürü şişer: (1) Ödemin bir histamin türü, bu durumda vücut EBV nörotoksinlerine tepki olarak lenf ve kan dolaşım sistemlerine aşırı miktarda histamin salgılar ve/veya (2) aşırı miktarda viral atık ve ağır metaller gibi diğer zehirlere maruz kalan karaciğer ya da lenflerin yeterince çalışamaması. Bu durumdaki bir insana nedeni bilinmeyen lupus hastalığı ya da Lyme hastalığı teşhisi koyulması alışıldık bir şeydir.

Duygu Durumu Değişiklikleri

EBV en sevdiği yiyecekler olan gluten, süt ürünleri, yumurta ve ağır metallerle beslenirken kan dolaşım sisteminize nörotoksin salgılar, bu durum sinir ileticilerine zarar verir ve kendinizi daha az canlı hissedersiniz. Sonuç olarak, virüsün yeme çılgınlığı bitene kadar ruh haliniz iyi olmayacak, sonrasında canlılığınızı geri kazanacaksınızdır.

Bu duygu durumu değişiklikleri böbreküstü bezlerine yük olur, o da karaciğer ve pankreası zorlar. Buna ilaveten kan dolaşımınızdaki viral atık madde kan şekeri seviyenizi hipoglisemi düzeyine kadar değiştirir, bu da daha sonra yüksek ve düşük duygu durumlarına yol açar. EBV'nin şifresini çözüp virüsü beslemeyi nasıl durduracağınızı keşfedene kadar bu şiddetli gelgitleri yaşarsınız. Bu hipoglisemi tanı koyma biliminin radarına yakalanmayacak hafif bir tür olabilir. Ayrıca bu duygu durumu değişikliklerine yanlış bir biçimde bipolar bozukluk teşhisi konmuş olabilir.

Öfke

Kadınlarda bu belirti her zaman bir hormon sorunu olarak görülmüştür. İşte aslında olanlar: EBV nörotoksinleri beyindeki sinir ileticilerine kısadevre yaptırdığında bu durum genellikle öfke, huysuzluk ve hatta sebebi bilinmeyen bir sinir ve üzüntüye yol açar, bu haldeki kadınların çoğuna doktorun muayenehanesinde depresyonda oldukları söylenir. Bu nörotoksin hareketliliğine yeterince çalışmayan ve zehirlenmiş bir karaciğer eşlik ettiğinde öfke katlanarak büyür. Ve eğer beyninizde çok miktarda cıva gibi ağır metal depoladıysanız bu belirti ciddi bir hal alabilir.

Endişe

Çok sayıda insana hastalıklarının ardında endişe olduğu söylenir, yani eğer kaygılarını kontrol etmeyi başarırlarsa daha iyi durumda olabilecekleri söylenir. Gerçekte iş başka türlüdür: Bu endişe salgınının neredeyse tümünün arkasında fiziksel sağlık bulunmaktadır. Endişe tek başına değil de listede bulunan diğer belirtilere eşlik ediyorsa, en azından fiziksel sebeplerin bir kısmı genellikle fazla miktardaki zehirli ağır metallerle birlikte vagus sinirini (beyne giden sinir) tahrip ederek iltihaplandıran aşırı miktarda EBV nörotoksininden meydana gelir.

Duygusal bir sarsıntı tek başına endişeye sebep olabiliyorken, bu endişe sık sık meydana çıkmaya başlar, sarsıntının üzerinden çok zaman geçmiş olsa bile ve EBV ile birlikte tehlikeli bir döngüye girerek kronikleşir: Endişe dolu zamanlar korku ve endişe temelli adrenalin salgılanmasına neden olur, bu da virüsü besler, daha sonra nörotoksin bolluğu döneminde endişe devam eder. (Endişe hakkında daha fazlası için 29. Bölüm "Uyku Sorunlarını Belirlemek"e bakınız.)

Depresyon

Endişe gibi depresyon da genellikle bir kişinin fiziksel şikâyetlerinin sebebi olarak görülür ve bundan dolayı suçlanır, aslında depresyonun izlerini sürdüğünüzde fiziksel kökenlere ulaşabilirsiniz. Depresyon zayıf bir akıl ya da karakterin göstergesi değildir; sağlığınızla ilgili derin anlamlar içeren gerçek bir belirtidir. Eğer depresyona listedeki diğer belirtiler eşlik ediyorsa suçlu muhtemelen EBV'dir. EBV, sisteminizde bulunan çok miktarda zehirli ağır metalle beslendiğinde bunun sonucu olarak ortaya çıkan aşırı nörotoksik düzey beyni tahrip eder, dopamin ve serotonin gibi sinir ileticilerini değiştirir ve engeller, bu da depresif bir durumla sonuçlanır. Yani depresyon iyileşecek ya da yok olup gitmesi dilenebilecek bir şey değildir, yine de (ağır metalleri de içeren) besinleri ve atıklarıyla birlikte virüsten arınarak bu durumdan kurtulabilirsiniz. (Depresyon hakkında daha fazlası için ***Medikal Medyum***'da ayrılan bölüme bakabilirsiniz.)

Huzursuzluk

Bir türlü rahatlayamadığınız ve sonlandıramadığınız bu durum da yine EBV'nin nörotoksinlerine bağlıdır. Eğer bu zehirler organlarınızdan birinin içine girdiyse alerjik bir tepki yaratarak gerginlik, huzursuzluk ve oturduğu yerde duramamak gibi hislere yol açabilir.

Huzursuz Bacak

Çoğu zaman nedeni belli olmayan ve "gizemli gerginlik" olarak teşhis edilen huzursuz bacak sendromu aslında beyninizde ve sinir sisteminizin diğer bölümlerinde bulunan aşırı miktarda zehirli ağır metal ve viral atığa bağlıdır. Bu ağır metaller ve EBV nörotoksinleri sinir ileticileri ve nöronları kısadevre yaptırarak altüst ettiğinde uykuyu kötü yönde etkileyen bu nörolojik belirti meydana gelir. Ve ortaya çıkan çarpık sinirsel mesajlar yüzünden bacaklarda huzursuzluk gözlemlenebilir, hatta bu huzursuzluk kollar veya vücuda da yayılabilir.

Ağrı ve Sızılar

EBV nörotoksinlerinin vücutta ağrı ve sızılara neden olması çok sık rastlanan bir durumdur. EBV'nin dermatoksinleriyle bir araya geldiğinde sonuç psöriyatik artrittir: deri üstünde dermatoksinlerle sedefli nörotoksinlerden gelen eklem ağrısı.

Baş Ağrısı ve Migren

EBV nörotoksin ürettiğinde bu nörotoksinler genellikle beyne ulaşır ve elektrik akımını engeller, bu da baş ağrısına sebep olur. Eğer sisteminizde gerçekten fazla miktarda zehirli ağır metal ve EBV'nin viral atıkları mevcutsa, EBV'nin frenik sinir ve/veya vagus sinirini yakmasıyla migren tetiklenebilir. Vücudunuzda aynı zamanda zonaya sebep olan virüs de bulunuyorsa (hem zona virüsü hem de tiroit virüsüne sahip olabilirsiniz) bu durum trigeminal sinirin[14] iltihaplanmasına sebep olabilir; bu da kulak, çene, yüz ya da başın bir yanını etkileyen migren türünü tetikleyebilir. (Migreni daha ayrıntılı incelemek için ***Medikal Medyum***'da ayrılan bölüme bakınız.)

Eklem Ağrıları

Genel olarak son dönemdeki EBV özellikle eklemler, kıkırdaklar ve/veya bağdokusuna saldırır ve bu süreç içerisinde o bölgelerde yer alan sinirler iltihaplanır. Sonuç olarak eklemlerde kasılma, ağrı, şişlik hatta şekil bozuklukları gözlemlenebilir (romatoid artritte olduğu gibi).

Kaslarda Kramplar

EBV ve tarım ilaçları, antibiyotikler, diğer ilaçlar, zehirli kimyasallar, faydasız yiyecekler ve zehirli ağır metallere bağlı olarak yağlanmış ya da az çalışan bir karaciğer magnezyum, potasyum, glikoz ve glikojen eksikliğine sebep olabilir. Çünkü karaciğer onların deposudur ve zayıfladığında onlara bağlanma yeteneğini yitirir. Bu besinlerin hepsi kasları besler, dolayısıyla eksiklikleri kaslarda kramplara yol açabilir.

14 Üçlü sinir, beyinden çıkıp üç kola ayrılarak baş ve yüze giden beşinci sinir çifti. *–çn.*

Kaslarda Zayıflama

Bu bölümde daha önce söz ettiğim gibi, kaslardaki zayıflık nörolojik yorgunluğun bir parçasıdır. EBV nörotoksinleri beyne ulaştığında çok hafif ve belirlenemeyen ensefaliye (beyinde iltihaplanma) sebep olarak sinir sistemini etkiler, kasları zayıflatır. Pek çok vakada buna MS ya da Lyme hastalığı olarak teşhis koyulur. Hastada aynı anda hem adrenal yorgunluk hem de nörolojik yorgunluk varsa bu zayıflama daha da kötü olur. Ancak bu belirti yalnızca nörolojik yorgunluktan ötürü de meydana gelebilir.

Karıncalanma ve Uyuşma

EBV nörotoksinleri sinirleri iltihaplandırdığında karıncalanma ve uyuşma gözlemlenebilir. Eğer bu belirti dilde ya da yüzde ortaya çıkacak olursa vagus siniri iltihaplanmıştır. Ellerde ve kollarda varsa göğüsten geçen frenik sinirler iltihaplanmış demektir. Karıncalanma ve/veya uyuşma bacaklarda ve ayaklarda meydana gelirse pudendal sinir, tibial sinir ve/veya siyatik sinir iltihaplanmıştır. Genellikle nöropati veya Geçici İskemik Atak (GİA) ile karıştırılıyor olsa da bu belirti nadiren kalıcı sinir hasarlarına neden olur.

Şiddetli Ağrı ve Kasılmalar

EBV cıvayla beslenerek metil merkür açısından zengin artıklar salgıladığında bu nörotoksinler beyindeki sinir ileticilerinin kısa devre yapmasına sebep olabilir. Bu, nöron gücünü zayıflatır ve beyindeki elektrik akımlarını engeller. Bu nörotoksinler ayrıca magnezyum, sodyum, glikoz, glikojen ve B12 seviyelerini kan testleriyle henüz belirlenemeyen ciddi sinir sistemi yetersizlikleri seviyesine indirebilir.

Ellerde Titremeler

EBV nörotoksinleri sinir ileticilerini tüketir ve dağıtır, bu da sonuç olarak sinir iletici eksikliğine yol açabilir ve söz konusu titremeler baş gösterir. Bu belirtiyle birlikte genellikle yüksek miktarda zehirli ağır metal de gözlemlenir ve Parkinson ile karıştırılır. Sinir ileticisi eksikliği EBV nörotoksinleri sonucunda da ortaya çıkabilir, özellikle cıva temelli olanlar, aşırı çalışan böbreküstü bezleri tetikler çünkü aşırı adrenalin sinir ileticilerini işlevsiz hale getirebilir.

Kalp Çarpıntıları, Ritim Bozukluğu, Düzensiz Kalp Atışları

Genellikle kalp çarpıntıları, ritim bozuklukları ve kalp atışlarındaki düzensizlik kalple ilgili bir sorun değildir. Bunun yerine Epstein-Barr virüs ve karaciğer üzerindeki etkilerine bakmak gerekir. Doğrusu budur: EBV'nin atıkları ve ölü virüs hücreleri karaciğerde yapışkan, jel kıvamında bir çamur birikintisi oluşturur, ta ki organ bu sıvıya boğulana kadar. Bu noktada bu madde karaciğerden ayrılır ve kalp tarafından emilir. Sonuçta kapakçıklar, özellikle de mitral kapakçık bu birikimle tıkanır ve kanın akışına müsaade etmeyecek şekilde yapışır.

Kalp çarpıntılarının bir sebebi de Dördüncü Evre'deki EBV'nin çok büyük miktarda nörotoksin üretmesi ve bunun da beyni ve vagus siniri etkilemesidir, bu da sinirsel nedenli kalp ritmi bozuklukları anlamına gelir.

Bu durumların hiçbirinde kalp çarpıntıları hayati risk içermez ve tiroit beziyle ilgili değildir, onun yerine EBV kaynaklı sıkıntılardır.

Kalp Atışında Değişiklikler

EBV'nin geç döneminde merkezi sinir sistemi nörotoksinlerin saldırısıyla aşırı hassas duruma gelir ve beynin böbreküstü bezlere yolladığı mesajlar son derece tutarsız bir hal alır. Sonuç olarak böbreküstü bezler son güç üretmek ya da iyice yavaşlamak gibi farklı mesajlar almaya başlar, buna bağlı olarak kalp atışlarında değişiklikler görülür, çünkü adrenalin kalp atışlarına bağlıdır. Böbreküstü bezlerinizin aşırı çalışması ya da iyice yavaşlamasına sebep olan şey stres ya da rahatlama gibi dıştan gelen bir uyarıcı olmadığı için kalp atışları üzerindeki etkisi rastgele ve kendiliğindendir. Kalp atışlarındaki bu değişikliğe sıklıkla Cushing sendromu, Addison hastalığı (ikisi de EBV kaynaklıdır) ve travma sonrası stres bozukluğu (TSSB) gibi rahatsızlıklar eşlik eder.

Göğüste Sıkışma

Göğsünüzde daralma, sıkışma gibi bir his EBV ve nörotoksinlerinin vagus ve frenik sinirleri iltihaplandırmasından kaynaklanıyor olabilir, bazen sonuç açıklanamayan bir kaygı ve panik teşhisidir.

Hipertansiyon (Yüksek Tansiyon)

Eğer size de hipertansiyon teşhisi koyulduysa ve doktorunuz buna sebep olan bir kardiyovasküler sorun belirleyemediyse bunun açıklaması büyük ihtimalle işlevini yeterince yerine getiremeyen ya da yitirmiş bir karaciğerdir. Kalp karaciğerden temiz kan çeker, karaciğer –vücudun filtresi– iyi durumdaysa bu süreç düzgün işler. Ancak karaciğer iyi durumda olmadığında; yani (EBV'nin organa verdiği zarardan ötürü) yaralandıysa, aşırı yağlı yemekten tıkandıysa, EBV'nin atık maddeleri ve diğer zehirlerle aşırı yüklendiyse veya yukarıdaki herhangi bir sebepten ötürü iyi çalışmıyorsa süzme işini iyi yapamaz, zehirli kalıntıları böbrek ya da bağırsak yoluna göndermektense kan dolaşımı ve lenfatik sisteme karıştırır. Bu da kanın daha "kirli" ve daha koyu olması anlamına gelir, kalbin bu durumda kanı pompalaması daha güç olacaktır.

Bunu şöyle düşünebilirsiniz; bir bardağın içine su koyduğunuzda pipetle onu rahatlıkla ağzınıza çekebilirsiniz. Peki ya kola? Şurup kıvamında olduğundan biraz daha zor gelecektir. Ya ***milkshake***? Sıvı daha koyu kıvamlıdır ve pipetle bu sıvıyı ağzınıza çekebilmek için daha fazla güç harcamanız gerekir. Kalp de koyu kıvamlı kanı pompalarken bu durumda kalır, daha fazla basınca ihtiyaç duyar.

Yüksek Kolesterol

EBV'nin zehirli atıkları ve protein/yağ oranı yüksek yiyeceklerle beslenmekten dolayı yağlanan, zehirle dolan ve yeterince çalışamayan bir karaciğer yüksek kalorinin olağan sebebidir.

Kulak Çınlaması

Dördüncü Evre'de EBV iç kulaktaki sinir labirentini hedef alır ve sonuçta gerçekleşen iltihaplanma kulakta açıklanamayan çınlama ve hatta sağırlığa sebep olabilir. Kulak çınlamasına getirilen en ortak açıklama budur.

Devamında EBV'nin nörotoksinleri iç kulaktaki sinirleri iltihaplandırabilir ve yalnızca bu sinirlerin bu nörotoksinlere maruz kalması bu belirtiyi doğurabilir.

Vertigo, Meniere Hastalığı, Baş Dönmesi, Denge Sorunları

Bu belirti iç kulakta meydana gelen kalsiyum kristalleri ya da taşların bir sonucu değildir. Aksine, EBV tiroit bezinden ayrılıp Dördüncü Evre'ye geçerken genellikle çok hızlı hareket eder, sayıca hızla artar ve genellikle kan dolaşımına çok fazla nörotoksin bırakır. Vagus ve frenik sinir bu duruma karşı hassasiyet gösterir, alerjik tepki verir ve iltihaplanır, bu da baş dönmesi ve diğer denge sorunlarının ortaya çıkmasına neden olur. Vagus siniri böyle büyüdüğünde göğüs ve boyunda daralma/sıkışma gözlemlenir, bu sinir kafatasına girdiği için sonuçta hafif de olsa beynin alt kısmında bir iltihaplanma meydana gelebilir. Beynin kendisinin şişerek büyümesi (kısa sürede olduğu için MR ya da CT taramalarıyla belirlenemeyebilir) denge sorunlarıyla birleşir ve sanki sürekli denizde bir botun içindeymişsiniz ya da türbülansa girmiş bir uçaktaymışsınız hissi yaratır.

Guatr

Günümüzde guatr hastalığı tiroit bezinde sıvı birikimi ve şişkinliğe yol açan bir EBV enfeksiyonundan kaynaklanır. Eskiden olduğu gibi sadece iyot eksikliğinden meydana gelen guatra çok az rastlanır.

Boğazda Daralma

Bu da EBV'nin vagus sinirinde iltihaplanmasıyla oluşan diğer bir belirtidir. Vagus siniri boğaz bölgesinden geçtiği için EBV'nin nörotoksinleri bu siniri iltihaplandırdığında ya da virüs hücreleri sinirin yüzeyindeki tüysü dokuya tutunduğunda rahatsız edici bir daralma hissi uyandırabilir.

Bazı durumlarda boğazda daralma hissi EBV tarafından iltihaplanmış ve büyümüş bir tiroit bezinden kaynaklanabilir.

Dilde Şişme

Vagus sinirinin iltihaplanması bir dizi sinir iltihaplanmasına yol açabilir, dildeki sinirler de iltihaplanarak organda şişkinlik yaratabilir.

Bozulmuş Tat ve Koku Alma Duyusu

Yine EBV'den dolayı iltihaplanmış bir vagus siniri kendisinden dallara ayrılan diğer sinirlerin de iltihaplanmasına neden olabilir. Bu da tat alma yumrucukları ve burun boşluğunu etkileyebilir.

Ağızda Metalik Tat

EBV cıva gibi aşırı miktarda zehirli ağır metallerle beslendiğinde ve sonuç olarak kan dolaşımınızda yüksek düzeyde ağır metal içeren virüs nörotoksinleri bulunduğunda bunun sonucunda ağzınızda metalik bir tat hissedebilirsiniz. Bu metal tadı, ayrıca ağır metallerden arınma süreci içerisinde de, tam bir ağır metallerden arındırıcı besinler "takımı" ile yok edilmediklerinde de hissedilebilir. (Ağır metallerden arınma hakkında daha fazlası için 23. Bölüm "90 Günlük Tiroit Tedavisi"ne bakınız.)

Ses Kısılması ya da Seste Değişme

EBV'den dolayı hafif bir tiroit bezi iltihaplanması bu belirti için yeterlidir. Diğer bir ortak sebep ise EBV ile ilintili kronik asit reflüsüdür (daha fazlası birazdan). Son olarak süt ürünleri, yumurta ve buğday gibi besinler son derece mukus yapılıdır ve EBV için iyi bir enerji kaynağıdır; bunları yemek virüsün fazladan atık maddeyle lenf sistemine yüklenmesi demektir ve sonuçta ses kısılması meydana gelebilir.

Kolay Kırılan ve Çizgili Tırnaklar

Çinko EBV ile savaşmak için en önemli kaynaklardandır. Vücut çinko stoklarını hızla tüketir, yani eğer EBV'niz varsa çinko eksikliği yaşamanız çok sık görülen bir durumdur. Tırnak sorunlarından sorumlu olan şey çinko eksikliğidir.

Ciltte Kuruluk ve Kabarma

Karaciğer EBV enfeksiyonu sonucunda görevini tam olarak yerine getiremediğinde yağları idare edemez duruma gelir; onları işleyemez, kan dolaşım sistemini aşırı yağdan koruyamaz. Kan dolaşımındaki fazla yağ seviyesi deriye taşınan oksijen seviyesini düşürür; az oksijen, zehirlerin deri yoluyla tam olarak atılamaması anlamına gelir. Bu da derinin eninde sonunda zehirlere yataklık yapması demektir, bu sebeple deri kızarır, hatta bu zehirleri atabilmek için kabarcıklar oluşturur.

Kabızlık

En genel kronik kabızlık sebebi yüksek yağ içeren besinlerle beslenmek, aşırı miktarda EBV ve zehirli maddelerin birikimi sonucu yeterince görev yapamayan, yağlanmış ve hatta işlevini yerine getiremeyen bir karaciğerdir. Aynı zamanda, EBV'nin kofaktör[15] bakterisi streptokok genellikle sindirim sisteminde çoğalır ve bağırsağın çeşitli bölgelerinde iltihaplanmalara sebep olur.

Kabızlık, ayrıca EBV'nin nörotoksinlerinin kan dolaşımı yoluyla beyne ulaşması sonucunda da gerçekleşir, sinir sistemi zayıflar ve beyinden bağırsaklara giden boşaltım sinyalleri yavaşlar.

---

15 Bir kofaktör, bir enzimin bir katalizör olarak aktivitesi için gerekli olan protein olmayan bir kimyasal bileşik veya metalik iyondur, kimyasal reaksiyon hızını artıran bir maddedir. *–çn.*

Kronik İshal

İltihaplanmış bir pankreas ve EBV'nin kofaktörü streptokok bakterisinin bağırsakta aşırı miktarda bulunmasıyla birlikte hastalıklı, yeterince iş göremeyen, işlevini yitirmiş, yağlanmış veya yaralanmış bir karaciğer -bunların hepsi birden uzun süreli ve kronik bir hal alırsa- vücudun boşaltım tepkisini tetikleyebilir. Daha ileride, karaciğer bağırsağa fazla miktarda EBV atığı ve diğer çamurlardan salgılarsa, bağırsak yolu bundan rahatsız olup iltihaplanabilir ve ishal yoluyla bunu bir an evvel boşaltmaya çalışır. Ayrıca hem EBV hem de streptokok süt, peynir, yağ, yumurta, mısır, kanola ve genetiği değiştirilmiş soya gibi besinlerle beslenir, yani bunları yemek bağırsak rahatsızlığını artıracaktır, böylece huzursuz bağırsak sendromu,[16] Crohn hastalığı ve çölyak gibi rahatsızlıklar meydana gelebilir.

Libido Kaybı

Bu belirti tiroit kaynaklı değildir. Hipotiroidi ya da Hashimoto hastalığı yaşayan pek çok kişi yeterli libidoya sahiptir. Gerçekte kadınların seks dürtüleri adrenal bezlerin gücüyle belirlenir. Bu, vücudun koruma mekanizmasıdır; eğer vücutta doğum için yetecek kadar rezerv yoksa libido bir düğmeye basılmış gibi kapatılır. (Diğer taraftan, erkeklerde adrenal bezlerde sorun olsa dahi yeterli libido vardır.)

Düzensiz Âdet Döngüsü

Düzensiz âdet döngüsü pek çok şeyden kaynaklanıyor olabilir, hiçbiri de tiroit beziyle ilgili değildir. Ortak görülen sebeplerden ilki rahim ve yumurtalıklarda meydana gelen kronik EBV enfeksiyonudur. Hatırlayın, İkinci Evre'de EBV üreme organlarına girebiliyordu. Rahimde tümör ya da yumurtalıklarda kistlere kadar ilerlemiş olsa da olmasa da virüsün varlığı üreme sisteminin normal işlevini aksatır.

Eğer âdet düzensizliği yaşıyorsanız bunun sebebi EBV'den kaynaklanan böbreküstü bezlerinin normal çalışmaması durumu olabilir. Ayrıca aşırı miktarda protein, yağ, süt ürünleri ve yumurtayla beslenmek de âdet dönemi sorunlarına yol açabilir.

Bulanık Görme ve Diğer Görme Problemleri

Göz doktoruna giderek ve/veya kullanmanız gereken bir gözlükle açıklayamadığınız bir şekilde bulanık görüyorsanız bu muhtemelen kan dolaşımında bulunan ve (1) sinir ileticilerinde kısa devre yaratan, (2) görme sinirini zayıflatan EBV nörotoksinlerine bağlıdır.

Epstein-Barr virüs hücreleri ayrıca gözün içine de girerek bu organa zarar verebilir, hatta bazen iyice ileri giderek retina yırtılması veya göz tansiyonu gibi sorunlara neden olurlar. Zona virüsü de görme sinirini zayıflatacak yetiye sahiptir.

Göz Önünde Uçuşan Noktalar ve Şekiller

Bu belirti genellikle Graves hastalığı ve hipotiroidi ile birlikte görülür, yine de her du-

16 Türkçe kaynaklarda daha çok irritabl bağırsak sendromu olarak kullanılıyor. *-çn.*

rumda bu hastalıklara eşlik etmediği gözden kaçırılmamalı. Bu sorunu yaratan vücudunuz değildir. Bir kez daha, sorunun altında yatan sebep EBV'dir: Kimi saldırgan virüs türleri tiroit bezini fazladan doku üretimine zorladıkları zaman, bu fazladan dokudan aşırı tiroit hormonu üretilir ve bu fazladan steroid bileşenler şişkinlik yaratarak göz önünde noktalar ve şekillerin uçuşuyor gibi görünmesine neden olur. Bu steroid bir yanıttır; aşırı miktarda büyüme hormonu alan bir kişide de aynı şey olur.

Deri Renginde Bozulma

Düşük seviyeli bir EBV enfeksiyonu sebebiyle karaciğer işlevini yerine getiremediğinde tıpkı sarılık gibi kan testlerinde ortaya çıkmayan öd kesesi sorunları yaratabilir. Aslında derinizin hafif sarı bir renk alması durumunda suç tiroit bezinde olabilir. Hata yapmayın: Bu belirtinin hipotiroidle ilgisi yoktur. Bu bir karaciğer sorunudur.

Bu belirtiler listesinde tekrar tekrar gördüğünüz gibi karaciğer sağlığınız açısından büyük rol oynamaktadır. Eğer birinin karaciğerinde uzun zamandır EBV süzülüyorsa ve bu insan düzenli olarak düşük dozda dahi olsa antibiyotik veya diğer ilaçlardan tüketiyorsa karaciğer eski kan hücrelerinin parçalanmasıyla oluşan öd sıvısıyla aşırı yüklenmiş olacaktır. Dışarı atılmak yerine kana yeniden karışan öd sıvısı ten renginde sararmaya yol açar.

(Deride dolaşıma bağlı renk değişimiyle ilgili açıklama için sonraki sayfalarda yer alan "Raynaud Sendromu" başlığına bakınız.)

DİĞER SAĞLIK SORUNLARINIZ NE ANLAMA GELİYOR?

Tiroit rahatsızlıklarından mustarip insanlar genellikle diğer sağlık sorunlarını da beraber yaşarlar ve bu durum yanlış bir şekilde ayrı sorunlarmış gibi değerlendirilir. Birçok sağlık sorununu bir arada yaşamak çok cesaret kırıcı olabilir; sadece kendinizi artık iyileşemeyecek biri olarak görmeniz değil, aynı zamanda bir süre sonra başka rahatsızlıkların da belireceğini düşünmek umudunuzu kırar, eğer tiroit bezinizle ilgili otoimmün bir rahatsızlığınız varsa daha başka otoimmün rahatsızlıklara da açık olduğunuzu düşünürsünüz.

Bu endişelerin canınızı sıkmasına izin vermeyin artık. Gerçek şu ki, pek çok sağlık sorununun arkasında EBV bulunuyor –ve bunların çoğu da otoimmün rahatsızlıklar– yani çok büyük bir ihtimalle savaşmak zorunda kaldığınız ve gözünüzü korkutan bu şeyler birbirinden ayrı, ilgisiz belirtiler değil. Aksine hepsi de aynı kaynaktan geliyor. Kronik yorgunluk sendromu, romatoid artrit, Lyme hastalığı, fibromiyalji ve lupus gibi rahatsızlıkların da içinde bulunduğu hastalıkların hepsi EBV'den kaynaklanır ve tiroit rahatsızlıkla birlikte seyreder, çünkü hepsine sebep olan şey aynı virüstür. Bu kitapla kendinizi bu virüsten nasıl kurtaracağınızı öğrendiğiniz için probleminizin temeline inebilecek donanıma sahip olacak ve hayatınızı yoluna koyacaksınız.

Şimdi, tiroit sorunlarıyla birlikte insanların en çok yaşadığı diğer rahatsızlıklara göz atalım. Unutmayın, bunlar diğer kaynaklarda okuduğunuz standart cevaplar değildir.

Perimenopoz ve Menopoz

Sıcak basması, kilo almak, saç dökülmesi, hafıza kaybı, zihinde bulanıklık – tiroitle mi yoksa menopozla mı ilgili olduğu belli olmayan birçok sorun var. Bir kadın "hayatını değiştiren" bir teşhisle karşı karşıya kalabilir, bu bir tiroit sorunuyla birlikte ya da tek başına olabilir, her iki durumda da kadın vücudunun isyan ettiğini, hızla yaşlandığını düşünecektir.

Halbuki bu sorunların ne tiroit beziyle ne hormonlarla ne de yaşlanmayla bir ilgisi vardır. Çoğu zaman sebep EBV'dir (önceki sayfalarda virüsün bu belirtileri ortaya çıkaracak ne gibi yetenekleri olduğunu okudunuz). Ayrıca genellikle menopozla birlikte radyasyon ya da tarım ilacına maruz kalmak da bu rahatsızlıklara yol açabilir.

Medikal Medyum serisinin ilk kitabında da açıkladığım gibi menopoz sancılı, rahatsızlık veren bir süreç değildir aslında, yaşlanmanın yavaşlamaya başladığını bildirir. Tarihte şöyle bir tesadüf yaşandı: EBV'nin kuluçka döneminin tiroit bezinde enfeksiyon başlatmasıyla ortaya çıkan belirtiler bir kadının âdet döngüsünün sona erdiği dönemde ortaya çıkan belirtilerle birbirine karıştı. Şu günlerde daha saldırgan olan ve hızla gelişen EBV türlerinin ortaya çıkmasıyla kadınlar hipotiroidiye daha erken yakalanıyorlar ve artık 25 yaşında ya da daha genç kadınlara perimenopoz teşhisi koyuluyor. Bu pek çok genç kadını kişilik krizlerine sürükleyen bir yanlış; vaktinden önce yaşlandıklarını düşünüyorlar, aslında sorun virüsle ilgili ve baş edilebilir bir problem.

Kısırlık, Düşük ve Diğer Gebelik Sorunları

Tiroit sağlığı konusunda lider kişiler arasında düşük, kısırlık, preeklampsi[17] ve düşük kilolu doğum gibi problemleri hipotiroidinin yarattığına dair yanlış bir kanı var. Hatta annedeki hipotiroidinin bebekte dikkat eksikliği hiperaktivite bozukluğuna yol açabileceğine dair bir teori bile var. Bu akım, gelecek yıllarda gebelikle ilgili herhangi bir sorun yüzünden suçu annenin tiroit bezine atmaya doğru gidiyor. Geleneksel tıptan yana olan doktorlar da alternatif düşünen doktorlara katılacak ve ilerleme sağlanıyormuş gibi görünse de bu kadar acı ve şikâyete neden olan esas nedenden uzaklaşılacak. Çünkü eğer tıp camiası henüz tiroit hastalığının nasıl geliştiğini anlayamadıysa gebelik sorunlarıyla ile bu rahatsızlık arasındaki bağı nasıl kuruyorlar?

Eğer düşük, hamile kalamama ya da zor bir gebelik dönemi veya doğum gibi sorunlarınızın hipotiroidi ile ilgili olduğu açıklamasıyla rahatlatıyorsanız sizi bu düşüncenizden caydırmak istemem. Ancak yaşadığınız şeylerin hâlâ çok gerçek bir açıklaması var ve tüm bu olanlar sizin suçunuz değil. Evet, gebelik öncesinde ya da sırasında hipotiroidi rahatsızlığı yaşamak yaygın bir şeydir. Ancak bu zamanlama yine de üreme sorunlarınızın altında yatan şeyin yeterince çalışmayan tiroit beziniz

17 Gebelik zehirlenmesi. –*çn.*

olduğu anlamına gelmez. Daha doğrusu, tiroit sorunu gerçekte neler olduğunu işaret eden bir ipucu veya bir belirteçtir, sorunun kendisi değil.

Gerçek sebep tamamen başka bir şeydir; yeterince fon ayrılmayan, göz ardı edilen ve yeterince araştırılmayan şey. Tiroit rahatsızlığınızın arkasında yatan patojen üreme sorunlarınızın arkasındaki sebeple aynıdır: EBV. Bir kez daha aslında sorunların sebebi bu patojenken suçlanan vücudunuz olmuştur. Gerçekte tiroit bezinin düşük yapmakla bir ilgisi yoktur. Bu bez tehlikede olsa bile yolladığı radyo dalgaları benzeri frekanslar üreme sisteminizi ve büyüyen bebeği destekler; tiroit öyle gelişmiştir ki yeterince tiroit hormonu üretemediği zamanlarda bile gebelik sorunlarını önleyebilme yetisine sahiptir. Üstelik daha önce gördüğümüz gibi, bu yetersizliği telafi etmek için böbreküstü bezler tiroit hormonunu taklit eden hormon karışımları salgılar (ancak günümüzün kan testlerinde bunlar belirlenemez çünkü kendilerine has kimyasal bileşimleri ***kusursuz*** bir eşleşme yaratmaz.)

Asıl sorun EBV üreme sistemini hedef aldığında ortaya çıkar. Daha önce okumuş olduğunuz gibi, İkinci Evre'nin bir bölümünde EBV genellikle üreme organlarına girer. Bu da daha sonra ortaya çıkacak olan kısırlık ve gebelik sorunlarına yol açar. Virüs Üçüncü Evre'ye ulaşıp tiroit bezine girdiğinde –genellikle burada hipotiroidiye sebep olur– rahim ve/veya yumurtalıklar bir süredir virüsle savaşıyor olur, yani sorunlar tiroit bezinin düzgün çalışmamasıyla aynı zamanda ortaya çıkar. Sıklıkla bu dönem bir kadının üreme yıllarına denk gelir ve sorun burada başlar.

Üstelik gebelik ve doğum sırasında salgılanan hormonlar EBV'yi besler, düşük seviyeli ya da uykuda olan bir enfeksiyonu harekete geçirir ve ilerlemesine sebep olur. Gebelik ayrıca bir kadının bağışıklık sisteminin enerjisini çeker ve sistemini EBV'ye daha duyarlı bir hale getirir. Bu da yıllarca hiçbir belirtiye sebep olmamış bir viral enfeksiyonun kadın hamile kaldığında tiroit bezine ilerlemesi ve sorun çıkarması anlamına gelir.

Örneğin genç bir kadın, öğrencilik yıllarında mono geçirmiş olabilir, mezun olduğunda ise EBV rahmine ilerlemiştir. Virüs o bölgede yuvalandığı için rahimde tümörler oluşmuştur. Bunun yıllar önce geçirmiş olduğu mono ile bir ilgisinin olduğuna dair en ufak bir fikri bile yoktur. 20'li yaşları boyunca virüs bazen uyku evresinde kalır, bazen de aktif dönemini yaşar, daha sonra belki tiroit bezi ya da daha da ileri gitmiş olabilir, başka EBV sorunları yaşamış olabilir –kilo almak, zihin bulanıklığı, saç dökülmesi, kuru ve çatlak cilt gibi– ve hâlâ tüm bunların öğrencilik yılları veya tümörle olan bağlantısı hakkında bir delil yoktur ortada, o da hepsinin aynı sağlık sorunu olduğunu bilemez. Daha sonra, diyelim ki 30'lu yaşlarında, hamile kaldı, tüm bu belirtiler olanca güçleriyle ortaya çıktı ve neredeyse çocuğunu kaybetme tehlikesiyle karşı karşıya kaldı. O zaman doktor bir kan taraması yapacak ve ona hipotiroidi teşhisi koyacaktır, bu belirtilerin ve neredeyse yaşamak üzere olduğu düşük sorununun sebebi olarak düşük tiroit hormonu seviyesi gösterilecektir. Aslında tüm bunların sebebi her zaman için EBV olmuştur.

Dolayısıyla üreme sorunlarına yol açan şey tiroit bezi değildir, üreme sistemindeki virüs, kist, tümör, düzensiz âdet, fallop tüpü tıkanıklığı, preeklampsi ve/veya gizli ve belirlenemeyen rahim iltihaplanmalarına sebep olarak sağlıklı bir hamileliğe engel olur.

Son sorun, rahim iltihaplanması, birçok düşük vakasının arkasında yatan sebeptir. EBV rahmi hedef aldığında bu organı iltihaplandırır ve açıklanması imkânsız spazmlara sebep olarak hamileliği engeller. Bu gibi düşükler EBV'yi besleyecek biçimde aşırı viral madde yüklü yüksek düzeyde zehirli ağır metal birikmesi olan kadınlar arasında çok yaygındır. (Rahimde bulunan ve sperm yoluyla geçen zehirli ağır metaller de bebek gelişimi açısından sorun yaratır. Bunun bir örneği dikkat eksikliği hiperaktivite bozukluğudur. (Bu rahatsızlıkla ilgili tam bir açıklama için ***Medikal Medyum***'da DEHB ve otizm için ayrılan bölüme bakabilirsiniz.)

Bazen bir kadında EBV belirtileri doğumdan sonra ortaya çıkabilir. 2. Bölüm "Tiroit Virüsü Tetikleyicileri"nde gördüğümüz gibi bir kadın doğum yaptığı zaman kan dolaşımına karışan aşırı miktardaki hormon desteği Epstein-Barr virüs için besin kaynağıdır. Bu süreçte salgılanan adrenalin miktarı doğum yapmayan bir kişi için ömür boyu yetecek kadardır; bağışıklık sistemini zayıflatıp EBV'yi hızlandıracak kadar da bol. Sonuçta bir kadın aşırı yorgunluk, depresyon, gerginlik, kilo almak ve zihin bulanıklığı gibi sorunlar yaşarken doktoru ona yanlış bir biçimde doğum sonrası depresyon, tiroit sorunu hatta Lyme hastalığı teşhisi koyabilir. (Yeni anne olan bir kadın EBV tarafından çaresiz bırakılmamış olsa bile hormonların etkisinden kurtulana kadar, kısa bir süre için, en azından hafif bir adrenal yorgunluk, halsizlik, biraz depresyon ve yorgunluk yaşayabilir.) EBV'nin daha aktif ve saldırgan olması ayrıca bir kadının hamile kalma ve hamileliğini sürdürme gibi konularda daha fazla zorluk yaşayabileceği anlamına gelir. Yukarıdakilerin hiçbiri hamile kalmaktan kaçınmanız gerektiği anlamına gelmez. Gebelik ve doğum hayatın harika tarafıdır. Sadece, güçlü bir anne olabilmek için böbreküstü bezlerinize ve genel sağlığınıza fazladan özen göstermeniz gerekir.

Birçok kadında üreme sorunlarına yol açan bir diğer ana faktör ise üreme sistemi "pili"nin zayıf olmasıdır. Bu kendi başına meydana gelebilir, vücutta viral bir hareketlilik olmadan veya EBV'nin üreme sisteminin enerjisini ve kaynaklarını kendine çekmesi sonucunda gerçekleşebilir. Bu durumda en iyisi viral yükünüzü hafifletmek ***ve*** pilinizi yeniden doldurmak olacaktır. Bu konuda daha fazlası için ***Medikal Medyum – Hayat Değiştiren Yiyecekler*** isimli kitabımın "Doğurganlık ve Geleceğimiz" adlı bölümüne bakabilirsiniz.

Polikistik Over Sendromu (PKOS)

Gördüğümüz gibi EBV vücutta ilerlerken yuvalanma bölgesi olarak yumurtalıkları seçebilir. Burada bağışıklık sistemi virüsün büyümesini engellemeye çalışırken virüs birtakım kistler oluşmasına yol açar ve onların içinde yaşayıp büyümeye devam eder. Bu kistler gelişirken bağışıklık sistemini zorlayarak EBV'nin Üçüncü Evre'ye yani tiroit bezinin iltihaplanması ve bozulması aşamasına daha çabuk geçmesini sağlar. Bu yüzden Polikistik Over Sendromu (PKOS) ve tiroit sorunları genellikle aynı zamanda ortay çıkar.

Kilo almak da PKOS ile bağlantılıdır. PKOS ***yüzünden*** meydana gelmez ancak hormon dengesizliğinden de meydana gelmez. PKOS için kilo alımını suçlamak sağlık otoritelerinin gerçek sorunları gözden kaçırarak saptıkları kolay yoldur. Bu bölümde daha önce sözünü ettiğim kilo alımına bakacak olursak her şey karaciğer ve lenf sisteminde bitiyor. Gerçek şu ki, PKOS sorunu yaşayan kadınların sadece yarısı kilo alıyor. Polikistik over sendromu olan ancak kilo almayan kadınlar genellikle genç yaştalar, görece daha iyi durumda bir karaciğer ve lenf sistemine sahipler. Diğer yandan, eğer bir kadın yıllarca EBV, onun atıkları, diğer zehirli maddeler ve besleyici olmayan yiyeceklerle karaciğerine aşırı yüklendiyse ve lenf sisteminde yedeklemeye sebep olduysa o zaman kilo alımından söz edilebilir. Aynı zamanda PKOS'nin sebebi EBV'dir.

Meme Kanseri

Meme kanserinin gerçek sebebi EBV'dir. EBV karaciğerden tiroit bezine ilerlerken lenf sistemi onu göğüs bölgesinde yakalamaya çalışır -ve kimi EBV türleri bu bölgede yakalandıklarında tümör, kist veya lezyonları oluştururlar. Bu yüzden meme kanseri sadece meme ile sınırlı değildir– genellikle koltuk altı ve lenf bezini de etkiler.

MTHFR Gen Mutasyonu

Size de MTHFR gen mutasyonu teşhisi koyuluysa şunu aklınızdan çıkarmamalısınız; başka yerlerde ne duymuş olursanız olun, bu mesele teknik olarak gen mutasyonu değil. Gerçekte olan şey viral bir enfeksiyon, en azından EBV (kişiye bağlı olarak başka virüsler de olabilir) zaman içinde karaciğeri etkilemiş, o da vücudun B12 vitamini ve diğer önemli besinleri üretmesi ve işlemesini etkilemiştir. Bu homosistein seviyelerini yükseltir ve günümüzün moda olan, yeni ve oldukça tutarsız MTHFR gen mutasyonu testinin sonucunun pozitif çıkmasını tetikler. "Büyük Hata 4: Sebep Olarak İltihaplanma"da göreceğimiz gibi, bu da diğer bir (yanıltıcı) iltihaplanma testidir. Viral enfeksiyon kontrol altına alındığında ya da yok edildiğinde gen mutasyonu testinin sonucu değişir ve gen mutasyonunuz olmadığını gösterir; bu da gerçekte asla bir gen mutasyonunuz olmadığını kanıtlar. Bu sıkıntılı bir başlıktır, gen mutasyonu teşhisi sayısının artmakta olduğu göz önüne alınacak olursa, bu kafa karıştırıcı teori hakkında harika doktorlar ve pratisyenler çok fazla zaman ve enerji harcıyorlar. Gelecekte bununla ilgili benden çok şey duyacaksınız.

İyileşmeyen Yaralar

Uzun zaman önce iyileşmiş olması gereken bir yara hâlâ size acı veriyor ve doktorlar neden kendinizi daha iyi hissedemediğinizi bir türlü açıklayamıyorsa hem sizin umudunuz kırılır hem de çevrenizdekiler neden eski yaşantınıza dönemediğinizi anlayamazlar. Bu durumdaki pek çok insanın duyduğu şey bu acıları kendilerin yarattığıdır, yeniden iyileşme korkusuyla veya dikkat çekebilmek adına bunu yaptıkları söylenir ya da iyileşmek için yeterince gayret etmiyorlardır. Bu düşüncenin gururunuzu kırmasına izin vermeyin. Devam eden bu şikâyetinizin gerçek açıklaması bunlar değil.

Yaralandığınız zaman o bölgede bulunan sinirlerin üstünü kaplayan miyelin kılıf bir ipliğin tiftiklenmesi gibi yıpranır, sinirin üstünde bulunan küçük, tüysü kök uzantılar sinirden kopar ya da zarar görür. Yaralanmış sinirler, vücudunuzun iyileştirme mekanizmasını olay yerine çağırmak için "alarm" hormonlarını tetikler. Sisteminizde EBV bulunuyorsa o da bu hormonu algılar ve fırsattan faydalanarak o bölgedeki sinirlere doğru harekete geçer. Yaralı kök uzantılar EBV hücrelerin sinire tutunması için açıklık oluşturur ve uzun süre boyunca o bölgeyi iltihaplandırabilir; EBV fark edilmediği zaman bu yıllarca sürebilir.

Eğer Dördüncü Evre EBV yaşıyorsanız – hiçbir kaza ya da yaralanma olmadan– rekor düzeyde viral nörotoksin salgılanır ve daha önce hiç meydana çıkmayan sinir problemlerine sebep olur. Daha önce sözü geçen endişe, karıncalanma ve uyuşma hissi, baş dönmesi gibi belirtilerde okuduğunuz gibi kan dolaşımında aşırı düzeyde bulunan bu nörotoksinler hassaslık geliştirir, alerjik tepkilere neden olabilir. EBV vücudunuzda aktif durumdaysa sonuç iyice zor bir iyileşme dönemi olacaktır. Virüsten kurtulduktan sonra ilerleyebilirsiniz.

Fibromiyalji

Fibromiyaljiden kaynaklanan ağrı, sızı, hassasiyet, yorgunluk ve tutulma/kasılma gibi şikâyetler Dördüncü Evre EBV'nin salgıladığı nörotoksinlerin hem sinir sistemi hem de sinirler üzerinde oluşturduğu kronik iltihaplanmadır. Bunlar, sinir üzerinde hassas noktalar oluşturacak hafif çatlama ve yarılmalara sebep olur. Kimi saldırgan EBV türleri iyice ileri giderek bu zayıf noktalara tutunur ve daha fazla iltihaplanma ve acı yaratır.

Kronik Yorgunluk Sendromu (CFS), Kronik Yorgunluk İmmün Disfonksiyon Sendromu (CFIDS), Miyaljik Ensefalomiyelit (ME), SEID

Tıp camiası bir zamanlar tembellik olarak adlandırılan bu salgın yorgunluğu anlamak için yoğun bir çaba gösterirken bu duruma birçok isim veriliyor. Aslında CFS –ya da size hangi isim söylendiyse– devam etmekte olan ve kronikleşmiş Dördüncü Evre EBV enfeksiyonundan kaynaklanan nörolojik bir yorgunluktur. Viral nörotoksinler genellikle adrenal yorgunluk ile karıştırılan bir dermansızlıkla merkezi sinir sistemini iltihaplandırır ve tüketir (ikisinin arasındaki fark için bu bölümde daha önce geçmiş olan "Yorgunluk" başlığına bakınız). Daha saldırgan türlerinde nörotoksinler daha ağır bir yorgunluk yaratan –MR ya da CT taramasıyla belirlenemeyen– hafif düzeyli bir ensefalitiye bir sebep olur.

Egzama ve Sedef Hastalığı

Bu cilt rahatsızlıkları karaciğerde keşfedilemeyen tıbbi sorunlara indirgenir. Bunlar bir doktorun bu karmaşık organda neler olup bittiğini belirleyemeyen kapsamlı kan testleri sonucunda bulabileceği karaciğer enzimi sorunları değildir. Aksine egzama ve sedef hastalığı, yüksek düzeyde zehirli bakır, DDT ve diğer tarım ilaçları birikintileriyle karaciğerde beslenen bir patojenden –genellikle EBV– kaynaklanır. Virüs bu zehirlerle beslendiğinde ciddi kızarıklıklar, pul pul dökülme, çatlak, tahriş ve kaşıntıya sebep olan etkili bir dermatoksin salgılar.

Normalde karaciğer bu dermatoksinleri tıpkı diğer atıklar gibi süzer, bağırsak ve böbrekler de onu vücuttan dışarı atar. Ancak karaciğer ve vücut aşırı EBV ile yüklendiğinde normal arınma işlemi sekteye uğrar, bu yüzden bu zehirler deri yoluyla dışarı çıkmaya çalışır. Karaciğer kötüye gittikçe egzama ve sedef hastalığı da kötüye gider çünkü işlevi engellenmiş olan karaciğer daha fazla dermatoksin kaçırmaya başlar. Daha fazla egzama ve sedef hastalığına sahip olan insanlar saç dökülmesine daha yatkındır.

Lupus

Tıp camiası henüz bu iltihaplı duruma neyin sebep olduğunu belirleyebilmiş değil, bu nedenle yanlış bir biçimde otoimmün olduğu düşünülüyor. Aslında böyle değil; lupus, bağışıklık sisteminin altüst olduğu ve vücudu hedef aldığının kanıtı değil. Lupusun gerçek sebebi EBV'dir. Aslında lupus, virüsün atık maddesine gösterilen alerjik bir tepkidir: Dermatoksinler (bu yüzden cilt sorunları sıklıkla lupusa eşlik eder), nörotoksinler, atık maddeler ve ölü virüs hücreleri. Zaman içinde bu maddeler çok biriktiğinde, EBV'nin Üçüncü Evresinde vücut bunlara karşı aşırı hassasiyet gösterebilir ve bu sebeple çeşitli iltihaplanma belirtileri ortaya çıkar. Bu ayrıca homosistein seviyesini de yükselterek gen mutasyon testlerinde yanlış pozitif sonuçları tetikler. (EBV'den kurtulduğunuzda gen mutasyon testlerinin sonuçları tekrar normale döner.)

Lupus, EBV'nin aynı zamanda tiroit bezini hedef aldığı Üçüncü Evre'de başladığı için, lupus hastalığı olan bir kişi bunun farkında olsa da olmasa da aynı zamanda sağlıklı olmayan bir tiroit bezine sahiptir.

Multipl Skleroz (MS)

MS'in gizli sebebi Epstein-Barr virüstür. Bu teşhisle sonuçlanan iki tip EBV vardır: (1) Bu EBV türünde kişi zayıf bacaklar, zayıf kollar, hafif titremeler ve ciddi karıncalanma ve uyuşmalar yaşar. Bu, EBV nörotoksinlerinin vücutta birçok siniri iltihaplandırması sonucu ortaya çıkar. Genellikle MS olarak teşhis edilir (ya da Lyme hastalığı) ancak medikal taramalarda hiçbir lezyona rastlanmaz. (2) Diğer EBV türü beyne ulaşır, burada lezyonlara, hafif ensefalitise ve önceki türle çok benzer belirtilere sebep olur. Eğer sizin de beyninizde lezyonlar oluştuğu söylendiyse bunlardan korkmayın, yüz binlerce insan irili ufaklı beyin lezyonlarıyla yaşamlarına devam etmekte. Birçok vakada, bu EBV türüyle birlikte ortaya çıkan belirtiler lezyonların kendisinden değil, yine o EBV nörotoksinlerinden kaynaklanır.

MS Dördüncü Evre EBV sırasında meydana geldiği için bu hastalığa sahip insanlar, teşhis edilmiş olsa da olmasa da genellikle tiroit sorunları da yaşarlar. Her türlü MS teşhisi –ve tabii tiroit sorularıyla da– baş etmenin en iyi yolu EBV ile savaşmak ve sinir sistemini güçlendirmektir. (MS hakkında daha fazlası için ***Medikal Medyum***'da ilgili bölüme bakınız.)

Lyme Hastalığı

Hangi doktora göründüğünüze bağlı olarak kimi belirtiler sonucunda MS, fibromiyalji, kronik yorgunluk sendromu, RA, ALS, parazite bağlı enfeksiyon, lupus ya da Lyme hastalığı teşhis edilebilir çünkü bu durumların hepsi virüs nedenlidir; bu yüzden bu hastalıkların arasındaki çizgi bulanıklaşmıştır. Bu doğru: İlk kitabımda da açıkladığım gibi Lyme hastalığı viraldir, bakteriyel değil. Bunu Lyme belirtilerinden şikâyet eden onca insana bir cevap sunmaya çalışan tıp camiasındaki ilerlemeyi yok gördüğümden söylemiyorum. Medikal araştırmalarda gerçekleşen bu ilerlemenin bir sonraki aşaması Lyme hastalığı belirtilerinin viral olduğu gerçeğini su yüzüne çıkarmaktır, bakteri sadece ortamda bulunmaktadır. Birçok insanın Lyme belirtileri EBV'den kaynaklanır, ancak herpetik ailesinden gelen diğer virüsler de HHV-6'dan henüz keşfedilmemiş olan HHV-9, HHV-10, HHV-11 ve HHV-12'ye kadar hepsinin sebep olabilir. Sürpriz! Bu okuduğunuz sizi hayrete düşürdüyse bütün sorularınızın cevaplarını bulmak için ***Medikal Medyum***'un Lyme hastalığı bölümüne bakabilirsiniz.

Zaten o bölümü okuduysanız Lyme hastalığı tetikleyicileri listesinin bu kitabın ikinci bölümünde bulunan tiroit virüsü tetikleyicileri listesine çok benzediğini fark etmişsinizdir. Bu, bir kez daha, hem Lyme hastalığı hem de tiroit sorunlarının viral olmalarından kaynaklanır, yani bu belirtilerin tetikleyicileri arasında birbiriyle çakışan çok madde vardır.

Romatiot Artrit (RA)

Eklemlerde meydana gelen şişkinlik, ağrı, kasılma ve hatta kimi durumlarda şekil bozuklukları otoimmün bir rahatsızlık değildir; RA için getirilen bu açıklama gerçeğin anaşılmasına yardım etmez. Vücut, kafası karıştığı için eklemlere saldırmaz. Ancak Dördüncü Evresinde bağdokular, eklemler ve bağlara giren ve bu bölgelerde iltihaplanmaya sebep olan özel bir EBV türü vardır, iltihaplanma vücudunuzun istilacıyı belli bir noktada tutma çabasıdır. Parmak eklemlerinde ve servikal omurgada meydana gelen şişkinlik ve buna benzer belirtiler bağışıklık sisteminizin, virüsün daha derinlere ilerlememesi, sinirler ve dokularda kalıcı hasara yol açmaması için savaştığının bir göstergesidir. Hafif seyreden türlerinde gizemli ağrı ve sızılarla birlikte kendiliğinden ortadan kaybolabilir. İlerlemiş türlerde ise insanlar ciddi eklem şişkinlikleri ve RA teşhisiyle karşı karşıya kalırlar.

Bağdoku Bozuklukları (Ehlers-Danlos Sendromu da dahil)

Bu durum Dördüncü Evre'de (kimi zaman da Üçüncü Evre'de) bulunan ve DDT, diğer tarım ilaçları, cıva ile kimi çözeltilerle karaciğerde beslenen bir EBV türünden kaynaklanır. Çoğu kan bağı yoluyla da geçip kuşaktan kuşağa aktarılabilir. Virüs beslendikçe, aynı zamanda hem bağdokuyu zayıflatan hem de sinirleri iltihaplandıran nörotoksinler ve özel bir bağdoku zehri salgılar. Bu son dönem bir EBV durumu olduğu için, aynı zamanda tiroit sorunlarınızın da olduğunu gösterir, ancak yine de bu bir tiroit ***belirtisi*** değildir.

Sarkoidoz

Kimi EBV türleri merkezi sinir sistemindense lenf sistemine ve organlarına odaklanır. Bu durumda virüs daha sonraki aşamalara ilerledikçe arkada pek çok virüs hücresi kalır ve akciğerler, kalp ve boyun bölgesinde bulunan lenf bezelerine saldırarak lenf sisteminde ve organlarda şişkinlik ve yaralanmalara neden olur. Virüs Dördüncü Evre'ye geldiğinde bu durum sarkoidoza dönüşür. Bu da sarkoidozu olan bir insanın aynı zamanda tiroit sorunu da (Üçüncü Evre EBV) olduğu anlamına gelir, bu yüzden bu durum tiroit kaynaklı değildir.

Pulmoner Fibrozis, Kistik Fibroz, İnterstisyel Akciğer Hastalığı

Genellikle akciğerleri rahatsız eden bu rahatsızlıklar EBV ve EBV'nin antibiyotiğe dirençli kofaktörleri, ***Streptokok*** bakterisinden kaynaklanır – kronik idrar yolu iltihaplanması (UTIs) ve streptokok anjini gibi rahatsızlıkları da içine alan birçok sorunun arkasındaki suçlu. Yumurta, süt ürünleri, buğday ve domuz etinden uzak durmak bu gibi durumlarda önemlidir.

Hipoglisemi ve Tip 2 Diyabet

Tip 2 diyabete bir tiroit sorununun eşlik etmesi yaygın bir durumdur, çünkü EBV, diğer zehirler ve yağ oranı yüksek beslenme karaciğeri zorlayarak yeterince çalıştırmaz veya işlevsiz hale getirir. Bu durumda karaciğer, insülin konusunda bel bağladığınız pankreası korumak için glikojen olarak glikoz depolayamaz. Aynı zamanda, böbreküstü bezleri tiroit bezini desteklemek ister, aşırı adrenalin pankreası kavurur ve ileride ihtiyaç duyduğunuz insülini üretemeyecek duruma gelir. Sonuç olarak kan şekeri dengesizliği yaşarsınız. (Hipoglisemi ve tip 2 diyabet hakkında daha fazla bilgi için ilk kitabımda bu konulara ayrılmış olan bölüme bakınız.)

Reflü

Birisi mide ekşimesi sorunu yaşıyorsa sorunun yarısı midede yarısıysa karaciğerdedir. Bu yüzden reflü midedeki hidroklorik asit (faydalı bir asit) seviyesinin düşük olmasından meydana gelir, bu da karaciğerin EBV yüzünden işlevini yitirmesi ve sindirime yardımcı olacak safra salgısını az üretmesiyle oluşur. Sonuç olarak midedeki kötü asitler artar. Bu asitler yemek borusuna yükseldiğinde mide ekşimesi hissedilir.

Sadece EBV'nin reflüye yol açmadığı medikal araştırmalar ve bilim tarafından henüz bilinmiyor; bu durum ayrıca tiroit sağlığını da etkiler. İnsanların midelerinde hidroklorik asit (iyi asit) seviyesinin düşük olması sebebiyle verimsiz asit düzeyi yükseldikçe, bu kötü asitler uyku sırasında yemek borusuna çıkar ve doğrudan tiroit bezine amonyak salınımı gerçekleşir, bu durum da tiroit bezinin iyileşmesini engeller.

Streptokok

Strep bakterisi EBV'nin kofaktörü olduğu için virüs geliştikçe o da gelişir. Bu yüzden tiroit sorunları olan insanlar –hepsi de streptokokla ilgili olan– sinüs sorunları, mesane hassasiyeti, idrar yolu iltihaplanması, bakteriyel vajinozis, incebağırsakta aşırı bakteri (SIBO), IBS, akne ve boğaz ağrısı gibi rahatsızlıklara yabancı değildir.

Çölyak Hastalığı

Çölyak hastalığı otoimmün bir rahatsızlık değildir, gluten hassasiyetiyle de sınırlı değildir. Daha ziyade, aslında EBV'nin kofaktörü strep kaynaklı olan bu bağırsak iltihaplanmasını tetikleyen şeylerden biri de buğday glutenidir. Strepin en sevdiği diğer besinler bağırsakta bulunan yumurta, süt ürünleri ve mısır ile birlikte karaciğerden bağırsağa bırakılan biyofilm, nörotoksinler, virüslerin kılıfları, diğer EBV atıkları ve zehirli ağır metallerdir. Bu maddeler strepe güç kazanmak ve zarar vermek için enerji sağlar.

Raynaud Sendromu

Derideki renk değişimi EBV ve onun atık maddeleriyle kısmen tıkanmış bir karaciğer ve bu maddelerin yeniden kana karışması sonucu ortaya çıkar. Raynaud Sendromu vakalarının çoğunda hastada uzun zamandır, çocukluğundan beri, EBV enfeksiyonu vardır. Virüslerin çoğu tiroit bezi ya da daha ileriye gitmişken bazı virüsler karaciğerde kalır ve uzun süreli sorunlara yol açar. Kan bu viral zehirlerle dolunca kıvam kazanır, kan zehirlenmesine neden olur, sonuç uzuvlarda yetersiz kan dolaşımıdır. Bu da el ve ayaklarda renk değişikliklerine sebep olur. Raynaud olan insanların çoğu hafif bir karıncalanma ve hatta kimi zaman uyuşma hissederler çünkü kana geri karışan çamurun içinde nörotoksinler bulunmaktadır.

Cushing Sendromu

Cushing tıp camiası tarafından adrenal bir işlevsizlik olarak anlaşılıyor ve bu bir noktaya kadar da doğru. Anlaşılmayan şey altta yatan sebebi: EBV'den dolayı uzun zamandır tiroit sorunu yaşıyorsanız böbreküstü bezleriniz yıllardır aşırı çalışmış ve tiroit hormonu üreticileri ve dengeleyicilerinin yerini tutmaya çabalamıştır. EBV'den zarar görmüş bir karaciğer de böbreküstü bezlere fazladan yük getirir. Bu adrenal zorlanmanın üstüne Cushing olan insanlar bir de tipik olarak ciddi stres ve yetersiz beslenme gibi böbreküstü bezleri zayıflatan diğer faktörlerle karşılaşmışlardır. Bu sorunlardan ötürü en üst seviyede çalışmaya zorlanan böbreküstü bezleri işlevlerini yitirir ve zayıf kol ile bacakların yanında vücudun diğer bölgelerinde kilo alımı başlar. Başka yerlerde başka türlü duymuş olsanız bile, Cushing, böbreküstü bezlerin bu kadar dengesizleşmesi için geçen zamana bağlı olarak genellikle insanlarda 40'lı yaşların ortaları ile 60'lı yaşların ortaları arasında görülür.

Hepatit C

Karaciğerdeki bu kronik iltihaplanma EBV'nin organ üzerinde yara oluşturması sonucunda gerçekleşir – medikal araştırma ve bilimin neredeyse dört ayak üstüne düştüğü bir keşif. EBV'nin söz konusu yarayı oluşturması yıllar aldığı için sorun Hepatit C'ye dönüşürken diğer EBV hücreleri zaten tiroit bezi veya daha da ileriye ulaşmış olurlar. Bu da Hepatit C rahatsızlığı olan insanların aynı zamanda tiroit sorunlarıyla da savaştıkları anlamına gelir. Hepatit C'nin neden daha yaşlı insanlar arasında yaygın olduğu konusu, gelişmesi için gerekli olan uzun süreyle açıklanabilir.

Plantar Fasiit

EBV vücuda fazla miktarda nörotoksin salgıladığında bu nörotoksinler vücuda yayılır ve zayıf sinirlere yerleşir. Eğer bir kişi fazla ayakta duruyorsa veya dans ederken, spor yaparken bilek burkulması ya da bir kaza sonucu ayağından ya da bileğinden yaralandıysa bu nörotoksinler hedefledikleri bu hassas sinirleri bulur ve tibial sinir ya da siyatik sinirinde iltihaplanmaya sebep olur. Birçok kişi için plantar fasiit bu yaralanmadan çok sonra ortaya çıkar çünkü aktif ve geç dönem EBV enfeksiyonundan yıllar önce yaralanmış olabilir.

Paratiroit Rahatsızlık

Paratiroit olarak bilinen dört küçük beze tiroit bezinden ayrı çalışıyor olsalar da sorun çıkardıklarında bunun suçlusu tiroit rahatsızlığına sebep olan şeyin aynısıdır: EBV. Her biri birer ay çekirdeği büyüklüğünde olan bu bezeler birlikte vücuttaki kalsiyum seviyesinin dengelenmesinden sorumludur. Temelde kan dolaşımındaki kalsiyum seviyesini belirler. Paratiroit rahatsızlık genelde bu bezelerden bir veya daha fazlasının EBV enfeksiyonu sebebiyle (tıp camiası henüz sebebin bu olduğunu bilmiyor) iltihaplandığı, büyüdüğü, kireçlendiği, kist veya tümör oluşturduğu anlamına gelir, sonuçta kalsiyum üretmez ve vücudun sistemini gözetmez hale gelir.

Tiroit ile paratiroit arasında bir bağ vardır: Vücut EBV hücrelerini hapsetmek için tiroit nodülleri oluşturduğunda mesele paratiroitle ilgili hale gelir. Bu nodüllerin kalsiyumdan yapılmış birer hücre olduklarını hatırlayın; dolayısıyla paratiroit bu nodül oluşumuna (nodülleri oluşturmak için vücuda yardımcı olmak adına) ya fazladan paratiroit hormonu üreterek ya da (kalsiyum rezervlerini korumak adına) az paratiroit hormonu üreterek tepki verir, bu vücudunuzun ihtiyacına göre değişir.

Paratiroit ayrıca tiroit tarafından fiziksel olarak da korunur. Bu bezelerin güneşten korunması gerekir, tiroit bezinin kanatsı yapısı bu korumayı sağlar.

Tiroit sorunları gibi paratiroit sorunları da testlerde ortaya çıkmaz, dolayısıyla teşhis edilmemiş hiperparatiroit sorunuyla yaşamına devam etmekte olan insanlar vardır. Bu durumun ortak sebeplerinden biri de EBV'nin Üçüncü Evre sonunda tiroit bezinden ayrılarak merkezi sinir sistemini hedef almasıdır. Bu noktada beyin sinir ileticilerinin işlevini ve elektrik akımını desteklemek için daha fazla elektrolite ihtiyaç duyar, bu da paratiroidin EBV ile savaşmak adına merkezi sinir sisteminin ihtiyaç duyduğu fazladan elektrik işlevini desteklemek için sinyal oluşturmasını tetikler. Ayrıca virüs paratiroidin kendisini de hedef almış olabilir, işlevini yitirmesine ve doğrudan paratiroit rahatsızlığını ortaya çıkarmasına sebep olur. Bunların hiçbiri henüz medikal araştırmalar ve tıp bilimi tarafından keşfedilmiş değildir.

NEDEN KADINLAR?

Okuduğunuz bu belirtilerin çoğu neden erkeklerden çok kadınlarda ortaya çıkıyor? Neden sık sık tiroit sorunları ve kronik yorgunluk sendromunun bir kadın hastalığı olduğunu duyuyoruz?

En başta bu biraz çarpıtılmış bir algı. Fiziksel mücadeleden ötürü tarihsel olarak erkeklerde daha fazla hastalık görülüyordu. 1940'lar ve 1950'lerde kadınlar nasıl doktorları ziyarete gidip onlara sorunlarını anlatıyorlarsa erkekler de depresyon, endişe, duygu durumu değişiklikleri, aşırı terleme, vücut ısısı değişiklikleri, zihin bulanıklığı, kalp çarpıntısı ve bunun gibi sorunları yaşıyorlardı. Ancak erkekler için metanet önemli bir değerdi. Güçlü ve sarsılmaz olmaları gerektiği mesajıyla büyüdüler ve pek çoğu doktorlardan uzak durdu, şikâyetlerini dile getirmedi, böylelikle sadece kadınların şikâyet ettiği gibi bir yanılsama ortaya çıkmış oldu. Daha sonra, kadınların belirtileri tıp camiasında yeterli heyecanı yarattı ve herkes tarafından kabul edilen bir tanım olan "menopoz" adı kabul gördü, erkeklerde görülen benzer belirtiler damgalanmıştı. Hiçbir erkek "zayıflığı" kabul etmeyecekti; aksi halde "hayatının değiştiğini" kabul etmenin olası utancı söz konusu olabilirdi.

Ancak göründüğü gibi olmadı, EBV erkekleri de büyük oranda etkiledi ve bunda utanılacak bir şey yok. Karaciğer sorunları, kilo alımı, huzursuz bacaklar, hipertansiyon, yüksek kolesterol ve kabızlık hayatınızda en az bir erkekte rastlayabileceğiniz belirtilerden sadece birkaçıdır. Prostat kanseri de EBV'den kaynaklanır.

Yine de kadınların tiroit sorunları gibi kronik belirtilerle erkeklerden daha fazla karşı karşıya olduğu gözleminde büyük bir doğruluk payı vardır. Bunun büyük kısmı kadınların üreme döngüleriyle ilgilidir. Her ay sistem olası bir doğum için olağanüstü bir enerji ve kaynak ayırır. Âdet döneminde vücudun aktif bağışıklık sistemi ve kaynaklarının yüzde 80'i rahmi yenilemek için kullanılır, bu da aynı zamanda hastalıkla mücadele etmek için gerekli enerjinin kesilmesi demektir. Yumurtlama dönemindeyse aktif bağışıklık sistemi ve kaynakların yüzde 40'ı bu iş için kullanılır – bir kez daha hastalığın avantajı ele geçirmesi için açık bir kapı. Üstüne bir de, bu zamanlarda kortizol ve adrenalin hormonlarının seviyesi de yükselir, kan dolaşım sistemine EBV besleyiciler gönderilmiş olur. Bu yüzden kadınlar grip, nezle, migren ya da boğaz ağrısı/şişme gibi rahatsızlıkları âdet döneminden hemen önce ya da âdet döneminde yaşarlar, çünkü bağışıklık sistemleri zayıflar.

Bu yetmiyormuş gibi bir de günümüzde kadınlardan her zamankinden daha fazla şey bekleniyor. Kariyer sahibi olmak, ev işlerini yürütmek, eşlerini memnun etmek, arkadaşlarına sempati ve empati beslemek ve bunları yaparken de güzel görünmek gibi türlü baskının altında çoğu kadın aslında 10, 20, 30 işi bir arada yürütüyor. Bunun fiziksel ve zihinsel bedelinin yanında, aynı şeyin devam etmesi için farkındalık, sezgi ve merhamet gereklidir ve eğer geri dönüş şansı yoksa bu durum da bir zorluk yaratmaktadır. Tüm bunları devam ettirirken bitkin düşmek çok kolaydır ve bitkin bir bağışıklık sistemi EBV'nin gelişmek için en sevdiği başarı yollarından biridir.

Yani kadınlar kendilerine dikkat etmemekten yakalarını kurtaramazlar. Eğer bir kadınsanız ve sağlığınızı ilk sıraya koymak için bir onaya ihtiyacınız varsa izin kâğıdınızı kullanın. Özellikle âdet döneminde, hamilelikte ve doğum sonrasında dengenizi koruyabilmek için önlemlerinizi alın. Güvendiğiniz insanlar için yapabileceğiniz en iyi şeydir bu, yoksa denge çok bozulur.

Kim olduğunuzun bir önemi yok, karşılaştığınız sağlık sorunlarına sanki sizin zayıflığınızmış gibi yaklaşılmamasını hak ediyorsunuz. Eğer bir erkekseniz, unutmayın: Bu bölümde okuduğunuz belirtiler ve koşullar sadece kadınların sorunları değil; EBV her iki cinse de fırsat eşitliği sunan bir patojen. Siz de kendinize özen göstermeye değersiniz. EBV'nin ne olduğunu anladıktan sonra sorunlarınızı yeni bir ışık altında değerlendirebilirsiniz.

6. Bölüm

Tiroit Kanseri

Kanserle tanışmam dört yaşıma denk geliyor, Ruh'tan yeteneğimi ilk aldığım zaman. Ailemle birlikte akşam yemeği sofrasında oturuyordum, Ruh bana göründü ve büyükannemi akciğer kanseri olduğu konusunda bilgilendirmemi söyledi. Terimin ne anlama geldiğini bilmesem de tekrar ettim, masadaki herkes donup kaldı. Çok geçmeden doktor bunu doğruladı.

Daha sonra Ruh'a bunun nasıl olduğunu sordum. Büyükannem neden kanser olmuştu? Ruh bana bunun EBV adlı bir virüs ve DDT ile diğer tarım ilaçları, çözeltiler, plastikler ve petrol gibi ağır metal formundaki farklı zehirlerin birleşmesiyle meydana geldiğini anlattı. Bu terimler o yaşta bana oldukça yabancıydı ancak yine de bir hayli ciddi göründüklerini söyleyebilirim. O zamandan beri –bu yeteneğe sahip olduğum tüm zaman boyunca– kanserle kişisel olarak ilgilendim. On yıllar boyunca cevaplar arayan, sağlığına yeniden kavuşmak için mücadele eden sayısız insana yardım ettim.

Daha önceki kitaplarımda neden kansere değinmediğimi soruyorlar. Aslında her iki kitabımda da kanser geçiyor, özellikle tiroit kanseri de dahil olmak üzere kimi kanser türlerinin iyileştirilmesini amaçlayan yiyeceklerle birlikte, kanserle mücadele etmekte kullanılan düzinelerce yiyecekten söz edilen ***Medikal Medyum – Hayat Değiştiren Yiyecekler*** isimli kitabımda. İnsanların niçin daha fazlasını istediğini biliyorum. Kanser büyük ve korkutucu bir başlık, medikal araştırmalar ve tıp bilimi açısından hâlâ gizemini koruyor. Neden ortaya çıktığı veya kendinizi ve sevdiklerinizi ondan nasıl koruyacağınız gibi soruların yanıtları hâlâ ortada yok, bu da insanları boşlukla karşı karşıya bırakıyor.

Her kitabımda elimden geldiğince iyileştirici bilgilere değinmeye çalıştım. Her şeyi bir seferde size anlatmak üzere yola çıktım ve sürekli aynı gerçeklikle yüz yüze kaldım: Bu sadece bir kitap, söylenecek her şeyi bu kitaba sığdıramam. Şimdiye kadar kanseri daha ayrıntılı inceleyecek yerim olmadı. Sonunda bunu değiştirme zamanının geldiğine inanıyorum.

ÇOK UZAK OLMAYAN GEÇMİŞ

Diğer kaynaklardan kanserin insanlık tarihi kadar eski olduğunu duyacaksınız. Bu kaynaklar 500 yıl, 1000 yıl geriye, hatta eski çağlara bile gidildiğinde kanserin hayatı etkilediğini anlatır. Kanserin memelilerde görüldüğü söylenecek ve bir gün, binlerce yıldır buzulların altında kalmış bir mağara adamında kanser bulunduğunu duyacaksınız.

Gerçek şu ki, kötü huylu kanser görece yeni bir gelişme. Atalarımızda bulunan kanser, organ işlevlerini engelleyecek kadar büyüdüğünde hayatı tehdit eden bir hal alıyordu ancak bu hayati tehlikenin sebebi kanser hücreleri değildi, onlar iyi huyluydu. Yunanlar İngilizceye de geçen ***kanser*** terimini kullandıklarında bugün bizim "kanser" derken kastetiğimiz şeyi ima etmiyorlardı. Onlarınki bütün hastalıklar için kapsayıcı bir terimdi; bir kişi rahatsızlanıyor, iyileşemiyor ve sebebi bilinmeyen bir şekilde ölüyordu. Tümörler -kanser tümörleri değil- bu tanımlamada sadece ufak bir farklılık yaratıyor. O zamanın tümörleri yaralanmış bir dokudan, açık yaralardan ve canlı dokulara zarar veren ağır metallerden oluşuyordu. Gerçek, kötü huylu kanserin kökleri Endüstri Devrimi'ne kadar gider.

Peki, neden bize başka türlü anlatılıyor? Neden kanserin tarih öncesi bir hastalık olduğuna inanmamızı sağlamaya çalışıyorlar? Çünkü eğer kanserin insanlığın başlangıcından beri bizimle olduğuna inanırsak genlerimize ona karşı bir yatkınlık kodlandığını düşünerek suçu kendimizde görürüz. Eğer kanseri kendi içimizde oluşturduğumuza ya da kırılgan insan yapımız nedeniyle meydana geldiğine ikna olacak olursak bilmemizi istemedikleri cevapları aramak için çaba göstermeyiz.

Bu cevapları hak ediyorsunuz. O halde, haydi tiroit kanserinin gizeminden kurtulalım.

TİROİT KANSERİ VİRÜSÜ

Kanser, yüzde doksan dokuz, bir virüs ve en az bir toksinin bir araya gelmesiyle oluşur. Kansere sebep olan pek çok virüs vardır; EBV bunlardan bir tanesidir, tiroit kanserinden sorumlu olandır. (EBV ayrıca meme kanseri, karaciğer kanseri, neredeyse bütün akciğer kanserleri, pankreas kanseri, kolon kanseri, prostat kanseri, kadınlarda üreme ile ilgili kanserler, kan kanseri ve daha fazlasına sebep olur.)

Yüzleri ve sesleri birbirine çok benzeyen bir anne ve kızın genlerinden dolayı tiroit kanseri olduklarını düşünmek işin kolay tarafı. Bizden böyle düşünmemiz bekleniyor çünkü bu bizi dış faktörleri araştırmaktan alıkoyuyor.

Yüz yapısı ve ses elbette ki genetiktir ancak hastalık genetik değildir. İşte size asıl denklem: Virüs + Toksinler = Kanser

Belli bir virüs türü belli toksinlerle beslendiğinde sonuç kanser olur. Genlerin söz konusu olmadığına dikkat edin. Tıp camiası kanserin genetik olduğunu yorumlarken virüs ve toksinlerin kuşaktan kuşağa aktarılabildiğini ya da ailecek bir arada yaşadıkları için bütün aile bireylerinin aynı virüs ve toksinlere maruz kalabileceğini atlıyor. Anne ve kız EBV'yi genlerinden almış olabilir ve daha kız küçük bir çocukken ikisi de aynı toksine maruz kalmış olabilir.

Epstein-Barr virüsünün nasıl kanser denkleminin bir parçası olduğunu anlamak için EBV'nin tarihsel gelişimine değinelim. İlk başta Endüstri Devrimi oldu ve bununla birlikte yepyeni, ağır metal yüklü bileşikler dünyamızı ve vücutlarımızı kirletmeye başladı. EBV bu zehirleri yiyecek ve eskiden olduğu gibi sadık bir virüs olarak bizi bu zehirlerden koruyacaktı, bu işlem süresince tüketmiş olduğu zehirleri daha zehirli bir formda etrafında bulunan dokulara boşaltıyordu: karaciğer, akciğerler, pankreas, memeler, tiroit bezi ya da başka bir yer. Bir kez EBV yan ürünü olarak virüsten dışarı atıldıklarında bu zehirler yeniden virüsün yiyeceği olabiliyorlardı. Bu böyle devam etti ve en güçlü hücreler –gittikçe daha da zehirli bir hal alan kendi atıklarını tüketebilen virüs hücreleri– hayatta kaldı ve çoğaldı.

Bu değişim sürerken EBV'nin hâlâ kanser yapıcı bir özelliği bulunmuyordu. Kötü huylu tümörler çoğu zaman sadece EBV'nin gittikçe daha zehirli bir hal alan atıkları sebebiyle ölmüş olan insan dokularından ortaya çıkıyordu. (Öldürücü EBV hücrelerine hâlâ oldukça nadir rastlanıyordu. Bunlar EBV'nin ilk dönem deneysel kimyasal bileşenler ile temas etmiş olan erken mutasyonları sonucunda oluşuyordu.) Bu süreç sonunda kimi EBV türlerinin doğru besinle beslenmeleri sonucu kanser yapıcı etki kazanmalarına sahne hazırlamış oldu.

Yıllar geçip de 1800'lerin ikinci yarısına girdiğimizde virüs daha da güçlendi. Sonra 1800'lerin sonlarında EBV'yi yeni bir seviyeye taşıyan endüstriyel kimyasal bileşenler geldi. deneysel mantar öldürücüler, tarım ilaçları ve antibiyotikler. Virüs yeniden değişime uğramaya zorlandı ve artık vücudumuz için faydalı olmayan bir hal aldı. Bu yeni kimyasal bileşiklerle beslendiğinden virüsün atıkları, tarihinde hiç olmadığı kadar zehirli oldu. Bu viral atık vücudun herhangi bir bölgesini tahrip ettiğinde –örneğin tiroit bezi– zarar görmüş, yaralanmış doku ve insana ait ölü hücrelerden kaynaklanan keloid[18] ve kötü huylu tümör oluşumu yaygınlaşmaya başladı. Aynı zamanda EBV de mutasyona uğrayarak kendi zehirli atığına ayak uydurmaya çalışmaktaydı. Artık sadece kendi hayatını korumanın peşindeydi.

20. yüzyıla geldiğimizde kimi EBV türleri kansere sebep olmalarıyla bilinir oldu. Ve üstünden geçen son yüzyılda bu EBV türleri daha da ilerlemiş yepyeni zehirleri tüketerek değişmeye devam etti.

TİROİT KANSERİ NASIL OLUŞUR?

Bir kişi mutasyona uğramış ve kansere sebep olabilen EBV türlerinden birine yakalandığında virüs doğru formda toksinlerle beslendiği sürece vücudun içinde de değişime uğrar. Virüs bu zehirlerle beslenir ve besin oldukları halden daha zehirli bir halde atık ola-

18 Aşırı hücre üretimi sonucunda anormal yara iyileşmesi durumudur. Normalde yaralar iyileşirken iyileşme tamamlandığında doku onarımı durur. Oysa keloidlerde doku onarımı ısrarla devam eder ve bu yüzden iyileşen yara büyümeye başlar. *–çn.*

rak bu toksinleri salgılar, tıpkı kimyasal madde üreten şirketlerin deneme yanılma yöntemiyle yeni ve güçlü kimyasal bileşikler oluşturması gibi. Bu, 3. Bölüm'de sözü geçen nörotoksin ve dermatoksinlerin nasıl üretildiğine benzer bir süreçtir. Ancak fark şudur ki kansere sebep olan EBV türleri daha az nörotoksin ve dermatoksin üretirler; bunun yerine daha çok hücrelere zarar veren kimyasalları tekrar tekrar, hızla tüketirler. Eğer bu noktada virüs tiroit bezindeyse sürekli yenilenen bu zehirler virüs hücrelerinin konumlandığı bu beze bölgesinde yoğunlaşır ve tiroit bezine zarar verir. Virüs yenilenen zehirlerle dolu doku hücrelerini tüketir ve zehirden dolayı virüs hücrelerinin çoğu ölmeye başlar; aslında bu evrede tiroit bezinin içindeki zehirlilik oranı yüzde ellilere, yetmişlere düşer.

Diğer bir döngü başlayacaktır. Hayatta kalan virüs hücreleri yenilenen zehre karşı ayakta kalabilecek şekilde donanmışlardır. İnsan vücudundaki eski ve yeni zehirlerle beslenirler. Üstüne bir de viral atıkları -yeniden işlenme sürecinde daha da zehirli bir hal almışlardır– tiroit bezine bir kez daha zarar verir, virüs bu zarar görmüş doku hücrelerini de tüketir. Artan zehir miktarını kaldıramayan virüs hücreleri ölür ve hayatta kalanların yeni döngüsü bir öncekinden de zor olacaktır.

Ve döngü üçüncü kez başlar. Bu kez virüs bir grup zehri daha yeniden sentezler ve işlerken bölgedeki tiroit dokusunu tahrip eder ve ölü, zehirli tiroit hücrelerini tüketir. Altı aydan iki yıla kadar süren daha önceki döngülerdeki gibi normal bir şekilde ölmek yerine virüs hücreleri bu kez mutasyona uğrar. Daha fazla değişim şansı kalmadığında hayatta kalmak için son çare olarak ölmekte olan bu virüsler kendilerini yaşayan kanser hücrelerine çeviren kimyasal bir bileşik olan bir tür enzim üretir. Artık ölmenin eşiğinde bulunmak yerine bir sonraki hayatlarına geçmişlerdir.

Yeni yapılarıyla bu hücreler yenilenmiş zehirlerle tahrip olmuş tiroit hücrelerini tüketerek ürer ve çoğalırlar; bu kez kanser olarak. Bunu yaparken kanser hücreleri civarda bulunan tiroit dokularına yeni biyokimyasal enzimler salgılar, insan hücreleri yavaş yavaş kanser hücrelerine dönüşmeye başlar.

Eskiden virüs hücresi olan kanser hücreleri de eskiden insan hücresi olan kanser hücreleri de hayat bulmuşlardır ve hayatta kalabilmek için bir araya gelerek gruplanırlar. Bu grupların yiyeceğe ihtiyacı vardır. İnce kan damarlarının oluştuğu yerde –bir yaprağın damarlarını andıran– yeni damar oluşumları (anjiyogenez) gözlenir, bu yolla kanser hücrelerini bir arada tutan hücre zarından geçen yiyecekler tutulur. (Anjiyogenez bir kavram olarak medikal araştırmalar ve bilim tarafından keşfedilmiş durumdadır ancak bizim bu bölümde gördüğümüz ayrıntılar henüz bilinmemektedir.)

Bu arada tiroit bezinde hâlâ kanser hücresine dönüşmemiş aktif EBV hücreleri bulunmaktadır. Bir yandan zehirlerle beslenip bir yandan da daha zehirli atıklar üretme sürecine devam ederler. Atıkları, yaşayan tiroit dokusunu öldürmektedir. Kanser hücrelerinin oluşturduğu grubun meydana getirdiği damarlar hem yeniden işlenmiş bu zehirleri hem de insana ait ölü hücreleri emerek kötü huylu tiroit tümörü veya kisti oluşturur; böylece daha sonra büyür ve genişlerler.

HER İKİSİ DE

EBV'nin otomatik olarak tiroit kanserine dönüşmediğini net bir şekilde belirtelim. Her şeyden önce sadece 4. Grup ve 5. Grup bazı EBV türleri kanser hücrelerini oluşturuyor. İkinci olarak, denklemin bir parçası da güçlü, özel bir tür zehir karışımı. Az önce söz ettiğimiz gibi EBV'nin kanser hücresine dönüşme noktasına gelene kadarki süreçte beslenmeye ihtiyacı var.

Kanser denkleminde yeri olan bu zehirler hakkında çok düşünmememiz bekleniyor bizden. Onların genetik yolla aktarıldığını bilmememiz bekleniyor. Bunun yerine, söylediğim gibi kanserin genetik olduğunu düşünmemiz bekleniyor. Eğer genetikse bu bizim suçumuz ve eğer biz suçluysak bunun bedelini başka kimse ödemeyecektir. Asbeste maruz kalmaktan kaynaklanan mezotelyomayı[19] düşünelim (virüsle ilgisi olmayan nadir birkaç kanser türünden biri). Mezotelyomanın sebebi açığa çıktığı zaman, şirketler kanserden etkilenen kişiler ve aileleri için milyarlarca dolarlık bir fon oluşturmaya zorlandı. Bu yalnızca bir tane endüstri kaynaklı zehir. Şimdi bir de EBV'yi besleyen bu kadar farklı kimyasalın üretiminden sorumlu şirketlerin açığa çıktığını düşünün. Sadece EBV ve mutasyonlarını araştırmak için milyarlara ihtiyaç olacaktır. Feci olacaktır: Kamu davaları söz konusu olacak, çok sayıda milyarlarca dolarlık fon kurulması gerekecek ve 150 yıllık kanserin bedelini şirketler ödeyecektir.

Yani çeşitli kanser türlerinin nasıl geliştiği gerçeğinin su yüzüne çıkmasındansa bu hastalıkları genlerimiz veya düşüncelerimizle bizim yarattığımız söyleniyor. Medikal araştırmalar ve bilim kanserden sorumlu olan genlerin araştırılmasına, meydana geldikten sonra kanserin nasıl tedavi edilebileceğine yoğunlaşmış durumda ve kanserin aslında nasıl bir süreç sonunda ortaya çıktığı karanlıkta kalıyor.

Ancak siz şimdi doğruyu biliyorsunuz ve bu doğru, toksinleri de kapsıyor. EBV'den (veya herhangi bir başka virüsten) kaynaklanan kanser türlerinin oluşumu ve gelişiminde çok sayıda değişken etken oluyor. Birinin vücudunda daha fazla mı dioksin var? Daha fazla ağır metal, daha fazla tarım ilacı, daha fazla ilaç? Ne tür? Genetik olarak ne gibi zehirler aktarıldı? Sonra, bir de virüs var. Hangi virüs türü? Nasıl bir mutasyon geçirmiş? Eğer bir kişide daha az toksin bulunuyorsa ve daha az saldırgan bir virüs türüne sahipse onların yaşadıkları kanser ölümcül olmuyor, diğer türlüyse kanser çok daha hızlı gelişebiliyor. Bir de dikkate alınması gereken bağışıklık sistemi var: Tehlikede mi, yoksa hâlâ güçlü mü? Toplum olarak kanserin anlaşılması konusunda dev adımlar atmış olsaydık medikal araştırmalar ve bilim de bu noktaya odaklanırdı.

19 Akciğer zarı kanseri. *–çn.*

BİR İYİLEŞME FORMÜLÜ

Virüs artı zehir formülü size korkutucu gelebilir. Bunun sizi endişelendirmesine izin vermeyin. Hiçbir şey kanserin neden ve nasıl başımıza bela olduğunu bilmemekten daha korkutucu olamaz.

90 yaşında ve 70 yıldır sigara kullanan birinin akciğer kanseri olmadığını duyuyorsunuz. Sigara kullanmanın sağlığı açısından diğer bütün zararlarını çekiyordur ancak kanser bunlardan biri değildir. Ya da hayatında bir kez olsun sigara kullanmamış bir kişinin akciğer kanseri olduğunu duyuyorsunuz; ancak o da başka tür bir zehir karışımına maruz kalmıştır. Bu iki olayı ayıran ne? Şimdiye kadar bunun yanıtının bir gizem olduğunu söyleyecek ve büyük ihtimalle sözü genlere getirecektiniz. Bu bölüm ışığında artık kanser olmayan kişide virüs bulunmadığını söyleyebilirsiniz.

Bu bilgi hayatınızın kontrolünü size veriyor – korku içinde yaşamaktan daha iyi bir seçenek. Tiroit kanserinden korunmak ya da zaten tiroit kanseri olmuşsanız onunla mücadele etmek için atmanız gereken adımları biliyorsunuz artık: (1) viral yükünüzü azaltın ve (2) toksinleri vücudunuzdan atın. Bu kitap size her ikisini de yapacak gücü veriyor.

Şimdi size sağlık hikâyenizin daha büyük resmini göstermek için tiroit kan testlerinin aslında nasıl işlediğine bir bakalım.

7. Bölüm

Tiroit Tahmin Testleri

Kadınlar on yıllardır şikâyetlerini duyurmak için çabalıyor. Bu kolay bir süreç olmadı. Uzun süre, 5. Bölüm'de gördüğümüz sağlık sorunlarının hepsini kafalarından uyduruyorlarmış gibi hissetmeleri sağlandı. Daha sonra, tıp camiası tiroit sorunlarını yaygın bir biçimde saptamaya başladığında tiroit sorunlarıyla ilgili testler de ana akıma ulaştı. Bu birçok hastanın vücudunda ters giden bir şeyler olduğuna dair geçerli kanıtı oldu.

Diğer taraftan, ya siz test sonuçları "normal" çıkan kadınlar (ya da erkekler) grubundan biriyseniz? Uzun süredir, geleneksel tıp doktorları tiroitle ilgili bulguları hastanın TSH (***thyroid-stimulating hormone***,[20] diğer adıyla tirotropin) seviyesine bakarak belirliyorlar. 0,5 ile 5,0 arasındaki değerleri normal kabul ediyor, sonuçlar bu aralıktaysa kendilerine öğretilenle devam ediyorlar: "Hastanın tiroit bezi iyi." Bir şeylerin yanlış gittiğini biliyorken her şeyin olması gerektiği gibi olduğunu duymak büyük bir darbe yemiş hissi uyandırabilir.

Artık biraz daha derinlemesine araştırmak için çabalayan doktorlarımız var. Tam tersi işaretler veren bir grup belirtiye rağmen TSH seviyesi normal çıkan çok sayıda hastaları oluyor, bu sebeple tiroit bezinin performansını daha geniş kapsamlı okuyabilmek için, aynı zamanda serbest T4 ve T3 testleri de uyguluyorlar. Bu da kadınların her zamankinden daha fazla ciddiye alındığını hissettiren bir ilerleme.

Bu uyanışla bile yine de tiroit testi için antikacı gezer gibiyiz çünkü her bir tiroit testi insanların sağlık sorunlarının hastalıklı bir tiroit bezinden meydana geldiği gibi antika niteliğinde bir varsayım etrafına kurulmuş. Sizin de artık bildiğiniz gibi sorun olan tiroidin kendisi değildir, o sadece çok daha büyük bir şeyin habercisidir: Epstein-Barr virüsü. Son duyduğunuz ya da okuduğunuz şeyler bu konuda tam tersi bilgiler içeriyorsa o zaman o kaynağı "karanlık çağ"a, hatta dinozorlar dönemine ait kabul etmek gerekir, modası geçmiş bir düşüncenin kalıntısı gibi.

Tıp camiası tiroit sorunlarının arkasındaki esas suçlunun EBV olduğunu anlayana kadar –onun yanlışlıkla gerçek sebepler olarak kabul edilen diğer faktörleri desteklemediğini

20 Tiroit uyarıcı hormon. *–çn.*

anlayana kadar– tiroit testleri bir işe yaramazlıklarıyla sınırlı kalacak. Olabilecek en yeni, çığır açan tiroit testleri gündeme gelse bile yeterli olmayacak. Araştırmalar en iyi şekilde ilerletilerek tiroit bezinin performansı ölçülebilir ancak yine de asıl noktayı kaçıracak. Doktor ve laboratuvar görevlilerinin ihtiyacı olan şey daha gelişmiş EBV testleridir; virüsün insan vücudunun neresinde olduğunu bulabilecek, kişinin sistemi içerisinde nereye yol aldığını izleyebilecek, farklı organ ve dokularda virüsün seviyelerini belirleyebilecek, virüsün nasıl beslendiğini ve nasıl ürediğini tespit edebilecek testler.

Bu yüzden tek başına tiroit hormonu üretimini ölçmek yetersiz kalıyor. Bu testler sağlık profesyonellerini ve hastaları yanlış yönlendiriyor, herkesin virüsün etkisi (tiroit bezinde meydana gelen bozulma) üzerine odaklanmasına yol açıyor. Oysa daha büyük resimde, insan vücudu içinde bu zarara ***sebep olan*** virüs var aynı zamanda. Bu nedenle, burada özel birtakım testlerin derinliğine inmeyeceğim.

TİROİT HORMONU TESTLERİ

Elimizde T4, T3 ve tiroit uyarıcı hormon (TSH) testleri bulunuyor ve her biri sorunun bir parçası. Eğer doktorunuz bu testlere zayıflayan ve sizi alıkoyan tiroit bezinin değil de tiroit bezini etkileyen virüsün göstergeleri olarak bakarsa ancak o zaman sizi doğru yola sevk edebilir; tabii eğer test sonuçlarınızda tiroit bezinin performansında anormallikler görünüyorsa.

Söylediğim gibi, birçok aydınlanmış doktor ve hasta diğer tüm noktalar ters giden bir şeyleri işaret ederken bu test sonuçlarının normal çıkmasına dikkat etmeye başladı. İşte nedeni: Kan testlerinin doğruluk payı ne yazık ki değişken – bu yüzden onlara ***tahmin testleri*** adını verdim. Öncelikle, tiroit hormonu seviyesi gün içinde, hastanın stres durumuna bağlı olarak değişebilir. Bunu birçok insanın deneyimlediği ve muayenehaneye girer girmez tansiyonlarının yükselmesine sebep olan "beyaz önlük sendromu"na benzetebilirsiniz. Gözlem altında sadece orada oturmak bile avuçlarınızın terlemesine, kan basıncınızın normalin üstüne çıkmasına yol açabilir, bu durumda bu değerlerin hiçbir doğruluğu kalmaz.

Aynı şekilde bir laboratuvar ya da muayenehanede kanınızın alınması için beklerken böbreküstü bezleriniz kan kimyanızı tamamen değiştiren sıvılar salgılar çünkü adrenalin (diğer adıyla epinefrin) ve kortizol (diğer adıyla hidrokortizon) her iki steroid de "savaş ya da kaç" hazırlığı içerisinde kan dolaşımına karışır ve bu süreçteki homeostazı bozar. Bu yüksek adrenalin ve kortizol seviyeleri kan testinde tiroit ile ilintili steroidler olan T4, T3 ve TSH'yi – gerçekte öyle olsa da olmasa da– gereğinden fazla üretiyormuşsunuz gibi gösterir. Ya da adrenalin ve kortizol beyninizin içine işlemiş olup TSH üreten hipofiz bezini aşırı çalıştırıyor olabilir; yine kan testi sonucu normal çıkabilir. Şırınganın ucundaki iğne sizi rahatsız ediyor olmasa da homeostazdaki bu değişim kan kimyanızı etkiliyor olabilir. Eğer kronik stres yaşıyorsanız adrenalin ve kortizol seviyeleriniz yüksek olabilir, daha önce gördüğümüz gibi bu seviyeler yeterince çalışmayan tiroit bezinin telafi edilmesinden kaynaklanıyor olabilir veya adrenal yorgunluk söz konusudur. Adrenal yorgunlukta böbreküstü bezler düzensiz bir şekilde adrenalin ve kortizol üretir, bunların kimi kana karışır kimi ise geride tutulur. Bu durumda, doktorun muayenehanesi dünyadaki en sevdiğiniz yer bile olsa kanınız alınırken böbreküstü bezleriniz aşırı çalışıyor olabilir ve bir kez daha sonuçlar doğru olmayacaktır.

Tiroit kan testi yaptırdıktan bir hafta sonra başka bir sebeple kan aldıran insanların tiroit seviyeleri her iki testte birbirinden tamamen farklı çıkabilir. Sadece bir tiroit testinin sonuçlarını değerlendirmek çok sınırlayıcı olabilir yani doktor hastanın bir tiroit sorunu olup olmadığını belirleyemeyebilir. Tansiyon ölçerken, doktorlar ve hemşireler tutarsız ölçümlerle başa çıkmanın en iyi yolunu muayene sırasında birkaç kez tansiyon ölçmek ve bunların ortalamasını almakta buldular. Benzer bir yaklaşım tiroit testi için de yardımcı olabilir; ancak otuz gün boyunca günde bir kez tiroit testi yapmak ve ay sonunda bunların ortalamasını almak doğru olacaktır.

Bu daha faydalı olur ancak yine de her şeyi çözmez çünkü testlerin kendileri çok eski. Bundan birkaç on yıl sonra umarım tıp camiası sonunda tiroit hastalığının viral olduğu gerçeğini yakalayacak ve testler daha iyi olacak. O zamana kadar sağlık profesyonelleri ve hastalar bir tiroit sorununu işaret edebilecek hormonal değişimlerle uyumlu olmayan çok sayıda tiroit testiyle idare etmek zorunda kalacak. Hormon tahmin testleri o kadar tutarsızdır ki yumruğunuzu on saniyeliğine sıkmak ve elinizi gevşettikten sonra tekrar kanın avucunuza yayılmasının üç saniyeden fazla sürüp sürmediğini gözlemlemek bile bir tiroit probleminin göstergesi olarak daha doğru bir uygulama olacaktır.

Milyonlarca kadın hiçbir şeyin farkında olmadan, bugünün testleriyle ortaya çıkarılamayan hipotiroit sorunuyla yaşamaktadır. Kimi zaman hasta bir laboratuvarda belirlenebilecek noktaya gelmeden yetersiz tiroit hormonuyla aylarca ya da yıllarca yaşayabilir. Bu arada hasta virüs sebebiyle kötüye giden sağlığıyla hiçbir cevap olmadan yaşamak zorunda kalır; biz her şey iyiymiş gibi davranırken, bu kimse için iyi olmaz. Bunların hiçbiri tiroit testlerini hayatınızdan çıkarmanız için söylenmedi. Sonuçları doğru değerlendirebilmek için yukarıdaki altyapıya ihtiyacınız var. Eğer tiroit testine gireceksiniz TSH, serbest T4, serbest T3 ve tiroit ölü hücreleri için test yapılmasını isteyin.

Son dönemde ortaya çıkan Ters T3 testi üzerinde durmaya değmeyecek bir moda çılgınlığıdır. Ciddi sorunları yansıtıyor olsa da bir seferde o kadar fazla şeyi ortaya koyar ki hangi sonucun ne anlama geldiğin anlamak çok zordur. Doğru olan bu testi doktorunuzun önermesidir.

TİROİT ANTİKORLARI TESTİ

Burada tiroit antikorları testlerine özellikle dikkat etmek lazım çünkü tiroit testleri içinde viral aktiviteyi fark etmeye en yakın olanlar bunlardır. Ancak yine de bu tamamen değerlendirmeyle ilgilidir. Genellikle tıp camiası bu testlerde belirlenen antikorları "otoantikorlar" (ayrıca "antitiroit antikorlar" ve a"ntimikrosomal antikorlar" diye de adlandırılır) olarak kabul etmekte. Bunlar da bağışıklık sisteminizin ürettiği ve kendi tiroit bezinizi ele geçirmeye çalışan antikorlardır. Antikorlar vücudunuzun tiroit bezinize saldırdığının bir işareti olarak algılanır ve otoimmün bir teşhisle baş başa kalırsınız. Aslında olan bu değildir; bu değerlendirme tamamen bir varsayıma dayanmaktadır. Bilim adamları antikor hareketliliğini ilk belirledikleri zaman bunun niçin gerçekleştiğine bir anlam veremediler ve vücudun yanlış işlediği teorisi geçerli hale geldi. Sorun olan da şu ki, ne geleneksel ne de alternatif tıp camiası bu teoriden henüz uzaklaşmış değil. Elimizde kalan gelişmemiş bir bilim oldu.

Unutmayın, vücudunuz kendine saldırmaz. Tiroit peroksidaz (TO) gibi testlerde görünen antikorlar aslında üstün tarafınızdır. Tiroit bezinizin peşinde değildirler, bu bezeye hiçbir düzeyde zarar vermezler. Bu antikorlar gerçek sorun olan şeyi hedef almak için bağışıklık sisteminiz tarafından üretilmişlerdir: EBV'yi.

Tıp camiasının yaşadığı bu sorunun bir kısmı medikal araştırmalar ve bilimin –bizim "Belirtileriniz ve Durumunuz" başlıklı 5. Bölüm'de incelediğimiz– tiroide özel bağışıklık sistemini henüz keşfetmemiş olmasıdır. Sözünü ettiğimiz ve henüz kataloğa alınmamış özel lenfositler tiroit bezini koruyan askerler gibi tiroit bölgesinde görevlendirilmiştir. İkinci Evre'den Üçüncü Evre'ye geçişte tiroit bezinden geçici olarak uzaklaştırılıyor olsalar da, tiroit bezi –çok zeki bir beze– saldırıya uğradığını fark ettiğinde bu özel lenfositlerin geri dönmeleri için bir acil durum sinyali yollar. Geri geldiklerinde bu özel lenfositler bağışıklık sisteminizin üretmiş olduğu antikorlarla ortak çalışmaya başlar, bu antikorların tiroit bezinin içine girmesine müsaade eder ki onlar da EBV'ye saldırsın ve onu vücuttan atsın. Karışıklık şuradan kaynaklanıyor: Tıp camiası bu antikor etkinliğini görüyor ve bunun sorunun kaynağı olduğunu düşünüyor. Bu doğru değil. Özel lenfositleriniz ve bu antikorlar sizi savunmak için bir arada çalışıyorlar.

Dolayısıyla, tiroit antikorları testlerinizin sonuçlarına bakarken eğer antikor hareketliliği görülüyorsa bunun tiroit bezinizdeki viral aktiviteden kaynaklandığını hatırlayın, vücudunuzun vermiş olduğu yanlış bir tepkiden değil. Eğer antikorlar görülmüyorsa bu da tiroit bezinizde EBV'nin bulunmadığı anlamına gelmez. Tiroit hormon testlerinden farklı olarak bu antikor testlerinden kaçabilen bir kan kimyası değildir. Antikor testlerinin zayıflığı daha küçük miktarda antikorları belirleyebilecek kadar hassas ve yaygın olmamalarıdır. EBV tiroit bezinde erken safhadayken bağışıklık sisteminiz henüz bütün alarm zillerini çalmamıştır, dolayısıyla antikor hareketliliği laboratuvarda ortaya çıkacak kadar olmayabilir.

Üstelik gelişmekte olan mutasyonlarıyla birlikte pek çok çeşit EBV var ve bu çeşitlilik, muhtemel antikor tepkileri ve sebep oldukları antikor üretiminde de bir çeşitliliğin var olduğu anlamına geliyor. Kan taraması yapan laboratuvarların radarlarında bulunmayan mutasyonlarla uyumlu kimi antikorlar da söz konusu. Günümüzün testleri bu tepki ve üretimlerin sadece bazılarını tespit edebiliyor. Tercümesi: Sisteminizde test sonuçlarının göstermediği antikorlar olabilir. Bunlar gerçekten "alışılmışın dışında" antikor çeşitleri, meçhule aitler, keşfedilmemişler; dolayısıyla kan taraması yapan laboratuvarlar onları aramıyor. Eğer bir laboratuvar bir antikorun var olduğunu bilmiyorsa onu aramakla görevli değildir. Bilinenin dışına bakmak kaynak ve yetki gerektirir; gerçi bürokrasi ve mevzuat konularında benden ders almaya ihtiyacınız yok. Eminim, öyle ya da böyle, bu gibi şeyler size bir hayli tanıdık geliyordur.

KENDİ TİROİT UZMANINIZ OLUN

Teşhis koymayla ilgili bilimsel metotların hâlâ gelişmekte olduğu düşünüldüğünde, söz konusu olan tiroit hastalığınız olup olmadığını belirlemekse, kendi uzmanınız olabilirsiniz. Eğer test sonuçlarınız size bir şey ifade etmiyorsa ve 5. Bölüm'de gördüğümüz geç-dönem belirtilerin herhangi birini yaşıyorsanız bu, tiroit bezinizin çoktan EBV tarafından hedef alındığı ve EBV sisteminizde ilerledikçe etkilenmeye devam ettiği anlamına gelebilir.

Her şeyden önce tiroit bezinin sağlığınızın sadece bir parçası olduğunu unutmayın. Tiroit testleri üzerindeki medikal odaklanma bunun tam tersini gösteriyor olsa da –ve geçmiş test sonuçları size sorunu siz yaratıyormuşsunuz ya da tiroit beziniz berbat durumda ve bir şekilde bunun suçlusu sizmişsiniz gibi hissettiriyor olsa da– bunların sizi hayal kırıklığına uğratmasına izin vermeyin. Bugünün tiroit testleri sizi yaşadığınız sağlık probleminin köklerine götürmez ve size ihtiyaç duyduğunuz cevapları sunmaz. Onlar sadece bir kişiye ilaçla tiroit tedavisi uygulanıp uygulanmayacağını belirler – bir sonraki bölümde göreceğimiz başlık.

8. Bölüm

İlaçla Tiroit Tedavisi

Yüzyıllardır vücudunuzun hangi bölümünde sorun varsa bir hayvanın vücudunun o bölümünü yiyerek bunu iyileştirebileceğinize dair bir inanç vardı. Örneğin bacağınız rahatsızlandıysa sağlığına tekrar kavuşturmak için bir kuzunun bacağını yiyebilirdiniz. Ya da beyniniz veya karaciğerinizde bir sorun varsa beyin veya karaciğer yerdiniz. Gözünüzle ilgili bir problem yaşıyorsanız size bir hayvanın gözbebeğini yemeniz önerilirdi. Bu mesele kocakarı ilaçlarıyla da sınırlı değildi. Bu, doktorların eğitimleri süresince, en saygın okullarda öğrendikleri hâkim tıp bilimiydi.

Bu yaklaşımın sorunu, işe yaramamasıydı. Bacağınız, beyniniz, karaciğeriniz, gözünüz ya da vücudunuzun başka bir bölümü –kabul edilmeyen– başka bir iyileştirme yolu bulana kadar sorun çıkarmaya devam ediyordu. Bu teori öylesine kabul görmüştü ki Ortaçağ ile birlikte yüzyıllarca güvenilirliğini korudu. (İster inanın ister inanmayın, günümüzün destek gıda dünyasında hâlâ geçerliliğini sürdürüyor, yani içinde beyin veya karaciğer parçası bulunan bir kapsülü yuttuğunuz zaman beyninizin ya da karaciğerinizin iyileşmesine yardımcı olacağı düşünülüyor.) Endüstri Devrimi sırasında guatr rahatsızlığı insanlar arasında gittikçe yaygınlaşan bir sorun olmaya başladığında da doktorların yalan ve düzenlerinin arasında bulunuyordu. Böylece bir doktor kurutulmuş ve öğütülmüş domuz tiroidinin bir guatr hastasının tiroit bezindeki şişliği indirip indirmeyeceğine bakmaya karar verdi. Vücudun belli bir bölgesini hayvanların aynı bölgesinin tüketilmesiyle iyileştirilmesi tıp tarihinde ilk kez gerçekleşmiş oldu. 1800'lerde kurutulmuş tiroit bezi eczaneden satın alabileceğiniz normal bir guatr ilacı haline geldi. Kimse neden bunun guatr şişliğini indirdiğini bilmiyordu ancak herkes durumdan memnundu.

Bu mucize bir tedavi miydi? Hayır. Tiroit bezini tüketmek sadece erken dönem tiroit hastalarında işe yaradı çünkü onların sorunu iyot eksikliği (gıdaların içinde bulunan değerli besinleri ayıran sanayileşmiş gıda işleme yöntemlerine bağlı olarak) ile kirli bir çevreden bulaşan aşırı zehirli maddelerle ilgiliydi ve domuz tiroidi onlara sağlıklarını yeniden dengeleyebilmeleri için bir hayli iyot sunuyordu.

Zamanla yaygınlaşan iyot eksikliği ilk dönem Epstein-Barr virüsünün tiroit bezini hedef almasının yolunu açmış oldu, ancak virüs hâlâ oldukça iyi huyluydu, öyle ki minik bir doz iyot, bir antiseptik, problem çıkaran EBV'yi öldürmeye yetiyordu ve kurutulmuş domuz tiroit bezi sadece bunu sunuyordu.

Zaman geçtikçe EBV değişime uğradı ve güçlendi; insanlar da iyot eksikliğine bağlı ve çok saldırgan olmayan, düşük düzeyli viral guatr gibi sorunlardan daha büyüklerine sahip olmaya başladı. 2. Bölüm'de gördüğümüz ve tiroit belirtileriyle karıştırılan belirtiler görülmeye başlandı. Yine de kurutulmuş tiroit bezi birçok hastada işe yarıyor gibiydi. Niçin? İlaçların onlara T3 veya T4 sunmasından dolayı değil; o tedavilerin tiroit hormonlarıyla ilgisi yoktu. Daha çok, kurutulmuş tiroit beziyle tıp dünyasının bilmeden de olsa onun ilk steroidine ulaşması yüzünden oldu. Hayvanın tiroit bezindeki yoğun hormonlar, kimi hastalarda bir immunsupresif, bir iltihap önleyici gibi iş görüyordu, yani tiroit bezindeki şişlik iniyor, diğer viral belirtiler azalıyor ve hasta iyileşiyormuş ***gibi görünüyordu.*** Gerçekte, bu uyduruk ilaç bağışıklık sistemlerinin EBV'ye verdiği tepkiyi durduruyordu.

TİROİT HORMONLARIYLA İLGİLİ GERÇEK

Bugünün tiroit ilaçları da geçmiştekilerden çok farklı değil. Aslında bu ilaçların bir kısmı hâlâ kurutulmuş domuz tiroidinden üretiliyor. Diğerleri ise sentetik. Her iki türlü de, şimdiki tiroit ilaçları tıpkı öncekiler gibi steroid görevi görüyor ancak doktorların çoğu bunun farkında değil ve hiç kimse insanların tiroit ilaçlarını kullanmaya başladıktan sonra biraz daha fazla enerji, zihinsel berraklık ve iyi uyku uyuyabilmelerinin sebebinin bu siteroid etkisi olduğunu bilmiyor. Bu sadece düşük düzeyli viral enfeksiyonlardan kurtulmanın bir parçası, hepsi bu.

İnsanların tiroit ilacı kullanırken rahatlama hissetmeleri ya da kilo kaybetmelerinin ortak sebebinin ise ilaçlarla hiçbir ilgisi yok. Daha önce söylediğim gibi, ilaç kullanırken bu gelişmeleri gözlemleyen insanların büyük bir çoğunluğu aynı zamanda beslenme alışkanlıklarını değiştiren, destek gıdalar alan ve/veya daha fazla egzersiz yapan insanlar. Bir yandan EBV'nin en sevdiği yiyeceklerin yok olması, diğer yandan bağışıklığı güçlendiren besinler ve hayat tarzının geliştirilmesi insanların sağlığını daha iyiye götüren etkenler. (Yıllarca tiroit ilaçları kullanmak karaciğeri yorar ve bu ilaçlar steroid bir bileşik olduğundan böbreküstü bezlerinin yetersiz çalışmasına sebep olur. Bu faktörler genel olarak karın bölgesi ve diğer alanlarda kilo alımıyla sonuçlanır.)

Tıp camiası genel olarak yanlış bir biçimde yukarıdaki gelişmelerin tiroit hormonu desteğine bağlı olduğu izlenimindedir ancak aslında, bunun insan vücudunun üretmekte ya da dönüştürmekte zorlandığı hormonları dışarıdan kazandırmakla hiçbir ilgisi yoktur. İster hayvansal kaynaklı olsun ister sentetik, bu ilaçların içerisindeki hormonlar insan vücudunun ürettiği tiroit hormonlarıyla biyolojik benzerlik göstermez, bu da henüz keşfedilmemiş olan önemli kimyasal bileşikleri içermedikleri anlamına gelir. (Ayrıca tiroit ilaçları içerisinde bulunan tiroksin hipofiz bezini aldatır ve tiroit bezinin yeterince tiroit hormonu ürettiği mesajını yollar.)

Sentetik tiroksin, hayvan kaynaklı tiroksin ve insan vücudunun üretmiş olduğu tiroksin arasındaki farkı mama, inek sütü ve anne sütü arasındaki farka benzetebilirsiniz. Araştırmalar şunu göstermiştir ki dışarıdan gelecek olan herhangi bir kaynak, ne kadar yakın olursa olsun anne sütünün yerini tutmaz. İnsan vücudunun üretmiş olduğu tiroit hormonları üzerine yapılan araştırmalar da bir gün bu noktaya ulaşacak. (Bu hormonların yerini tutabilecek tek kaynak yine vücudumuzun içinden gelir: Yeterince çalışmayan tiroit bezlerinin eksiğini telafi etmeye çalışan böbreküstü bezlerin üretmiş olduğu özel karışım.) Bir insan, binlerce insanda olduğu gibi, tiroit ilaçlarına karşı kötü bir tepki veriyorsa bu, onun vücudunun dışarıdan alınan bu hormonlara göstermiş olduğu tepkidendir.

Şunu unutmamalıyız ki bir insan ilaçla tiroit tedavisi görürken iyiye de gitse, kötüye de gitse ya da bir değişiklik göstermese de bu ilaçlar tiroit bezini iyileştirmez. Hastaların çoğu bunun farkında değildir. Doktora gittikleri ve doktor tiroit belirtilerinden dolayı reçete yazdığı için kullandıkları ilaçların sorunun kendisini tedavi ettiğini düşünürler. Bu arada EBV tiroit bezine zarar vermeye devam eder (ve daha kötü belirtilere sebep olur) aynı zamanda tiroit hastalığı da gelişmeye devam etmektedir. Eğer hipotiroit tedavisi görüyorsanız hipotiroit sorunu devam edecek ve hâlâ EBV'ye sahip olacaksınız, ta ki "Tiroitten Kurtulmak" başlıklı III. Kısım'da göreceğimiz, virüsten kurtulmak ve tiroidinizi iyileştirmek için gerekli olan önlemleri alana kadar.

Bu, tiroit sorunları için ilaç kullandıktan sonra bile hâlâ kilo almanızı, saçlarınızın dökülmesini, yorgun hissetmenizi ve genel olarak şikâyetlerinizin devam etmesini açıklıyor. Milyonlarca insanın ortak deneyimi bu: Her gün özenle ilaçlarını kullanıyorlar ve her ne kadar bu ilaçlar tiroit testi sonuçlarının normal hormon seviyelerinde olmasına sebep olsa da tiroit rahatsızlıkları yıllar içinde daha da kötüye gidiyor, çünkü kimse bunun altında yatan problemi ve gerçek nedeni araştırmıyor.

Tiroit bezi alınmış ve tiroit ilaçları kullanmayan birçok insanın EBV'den kurtulduktan sonra kendilerini harika hissettiklerini gördüm. Aynı zamanda tiroit ilaçları kullanan, tiroit bezi alınmış ya da alınmamış ancak henüz EBV'den kurtulmamış insanların ne kötü durumda olduklarını da gördüm. Eğer iyi hissetmek sadece tiroit hormonlarıyla ilgili olsaydı bu senaryoların hiçbiri gerçekleşmezdi. Tiroidi alınan insanlar tiroit bezinin işlevini yerine getirebilmek için tiroit ilaçlarına ihtiyaç duyar ve tiroit ilaçlarını kullanan herkes de sağlığına kavuşurdu. Gerçek şu ki, bunların hepsi tiroit virüsü, Epstein-Barr ile ilgili. EBV vücutta aktif bir şekilde var oldukça hasta tiroit ilacı kullansın ya da kullanmasın sağlığı için sorun teşkil edecektir.

Ayrıca "Tiroidinizin Gerçek Amacı" başlıklı 4. Bölüm'de gördüğümüz benzer hormonları da hatırlayın: Gerektiğinde böbreküstü bezleriniz tiroit hormonlarının yerine geçen adrenalin karışımları ürettiği için vücudunuz kendi ilacını üretebilir durumdadır. Her ne kadar gerçek tiroit hormonlarınıza çok yakın olsa da ve vücudunuz onları aynı işlev için kullansa da bu karışımlar kan testlerinde tiroit hormonu olarak görülmez. Sonuç olarak, doktor sizin endokrin sisteminizin tiroit bezinin eksikliğini telafi edecek şekilde karışım ürettiğini bilmediğinden tiroit ilacı yazacaktır. Vücudun esas ihtiyaç duyduğu yardım, viral yükü azaltmak için bağışıklık sistemine verilmelidir.

Kendinizi EBV'den kurtarmak için bu kitapta yer alan adımları uygularken ayrıca tiroit hormonlarınızı da doğru bir biçimde desteklemek isterseniz "Tiroit Tedavisi Teknikleri" başlıklı 25. Bölüm'deki bilgileri kullanarak kendi tiroit toniğinizi yapabilirsiniz.

TİROİT TEDAVİSİ VE TSH DEĞERLERİ

TSH değerleri ve tiroit tedavisi arasındaki ilişkiyi anlamak önemlidir çünkü sıklıkla yanlış anlaşılmaktadır.

İşte sık karşılaşılan bir senaryo: Kan testi sonuçlarında TSH değerleriniz 10,0 çıkar ve doktorunuz bunu hipotiroidin başlangıcı olarak görüp size ilaç yazar. İlaçları kullanmaya başladıktan sonra bir kez daha kan testi için gidersiniz ve bu kez değerler 4,0 ile 5,0 aralığındadır. Böyle bir durumda, tiroidinizin iyileşiyor olduğunu düşünmek çok basittir. Aslında her şey şu şekilde gerçekleşir: İlaçlarla sisteminize girmiş olan tiroit hormonları hipofiz bezinizi kandırır, ona yeteri kadar hormon ürettiğiniz mesajını yollar. Dolayısıyla hipofiz bezi de daha az tiroit benzeri hormon üretecektir. Düşük TSH değerleri sahte bir iyileşme hissi yaratacaktır, tiroit beziniz ilaçlardan dolayı rahatlamıyordur. Vücudunuz işlevini olduğu gibi yerine getirdiği sürece TSH değerleriniz hâlâ 10,0 olacaktır. İlaçlar bunu açık bir şekilde maskelemektedir.

Ve zaman içerisinde, EBV hedef alınmadığı ve tiroit bezinde yüksek düzeyde etkinliğini sürdürdüğünden ve muhtemelen hayatınızdaki kimi tetikleyicilere bağlı olarak tiroidinizin performansı kötüye gitmeye devam edecektir. Yani bir süre ilaçları kullandıktan sonra tekrar doktorunuza danışacaksınız ve TSH değerlerinin yeniden yükseldiğini göreceksiniz. Çok büyük bir ihtimalle doktor aynı ilaçların dozunu artırmayı önerecek. (Eğer hayatınızda fazlaca tiroit virüsü tetikleyicisi yoksa tiroit ilacı dozu uzun süre aynı kalabilir.) Yıllar İçinde TSH değeriniz yeniden 10,0'a ulaşabilir. Bu da ilaçlar sonuçları karartmasaydı gerçekte bu değerin 20,0'ye çıkmış olacağı anlamına gelir. Hipotiroidi ilaçla tedavi edilmemektedir, sadece öyle gözükmektedir.

İlaçların TSH değerleri üzerindeki etkisi kılıçla derin bir şekilde yaralandıktan sonra yaranın üstünü yara bandıyla kapatmaya benzer. Yara özenli bir biçimde tedavi edilmediği sürece kötüye gitmeye devam edecektir; eğer birileri çıkıp, "Hey, burada bu kılıç yarısının ne işi var?" diye sormazsa.

Ya da ilaçların TSH değerleri üzerindeki etkisini pili çıkarılmış bir duman dedektörü gibi düşünebilirsiniz: Sizi *bip* sesinden kurtardığı için rahatlatmaktadır fakat yaptığınız alarm sistemini etkisiz hale getirmektir, yangını söndürmek değil.

TİROİT ATROFİ[21]

Medikal araştırmalar ve bilimin hiçbir şekilde bilmediği uzun süreli tiroit ilacı kullanımının bir yan etkisinin farkında olmak iyi olacaktır: Kimi insanlarda tiroit ilaçları tiroit bezinin hormon üretimini azaltır, böylelikle zamanla beze küçülür ve büzülür. Aslında ilaçlar tiroit bezinin performansını azaltır.

Tıpkı kaslarınızın güçlü kalmaları için kullanılmaları gerektiği gibi tiroit beziniz de şeklini koruyabilmek için düzenli olarak işini yapmaya ihtiyaç duyar. Bir kar fırtınasının sizi nasıl eve kapattığını bilirsiniz, ilk başta hayal kırıklığı yaşarsınız. Ancak eğer fırtına bir müddet sürerse, günden güne zorlanmış tembelliğe alışırsınız. Pijamalarınızı çıkartmadan oturmak daha rahat ve doğal gelir. Böylece fırtına geçtikten sonra yeniden dışarıdaki dünyaya karışmak için çok fazla enerjiye ihtiyacınız varmış gibi görünmeye başlar. Uzun süreli tiroit ilacı kullanımında tiroit bezinize de buna benzer bir şey olabilir. Tiroit bezi hormon üretme isteğini yitirir –neredeyse ruhu engellenmiştir– çünkü ilaçlar hipofiz bezinize yeterince T4 ve T3 üretildiğini söyler, dolayısıyla tiroit beziniz kendisini diri tutan TSH [Tiroit Uyarıcı Hormon] sinyallerini almaz.

Bunun için üzülmenize gerek yok. Bu tip kısmi tiroit küçülmesi sadece yıllar boyu aşırı tiroit ilacı kullanan insanlarda olur, ilaçla tiroit tedavisi gören herkeste meydana gelmez. Hatta tiroit ilaçları tiroit bezinin işini azaltsa bile o buna karşı çıkar ve ne olursa olsun birtakım tiroit hormonları üretir. Ayrıca bu küçülme karşısında tiroidin homeostazı gözeten ve ilerleten radyo dalgalarına benzer frekansları da işlemeye devam eder. (Unutmayın, bu frekanslarda rolü olan ve henüz keşfedilmemiş tiroit hormonları olan R5 ve R6'nın tükenmesi neredeyse imkânsızdır.) Yine de bu bilmeniz gereken bir yan etkidir. Bu kitapta defalarca gördüğünüz gibi, tiroit beziniz çabuk iyileşir. Ayrıca tiroit bezinizi yeniden canlandırmak ve EBV'yi uysallaştırmak için adım atmaya başladığınızda tiroit bezinin zekâsı yeniden hayata döner. Tiroit bezinin iyi gelişmiş veritabanı bu küçülme durumunun üstesinden gelebilecek yetenektedir ve tiroit bezi yeniden kendisinden beklendiği gibi işlemeye başlayabilir.

21 Tiroit bezinin küçülmesi. *–çn.*

İLAÇLA TİROİT TEDAVİSİNDEN UZAK DURURKEN BİLMENİZ GEREKENLER

Eğer doktorunuzla birlikte tiroit ilaçlarını azaltmak ya da bırakmaya karar verdiyseniz bilmeniz gereken birkaç önemli şey var.

Öncelikle, birisi tiroit rahatsızlığı sonucunda kendisine yazılan bir ilacı tükettiğinde karaciğer otomatik olarak bunun emilimini gerçekleştirir ve işlemeye başlar çünkü karaciğer dışarıdan gelen maddelere karşı vücudun koruyucusudur. Aldığınız dozu ne kadar artırır ya da bu ilaçları ne kadar uzun süre kullanırsanız karaciğeriniz o kadar ilacı emecek ve tutacaktır. Bu muayenehanede ölçülebilen bir şey değildir; medikal araştırmalar ve bilim hâlâ bu gerçeği göz ardı ediyor. Eğer yıllarca tiroit ilacı kullanmış bir kişinin karaciğerini çıkarır, suyunu sıkar ve çıkanları kapsüllere koyacak olursanız yüzlerce tiroit ilacı şişesini doldurabilirsiniz. Eğer tiroit ilacı kullanmaya yeni başladıysanız kan testlerinizde ilk başta hormon seviyelerinde bir değişiklik olmayacaktır çünkü karaciğeriniz bu ilaçları derhal emer. Sonuç olarak, doktorunuz almış olduğunuz ilacın dozunu artıracaktır ve bu da karaciğeriniz tarafından emilecektir. Bir noktada –bu herkes için farklıdır; 10 yılı bulabilir– karaciğerde biriken tiroit ilaçları bu organa zehirli ve ağır gelecektir; karaciğer bu ilaçları yavaş yavaş ve bazen aşırı yüklendiği için aralıklı ataklarla kan dolaşımına karıştırmaya başlayacaktır. Bu olduğunda kan testlerinizi atlatacaktır yani doktorunuza aslında olduğundan daha fazla tiroit hormonu üretiyormuşsunuz gibi görünecektir. Bunların sadece birer tahmin testi olmasının bir sebebi de budur, böylece doktorlar kendilerini sürekli hastalar için düzenlemeler yapar vaziyette bulurlar.

Çoğu kez doktorlar tiroit seviyelerinin daha iyi olduğunu görecek ve tiroit bezinin daha iyi çalıştığını düşüneceklerdir, aslında bunun sebebi karaciğerinizin kapasitesinin dolmuş olması ve ilaçları kan dolaşımına karıştırmaya başlamasıdır. Karaciğerden sızarak yeniden kan dolaşımına karışan bu ilaçlar onları ilk aldığınız zamanki kadar etkili değildir. Sadece yüzde 5'lik geçici bir etkisi kalmıştır.

Kan dolaşımına bu yolla karıştığı için –yutularak, midede sindirilerek ve bağırsakta emilerek değil– vücudunuz ters bir tepki verebilir ve bu ilaca karşı duyarlılık geliştirebilir. Bu genellikle alerjik bir hisse yol açabilir, daha önce böyle bir sorununuz yokken kalbinizde şişkinlik ve hızlanma hissedebilir veya uyuma zorluğu çekebilirsiniz. Bu tepki meydana geldiği zaman sentetikten doğal bileşiğe ya da tam tersine geçmek ya da ilaçları topluca bırakmaya zorlamak gerekebilir çünkü vücudunuz çok hassas bir duruma gelmiştir. Karaciğerde bu taşma etkisi meydana gelmese bile uzun süre tiroit ilacı kullanmak –kimi insanlar yirmi yıldan fazla kullanıyor– zaten EBV'den dolayı yeterince çalışamaz ve zorlanır halde bulunan karaciğerinize ek baskı yaratacaktır, bu da zamanla, diğer belirtilerle birlikte, daha fazla kilo alımına yol açabilir.

Eğer uzun süredir tiroit ilacı kullanıyorsanız doktorunuzla dozu düşürme fikrini konuşabilirsiniz, böylelikle karaciğeriniz biraz arınmış olacaktır. Ancak bu konuda olağanüstü dikkatli olmalısınız, kendi kendinize karar vermeyin. Kimi zaman insanlar bir anda bütün tiroit ilaçlarını bırakıyor. Bunun etkisi çok büyük olabilir, örneğin yorgunluğun aniden geri gelmesi gibi. O zaman yeniden ilaç almaları gerektiğine karar veriyor ve yine ilaca başlıyorlar, hayatları boyunca buna bağımlı olacaklarmış gibi.

Bu etkilerle ilgili aslında olan şudur: İlk başta ilacı bırakma var. Birisi uzun yıllar boyunca steroid kullanıyorsa, birdenbire bunu bıraktığında vücut şoka girer ve sonuçta birçok fiziksel rahatsızlık meydana gelebilir. Doktorlar bu yüzden hastaların diğer steroidleri de yavaş yavaş azaltmalarını sağlarlar; tiroit ilaçlarına da bundan farklı davranmayacaklardır. İkincisi, tiroit ilaçlarının hepsini bir seferde bıraktığınızda karaciğerde ani bir rahatlama hissi meydana gelir ve uzun süredir emmiş olduğu tiroit ilaçlarını hızlı bir şekilde yeniden kan dolaşımına salgılar. Bu hormonların aniden kan dolaşımına karışmalarıyla birlikte vücut olumsuz tepki verir ve insanların yanlış bir biçimde tiroit ilacına bağlı olduğunu düşündükleri ancak aslında gerçek arınma belirtileri olan belirtilere sebep olur. Üç aydan bir yıla kadar ilaçla tiroit tedavisi görmüş olan biri için bu arınma o kadar korkunç olmayacaktır, sadece kullanmış olduğunuz doza bağlı olarak bir gün ila bir hafta arasında kendinizi biraz yorgun hissedebilirsiniz. Eğer bir yıldan uzun bir süredir ilaçla tedavi görüyorsanız yavaş yavaş bırakmak özellikle önemli olacaktır, böylece sisteminize aşırı yüklenmiş olmazsınız. Karaciğerin arınması en nihayetinde faydalı bir şeydir, tıkanıklık giderilir ve daha fazla kilo almanız önlenmiş olur.

İlacı bırakmanın ne kadar süreceğine karar verirken doktorlar her zaman hastanın ne kadar süredir ilaçla tiroit tedavisi gördüğünü göz önünde bulundurmalıdır. İlacın dozunu azaltmak hastanın sağlığı ve huzuru için son derece etkilidir. Eğer bir kişi iki yıldan beş yıla kadar tiroit ilacı kullanmışsa doz en az iki ayda bir olmak koşuluyla her seferinde 1/4 oranında azaltılmalıdır. İlaç kullanımı süresi beş ila on yıl arasındaysa bırakma süreci en az dört ayda bire çıkartılmalıdır. Eğer bir kişi 10 ila 20 yıl arası ilaç kullandıysa bırakma süreci en az altı ay sürmeli. Kişi 20 yıldan uzun süredir tiroit ilacı kullanıyorsa, bırakma süreci bir yıla çıkarılmalı. Hastanın ne kadar süredir tiroit ilacı kullandığını fark etmediğini bilmek çok önemlidir, göz önünde bulundurulması gereken şey hassasiyetidir. Hasta aynı zamanda EBV kaynaklı nörolojik yorgunluk veya diğer sinirsel bir belirti ya da durumla mücadele ediyor olabilir, bu da onun ilacı bırakma sürecine vereceği tepkiyi artırabilir. Eğer ilacı bırakma niyetinde bir hastaysanız sizin için en iyisinin ne olacağını doktorunuza danışın.

Bu arada tiroit beziniz de bir dereceye kadar kendi tiroit hormonlarını hâlâ üretiyordur, ayrıca böbreküstü bezleriniz de testlerde belli olmayan o hormonları üretmektedir. Onlara destek olmak için, EBV'yi sisteminizden atmak ve tiroit bezinizi bu kitapta söylenenlerle, yeniden dengelenecek ve olması gereken miktarda hormon üretecek şekilde sağlığına kavuşturmak için aktif rol almayı hedeflemelisiniz. İlaçlar sisteminizden ayrılırken bu size destek olacaktır, böylelikle kendinizi harika hissetme şansına sahip olabilirsiniz.

AYDINLANMA SEVİYELERİ

Kimi modern tıp profesyonelleri tiroit testinin sınırlarının farkına vardı. Klasik hipotiroidi belirtileri gösteren ancak test sonuçları normal aralıkta çıkan hastalar olduğunu gördüler. Bu doktorlar yine de hastalara tiroit ilacı yazdı ve kimi zaman hastalar da daha iyi hissetmeye başladı. Sonunda ciddiye alınmak ve bu şekilde duyulmak tiroit hastaları için bir ilerlemedir.

Bir kadının çeşitli belirtilerle doktora gittiği ve yanlış giden hiçbir şey olmadığını duyduğu günlerden çok daha iyi durumdayız. Onlara verilen tavsiye, "Sadece daha fazla egzersiz yapmanız gerek," oluyordu. Veya, "Bir hobi bulun. Çok fazla boş zamanınız var." Bu şekilde, bir teşhisten mahrum kalmak kişinin kendi algılama gücüne olan güvenini kaybetmesine sebep olabilir.

Bu yeni yaklaşım ayrıca kadınların ağrılar, sızılar, kalp çarpıntıları, kilo alma sorunu, saç dökülmesi, hafıza kaybı ve zihin bulanıklığıyla doktora gidip her şeyin hormon dengesizliğiyle ilgili olduğunu ve menopoza ya da perimenopoza girdiklerini duydukları zamanlardan daha aydınlatıcıdır. Bu tip teşhisler kadınların kendilerini olduklarından daha yaşlı hissetmelerine ve sanki bu şikâyetlerin yaşlanmanın doğal bir parçası olduğunu düşünmelerine sebep oluyor. (Öyle değil.)

Tiroit, bir doktorun, hastanın kronik sağlık sorunlarını değerlendirmesinde dikkate alındığında bu bir ilerlemedir. Bu doktor testler problem algılamadığında bile tiroitte bir sorun olduğunu fark ettiği zaman ya da sentetik yerine farmasötik bileşiklendirmenin[22] daha iyi olacağını düşündüğünde bu daha da büyük bir aydınlanmadır.

Ve hâlâ bu aydınlanmalar mevcut değil. Bunlar tarih kitapları için bir ilerleme. EBV'nin tiroit sorunlarının nasıl gerçek sebebi olduğu, belirtilerinizin gerçekten ne anlama geldiği, tiroit testlerinin nasıl çalıştığı ve ilaçla tiroit tedavisinin hastalığın altında yatan sebebi nasıl ıskaladığı hakkında gördüğünüz gerçekler şu anda sizin hayatınız için burada. Tiroit bezinin sorunun kendisi değil bir haberci olduğu daha parlak bir geleceği garanti etmeniz için gerekli olan, uzman seviyesindeki bilgidir.

Sağlığınız konusunda ilerledikçe yoldan şaşmanız daha kolay olacaktır. Yeni teoriler ortaya çıkacak, eskileri yeniden canlandırılacak ve dolaşıma sokulacak, siz de aslında te-

22 Eczacı tarafından çeşitli araçlar kullanılarak ve belirli maddeler birleştirilerek hastanın kişisel ihtiyacına uygun bir bileşik hazırlanması. *–çn.*

levizyonda duyduğunuz ya da son yayınlanan yazılarda okuduğunuz tiroit bilgilerinin doğru olup olmadığını düşünmeye başlayacaksınız. Şunu hatırlayın: Bir tiroit teorisi suçu sadece size, vücudunuza ya da tetikleyicilere atıyorsa o doğru değildir. Bir tedavi altta yatan virüsü hedef almadıkça hiçbir şeyi çözemez.

Ortalıkta adeta birbiriyle yarışırcasına gezinen bu kirli bilgilere karşı sizi güçlendirmek için şimdi kronik hastalık hakkında yapılan Büyük Yanlışlara geçeceğiz. Bilimsel ilerlemeye engel olan bu önemli yanlışları keşfederek sonunda iyileşebilmek için gerekli olan yeni bir berraklık, güven ve özgürlük kazanacaksınız.

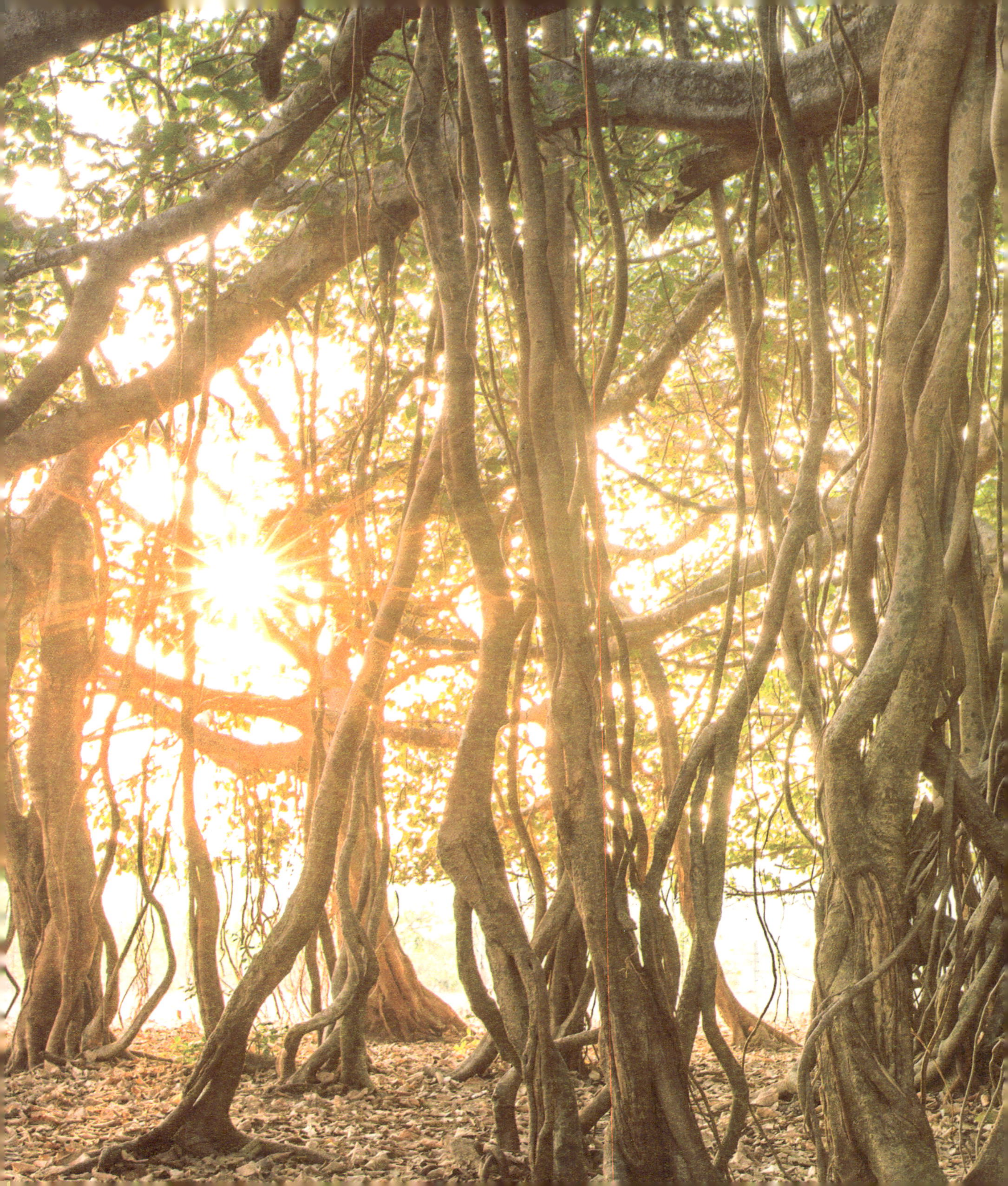

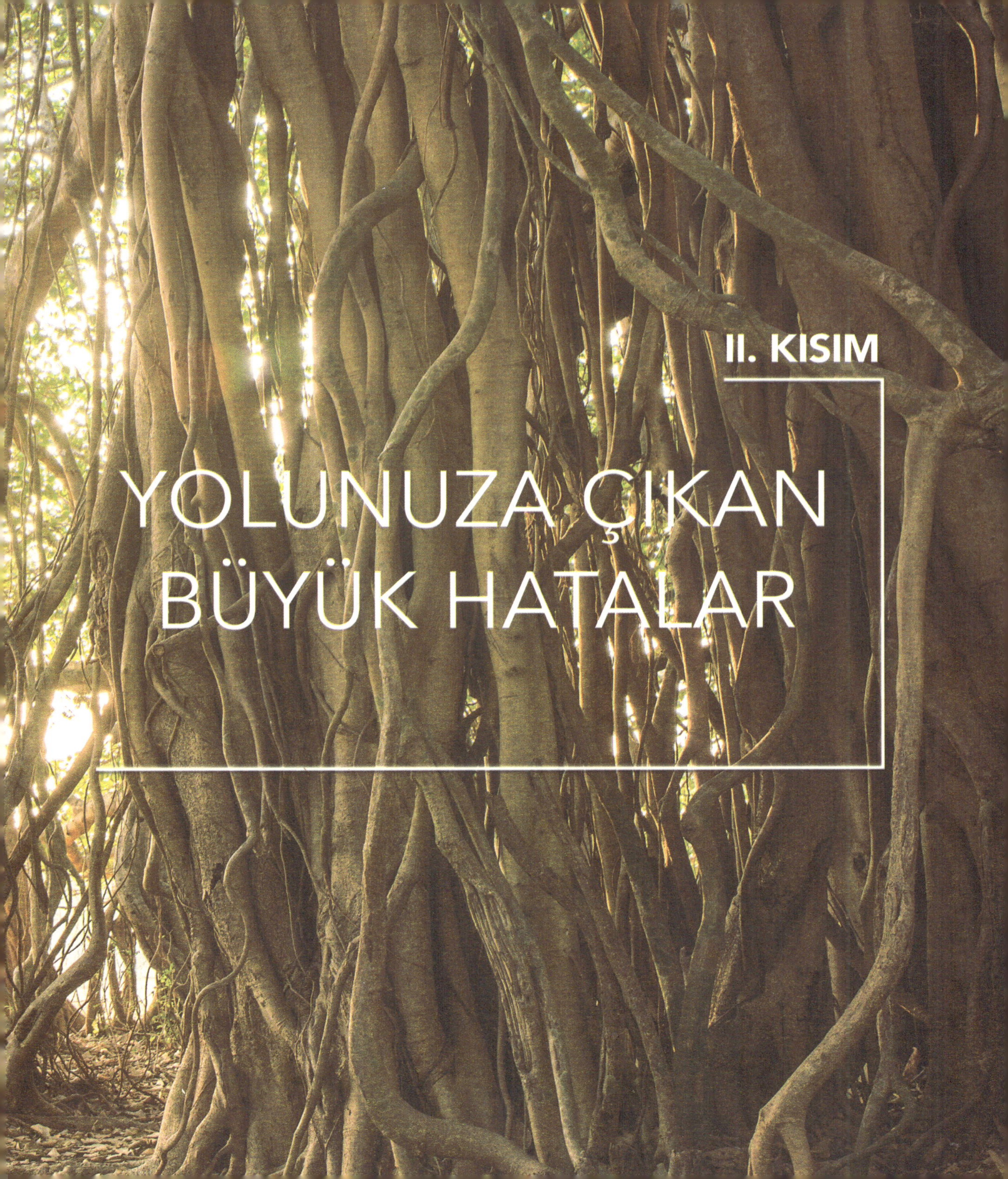

II. KISIM

YOLUNUZA ÇIKAN BÜYÜK HATALAR

9. Bölüm

Daha İyi Bir Sağlığa Köprü

Bulunduğunuz yerden olmak istediğiniz yere nasıl gidiyorsunuz? Kendimizi olduğumuz yerden engellerin ötesinde ulaşmak istediğimiz bir yere nasıl taşıyoruz? Dünyada insanlar var olduğundan beri bu soruları soruyoruz – ve köprüler kurarak bunları cevaplıyoruz. Bu muhtemelen atalarımız doğanın köprülerinden birine rastladığında başladı –belki nehrin iki yakasını birleştiren düşmüş bir ağaç gövdesi– ve oradan fikir gelişti: Boşluk yolun sonu olmamalı. Kendimizi ve başkalarını yeni topraklara ulaştırmak için kendi destek yapılarımızı yaratabiliyorduk.

Bin yıl boyunca inşaatçılar ve mühendisler köprü inşaatını konusunda teknikleri ve teknolojiyi geliştirdiler. Şu anda bu harika buluşların olağan hale geldiği bir dünyada yaşıyoruz. Muhakkak çok da fazla önem vermeden yürüyerek, bisikletle ya da bir araçla üstlerinden geçip gidiyoruz. Durup düşündüğünüz zaman, her bir köprü büyük önem taşır. Her birinde mevcut olan matematik, fizik, tasarım, planlama ve gerçek anlamı düşünün. Doğanın kanunlarını anlamak, onlardan yararlanmak ve sonuçta yüzlerce, binlerce, hatta milyonlarca kişinin geçebileceği güvenli bir köprü yapmak olağanüstü bir beceri gerektiriyor.

Köprü inşasını tanımlayan şey, onun "doğru" olmasıdır. Sonuç ortaya çıktığında hataya hiç yer yoktur çünkü insanların hayatı tehlikededir. Birisi yeni bir köprü tasarımı fikriyle ortaya çıktığında ya da kabul görmüş uygulamalardan birini geliştirmeye eğildiğinde bunu test etmek gerekir. Önce prototipler yapılır, daha sonra gelişmiş modeller. Bütün çizgiler kusursuz, her açı net olmalıdır, bütün hesaplamalar defalarca kontrol edilir, kullanılacak malzemelerin hepsi doğru ve denenmiş olmalıdır. Her şeyin açıklaması yapılmalı ve o bölge için fonlama tamamen kusursuz olmalıdır.

Bugünün tıp dünyasında, kronik hastalıkları tedavi etmeye gelince –kendini iyi hissetmeyen ve kendilerine vaat edilen enerji dolu sağlığa kavuşan hastalar arasında köprü kurmaya gelince– benzer hesaplar yapılmıyor. Doktorlar kronik hastalıkları ölçüp tartamıyor, mühendislerin yaptığı gibi bir yazılım sistemine çeşitli verileri girerek bir kişinin iyileşmesi için gerekli yol haritasını çıkaramıyor. Medikal araştırmalar ve bilimi en doğru ve gelişmiş teşhisler ve tedavi yöntemlerine ulaştıracak fonlama henüz ortada yok. Bunun yerine, doktorlar bir şeyleri sezmeye terk edilmiş durumda. Kısmen ilaç biliminin fonlama aldığı alanlara güveniyor ve birbirine teğet geçen bu çalışmalara bağlı olarak ellerinden geleni uygulamaya çalışıyor.

Söz konusu daha çok tiroit hastalığı gibi kronik rahatsızlıklara gelince doktorlar teorilere güvenmek zorunda; yani otoimmünite, genetik suçlama ve metabolizma gibi bu kitabın daha önceki bölümlerinde sözünü ettiğim teorilere. Muhtemelen onlara "teori" demek biraz tuhaf çünkü günümüz modern tıpta birer gerçekmiş gibi algılanıyor. Ancak biraz derinlemesine araştırdığımızda şunu fark ediyorsunuz ki. onları destekleyen birçok bilinmeyen unsur var. Bunlar köprü inşaatında uygulanmadan önce birçok zorluğu testten geçen tipte teoriler. Bu testlerde parçalanmalar, çatlamalar oluyor ve zayıf noktalar kendilerini belli ediyor. Uzmanlar bunu fark edeceklerdir, örneğin Hashimoto hastalığı teorisinde olduğu gibi, insanların şikâyetlerine açıklama getiren bir cevap olarak bağışıklık sisteminin tiroit bezine saldırdığı söylenemez çünkü bu, insanları gerçekten desteklemez. Vücudun kendi kendine saldırıya geçtiğini duymak bir kişiyi daha sağlıklı yapmaz çünkü gerçek değildir. Uzmanlar şunu da öğrenecekler: Çatlakların üstünü bantla kapatmak –yani sebep olarak iltihaplanmayı göstermek– bu çatlakların daha da derinleşmesini ve köprünün yıkılmasını engellemez.

Kronik rahatsızlıklarla ilgili ilginç olan şey budur. Bu alanda "uzman" terimi eşsizdir. Birçok farklı alanda hatta tıp biliminin cerrahi gibi bir alanında bile uzman, rahatsızlığın altında yatan sebebi anlayan kişidir. Uzman bir cerrah, neşteri nasıl doğru biçimde kullanacağını ve zayıflamış bir kapakçığı onardıktan sonra kalbi nasıl dikeceğini bilir. Bir hukuk uzmanı, suçlunun kanunlardan kaçmasına izin veren yasanın açığını bilir. Uzman bir mühendis, köprü yıkıldıktan sonra onu nasıl değerlendireceğini, belgeleyeceğini, onunla ilgili nasıl bir çalışma yapması gerektiğini ve altta yatan sorunu nasıl tespit edeceğini bilir –belki yanlış cins bir çelik kullanılmıştır– ve bunu gelecek tasarılara aktarır.

Ancak tiroit hastalığı ya da başka kronik rahatsızlıklarda uzman ilan edilen kişilerin bu "uzman" sıfatını alabilmek için olayın derinliğine inip ilk başta neden bu belirtilerin ortaya çıktığını çözmesi gerekmektedir. Burası profesyonel dünya ve ticarette böylesine bulanık kalmış birkaç alandan biri. Bu insanlar ne kadar iyi niyetli olurlarsa olsunlar kimi hastalarda gelişmelere sebep oluyormuş gibi görünen geçersizliği ortada olan fikirlerle ve kabul edilebilir tıbbi öneriler anlamında büyükbabalarımızdan kalma eski teorilerle çalışıyor.

İşte bu yüzden kendi hayatınızın tiroit uzmanı olma zamanı gelmiştir. Şimdiye kadar tiroit virüsünü ve onun nasıl işlediğini, tiroit bezinin gerçek amacını, tiroit sorunlarına bağlı belirtilerin arkasında yatan gizli sebepleri ve buna bağlı rahatsızlıkları, tiroit testleri ile tiroit tedavisinin arkasındaki doğruları incelediniz. Şimdi söz konusu kronik hastalıklarla ilgili yapılan büyük yanlışlara göz atacağız. Bunlardan nasıl kaçınacağınızı bilmek daha iyi bir sağlık durumuna güçlü, sarsılmaz bir köprü inşa etmenizin en önemli elemanlarından biridir.

BÜYÜK HATALAR

Hatalar olur. Hepimiz hata yaparız. Kimi zaman yaptığımızın farkında bile değilizdir, diğerlerinden aldığımız yanlış bilgi doğrultusunda hareket ederiz. Bu kimsenin hatası değildir ancak yine de hepimizi karmaşaya sürükler.

Örneğin bir süpermarkete girdiğinizi düşünün. Oğlunuzun arkadaşı, ailesi zor zamanlardan geçtiği için bir süre sizde kalıyordur. Bu sıkıntılı dönemde yediği tek şey mısır gevreğidir. Yoğun bir gün içinde, market alışverişine ayırabileceğiniz kısıtlı bir zaman dilimindesinizdir ve rafın önüne geldiğinizde mısır gevreklerinin bulunduğu yerin boş olduğunu görürsünüz. Görevliyi çağırır ve sorarsınız: "Özür dilerim, depoda mısır gevreğiniz var mı acaba?"

Görevli, "Hemen kontrol ediyorum," diyerek hızla uzaklaşır. Geri döndüğünde elleri boştur. "Üzgünüm, hepsi tükenmiş. Bir sonraki teslimata kadar beklemelisiniz."

Yanlış giden bir şeyler vardır. Süpermarkette mısır gevreği biter mi hiç? Yöneticiyle konuşmak istediğinizi söylersiniz. Görevli sizi yöneticiye götürdüğünde ona durumu açıklarsınız.

"Depoda bir kutu bile kalmadığından emin misiniz?"

"John zaten depoya baktı," der yönetici. Sonra gözlerinize bakar. "Bir kez daha kontrol edelim," diye ekler. Yönetici ve görevli uzaklaşır. Uzun bir süre geçtikten sonra ger dönerler; kucakları mısır gevreği kutularıyla doludur.

"Üzgünüm," der görevli. "Size kalmadığını söylediğime inanamıyorum. İşaretlenmemiş ve diğer tarafta duran bir paletir üstündelermiş."

"Evet, özür dileriz," der yönetici. "Bunun nasıl olduğunu bilmiyoruz ancak yine de bahane bulacak değiliz. Sizinle kasaya kadar geleceğim ve hatamızı telafi etmek için kasiyerden indirim yapmasını isteyeceğim."

Yani bazı insanlar bilmeden hata yaparlar. Süpermarkette biraz daha fazla zaman geçirmek zorunda kaldınız. Belki de gerçekten kimsenin suçu yoktu; malları depoya yerleştiren görevli rahatsız olduğu için o gün izinliydi, onun yerine bakan kişi de işi yeterince bilmiyordu. Sonuçta çok da büyük bir sorun değil. Hatayı yakaladınız ve eliniz boş dönmediniz. Ayrıca, nihayetinde söz konusu olan şey bir kutu mısır gevreği. Kimsenin hayatı tehlikede değil.

Günlük hayatımızda yaptığımız hatalar, hatta diğerlerini kötü yönde etkileyen hatalar bile sonuçta normal hatalardır. İnsan olmanın bir parçasıdır. O an için canımızı yaksalar da daha sonra onlardan bir şey öğrenir ve yeni bir pencereden hayata bakarız.

Diğer taraftan, Büyük Bir Hata bir kutu mısır gevreği değildir. Sizin yapmadığınız ancak sonuçlarını sizin ödemek zorunda kaldığınız bir hatadır. Büyük Bir Hata ciddi bir hatadır. Kimsenin suçu değildir ancak yine de durumu daha az tehlikeli hale getirmez. Belki de hata olarak tanımlanmayan bir şeydir.

Size hiç şaka yapıldı mı? O an için rahatsızlık verici hatta gurur kırıcı hissettirebilir. Sonuçta bunun bir şaka olduğunu anlarsınız. Ailenizin bir üyesi, bir iş arkadaşınız ya da herhangi bir arkadaşınız kapının üzerine bir kova su koymuştur ve açtığınızda üstünüze dökülür. Şakanın farkına vardığınızda bu size eğlenceli bile gelebilir. Ya da kimin yaptığını bulamazsınız, bir sorun da yoktur, sonuçta küçük bir şakadır ve bitmiştir.

Peki ya siz neyin ne olduğunu bilmeden kandırılıyor ya da aptal yerine konuluyorsanız? Ya birileri hayatınız boyunca kimsenin size bir kez bile bahsetmediği bir şakayı sürdürüyorsa? Ya aynı şaka ebeveynlerinize de yapıldıysa ve onlar da ne olduğunu bilmiyorlar? Peki, aynı şakayı büyükbanıza, büyük büyükbanıza ve büyük büyük büyükbanıza da yaptılarsa? Bu artık eğlenceli bir şaka değildir, bu dünyadan geçip gitmiş insanlara yapılmıştır.

Peki ya aynı şaka hâlâ sürdürülüyorsa? Çocuklarınıza, onların çocuklarına da yapılacaksa? Bu artık bir şaka değildir. Bu akıl almaz bir şeydir. Bu Büyük Bir Hatadır. Günümüz toplumunda bize her zaman hayatta bir seçeneğimiz olduğu öğretiliyor. Kimden ne duyarsak duyalım kendi yönümüzü seçebilecek güce sahibiz. Ancak sizin hiçbir katkıda bulunmadığınız bir şaka bu seçenek özgürlüğünüzü alıp götürüyor. Sürdürülen bu oyun sessizce sizi hayattan alıkoydu, şimdi de çocuklarınızı alıkoyuyor. Daha iyi bir şey bulabilme hakkınızı elinizden alıyor. Çünkü sınırların neresi olduğunu bile bilmiyorsunuz.

Amerika'da kadınların oy kullanmasına izin verilmediği zamanlara dönüp baktığımızda, oy hakkı için verilen mücadele sırasında pek çok çevrede bunun yanlış olduğu biliniyordu. Sonuçta bunu değiştirebilmeye olanak veren şey bunun gizli bir kural olmamasıydı. Açık açık yasalar kadınların oy kullanmasını yasaklıyordu. Kadınlar ve onları destekleyenler bunun böyle olmaması gerektiğini biliyorlardı, dolayısıyla direnme ve haklarını arama mücadelesinde bir tercihte bulundular.

Büyük hatalar ilk bakışta gizlendikleri için sizin böyle bir tercihte bulunma şansınız yok. Gerçeği keşfetmediğiniz sürece hangi fırsatları kaçırdığınızı bilemiyorsunuz

KRONİK RAHATSIZLIKLARDA BÜYÜK HATALAR

Kronik hastalıklar öyle bir salgın boyutuna ulaştı ki ben onlara "destansı" ismini veriyorum. Kronik hastalıklardaki Büyük Hatalar konusunda da kadınların oy kullanmaları konusunda olduğu kadar büyük bir risk bulunmaktadır. Milyonlarca insan sınırlı yaşamlar sürdürüyor. Temel insan haklarından –bu durumda iyi bir sağlığa kavuşma hakkı– mahrum bırakılıyor. Gerçi bu bir sır. Bize bunların milyonlarca insanı geri bırakan Büyük Hatalar olduğu söylenmiyor, dolayısıyla kimse bunlara karşı çıkmıyor. Öylesine kökleşmişler ki sanki hayatın gerçekleri gibi görünüyorlar. Onlara güveniyoruz, tıpkı bir köprüye açılan yola güvendiğimiz gibi, o köprüye girmenin güvenli olduğuna inanıyoruz. Eğer turuncu dubalar ya da servis yolu levhası yoksa her şeyin kontrol altında olduğunu düşünüyor ve bizden öncekilerin gittiği yoldan ilerliyoruz.

Ancak gerçek şu ki Büyük Hataları oluşturan tıbbi teoriler, akımlar ve yanlış anlaşılmalar aslında birer hatadır. Kimileri kuşaklar boyunca bizi geri bırakıyor ve durdurulmadıkları sürece gelecek kuşakları da geri bırakmaya devam edecekler. Pek çoğu insanlara yardımcı olacak, yüksek mantık seviyeleriyle iş arkadaşlarını etkileyecek birer çaba olarak başladı ancak tıpkı kötü giden şakalar ya da raydan çıkan bir tren gibi hız kazandılar. Günümüzde herkes bu akım trenlerine binmiş durumda. O kadar hızlı gidiyorlar ki sanki bu doğru yolda olduklarının bir kanıtıymış gibi görülüyor. Hiç kimse trenin kondüktörünün ya da mühendislerin uzun zaman önce kontrolü kaybettiğini fark etmiyor ve bu trenler kendi kendilerine son hız yollarına devam ediyorlar.

Hastalığınızı sizin yarattığınız gibi kimi hatalar henüz imdat frenini kullanabileceğimiz kadar yeni ve bu treni bir şekilde durdurabiliriz. Otoimmün teori gibi diğerleri ise öyle tehlikeli ilerliyor ki kendinizi kurtarmanın tek yolu bu trenden aşağı atlamak. Büyük Hatalarla ilgili doğruları keşfettiğinizde kendinizi ve sevdiklerinizi koruyabilecek güvenli mekanizmaları elde etmiş olacaksınız ve böylelikle kaybetmiş olduğunuzdan haberdar bile olmadığınız özgürlüğünüze yeniden kavuşacaksınız.

II. Kısım boyunca tek tek inceleyeceğimiz kronik hastalıklar hakkındaki bu Büyük Hatalar şunlardır:

- Otoimmün Karmaşa
- Gizemli Hastalık Kavram Yanılgısı
- Cevapların Yerine Hastalık Etiketleri
- Sebep Olarak İltihaplanma
- Metabolizma Efsanesi
- Genleri Suçlama Oyunu
- "Affetmeyen Dörtlü"yü Göz Ardı Etmek
- Her Şey Kafanızda
- Hastalığınızı Siz Yarattınız

Bunlar yaygın şikâyetlere sebep olan, özgürlük seçeneğini ve hakkını elinizden alan ve sanki kendinizi suçlu gibi hissetmenize neden olan hatalar. Bunlar yöneticiyi çağırıp bir kez daha kontrol ettirebileceğiniz, itiraf edilmiş ya da bilgilendirme sunulan hatalar değil. Size Büyük Bir Hata uyguladıktan sonra kimse cevabı yanlış yerde aradığını söylemek için size geri dönmüyor. Ya da yapmaları gerektiği gibi Büyük Hataları geri çağırmıyorlar, tıpkı *E. coli* içeren biftekleri geri çağırdıkları gibi. "Üzgünüz," diye devam eder anons, "bu fikirler güvenli değildir. Sağlığınızı tamamen geri kazanmak için lütfen onları bize geri getirin."

Hiç tiroitle ilgili sıkıntılarınızı başkalarıyla paylaştığınız ve bakışlarından tamamen sizinle birlikte olmadıklarını anladığınız oldu mu? Bu hikâyenizi ilk anlatışınızda da olabilir, defalarca tekrar ettiğinizde de. Bu kişilerin gözünde kronik bir rahatsızlıkla mücadele etmekte olan arkadaşı, hastası ya da sevdiği bir kişiye şahitlik etmekte tereddüt görürsünüz. Bu onların düşüncelerini bulandıran Büyük Hatalardan kaynaklanan bir şüphecilіktir. ***Ona sunulan bunca cevaba rağmen bu kişi neden hâlâ iyileşmedi,*** diye düşünürler. ***Bu kişinin bilgilendirilmesiyle ilgili bir yanlışlık olmalı,*** diye düşünecekleri yerde, ***Bu kişide bir yanlışlık olmalı,*** diye düşünürler. Bu tip düşünce, mücadele ettiğiniz herhangi bir belirti ya da bir durumda, sizin beyninizde de dallanıp budaklanmaya başlayabilir ve hayli zarar verici olabilir. Yanlış bir şey yapmadığınızı ve bu Büyük Hataların cevaplar olmadığını zaten biliyorsunuz (kimi düzeylerde bu bilgiyi ne kadar derine gömmeye çalışsanız da). Hepsi olmasa bile birçoğundan geçtiniz. Eğer onlar cevap olsaydı, şimdi sağlığınızı yeniden kazanmanın bir yolunu arıyor olmazdınız.

Kronik hastalıkların yanlış yönlendirildiği noktaları gösteren kimse yok. Daha önce dediğim gibi, hepimiz hata yaparız. Ve hepimiz bilmeden bize ait olmayan hataları devam ettirmişizdir. Gerçek ilerleme ne kadar az yanlış yola saptığımızla belli olur; yanlış yönde ilerlediğimizi anladığımızda bunu nasıl düzelttiğimizle ilgilidir.

Bu gidişatı düzeltebilmek için neyin yanlış gittiğini anlamaya ihtiyacımız var. Haritayı parmağımızla işaret ederek, "Görüyor musun? Gitmek istediğimiz yerden ne kadar uzaktayız. İşte buralar yol işaretlerini yanlış okuduğumuz yerler," diyebilmeye ihtiyacımız var. Aksi takdirde doğru yolu nasıl buluruz?

Çoğunlukla Büyük Hatalar tıbbi inkârın sonuçlarıdır ve tüm yadsımalar gibi ilerlemeyi engeller. Bir işlevsellik yanılsamasını sürdürür. Bu arada bir şeyler dağılıyordur. Kronik hastalıklar gerçeğiyle mücadele eden insanlar kendilerini bir mendil gibi buruşturulup atılmış hissediyor. Bu gerçekle yüzleşmek rahatsızlık verici olabilir, bu doğru. Ancak gerçekle ilgili böyle bir rahatsızlık hissetmek, eğer doğrular ortaya çıkmazsa, olması beklendiği gibi önümüzdeki 50 yıl boyunca da bu hataları devam ettirmekten çok daha iyidir. Büyük Hatalar ile ilgili bir referans noktasına daha ihtiyaç duyacak olursanız sadece Büyük Göller'i düşünün. 1960'larda o kadar çok kirletilmişlerdi ki Erie Gölü'nün ölmekte olduğu söyleniyordu. Bu da insan hatasından kaynaklanan başka bir trajedi. Sonuçta çevreciler sebebi araştırdı, yasalar çıkarıldı ve göle boşaltılan kirli maddelerin arıtılması için adımlar atıldı ve göl yeniden eski yaşantısına kavuştu. Son yıllarda bu tip ölü bölgeler yeniden rapor ediliyor, insanlar bir kez daha kirliliği kontrol altına almaya çalışıyor.[23]

Bu hikâyeyi gelecekteki Büyük Hatalar için bir mihenk taşı olarak kullanabiliriz. Eğer yeteri kadar insan bu sebepler etrafında toplanırsa tıpkı Erie Gölü havzası sakinlerinin gölü

23 "History of the Great Lakes Water Quality Agreement," Environmental and Climate Change Canada, accessed Dec 18, 2016, http://ec.gc.ca/Publications/85E14272-35DD-4DE7-82E2-44890DC7FABD%5CCOM-1555_OVERVIEW_ WEB_e.pdf; "Lake Erie," United States Environmental Protection Agency (EPA), last updated May 4, 2016, https:// www.epa.gov/greatlakes/lake-erie.

tekrar hayata kavuşturmak için bir zamanlar kaydetmiş olduğu büyük ilerleme gibi tıp camiası da konu tiroit hastalığı gibi kronik sağlık problemlerine gelince yönünü değiştirebilir. İnsan hatasını düzeltmek sürekli dikkat ister. İlerleme gibi görünen bu şeyin bizi rehavete düşürmesine izin veremeyiz. Nasıl gölün toplum gözünde en iyi konuma gelmesi için gerçekleri dikkatle gözlemlemek ve aktif destek gerekiyorsa bu sürecin ileri doğru hareket etmesini garanti altına alabilmek için hepimiz gözümüzü dört açmalıyız.

ANTİK ÇAĞIN DIŞINDA

Kronik hastalıklar konusunda günümüzün Büyük Hataları ile ilgili bir bakış açısına sahip olabilmek için gelecekte, bugüne tarihten bir an olarak bakacağımızı aklımızda tutmamız lazım. Bilimin özelliği, çalışmalarının zaman içinde dünyamızı anlama yolunda daha derin, daha zengin ve daha doğru bir yöne doğru ilerlemesidir. Eskilerin üstüne yeni deneyler geliştiriliyor, yanlış hipotezlerin yerini net bakış açıları alıyor, yanlış sebeplerden ötürü yanlış yönlere giden gelişmeler sarsılıyor ve yeniden yönlendiriliyor. Dolayısıyla yeni gerçekler aydınlığa kavuştukça bugünün ileri görüşleri gibi görünen şeylerin modası bir gün geçmiş olacak. Modern tıp teorilerini incelerken sahip olmamız gereken bakış açısı budur: Zaman içerisinde kimileri kalacak kimileri kalmayacak.

Örneğin, bademcik ameliyatının ilk kabul gördüğü zamanları ele alalım. Pek çok çocukta bademcik iltihabı görülmeye başladı ve genel kanı bademciklerin alınması yönündeydi. Bu öyle baskın bir düşünce haline geldi ki kimse bademcik iltihabının sebebini sorgulamadı. Bademcik ameliyatına odaklanan tıbbi ilerleme gittikçe yaygınlaşan bademcik iltihabının gizemini saklamış oldu. Bademcik iltihabı bir kez sıradan bir şey olduktan sonra tıp fakültesinde hiç kimse bu sorunu irdelemek yönünde cesaretlendirilmedi çünkü durum "Biz de bu yollardan geçtik" halini almıştı. Bademcikleri al, problemden kurtul. Bunun üzerine düşünmek için niçin daha fazla zaman kaybedelim ki?

Tıp camiası şimdi bademciklerin bağışıklık sistemine bağlı olduğunu fark etti, dolayısıyla iltihaplandıklarında bademcikleri almak artık ilk seçenek değil. Şimdi ilk tercih edilen savunma antibiyotikler oldu. Sorun burada, çünkü kofaktör bakteri bademcikleri daha da iltihaplandırabilir. Bademcik iltihabının altında yatan şey bakteri değil, EBV'dir. Her zaman genç Epstein-Barr virüsleri bademciklerin iltihaplanmasına sebep olmuştur. Çocuklarda EBV'yi teşhis etmek zordur çünkü genellikle kan testlerinde kendini belli edecek biçimde ortaya çıkmaz. Bu sırada bademciklerin bulunduğu lenf bölgesi virüsten kurtulmak için iltihaplanır ve böylelikle gizemli bademcik iltihabı oluşur. Bu da diğer bir gizli mononükleoz olayıdır. Bilim ve medikal araştırma tarihi problemi nasıl çözeceği konusunda yanılmıştır.

Ya da emzirmeden vazgeçilen dönemi hatırlayın. On yıllar önce anne sütü yeni çıkan ve bilimsel araştırmalar sonucu market raflarında yerini alan mamalardan daha kalitesiz sayılıyordu. Kadınlardan emzirmeyi bırakmaları istendi çünkü bilim, insan vücudundan daha iyisini biliyordu. (Tesadüfen bununla eşzamanlı olarak arabalarda kaza anında kırbaç etkisinin önüne geçmek için koltuk başlıkları bulunmuyordu ve emniyet kemerleri sadece aşağıdan geçiyordu – ve yine de arabalar ilerlemiş sayılıyordu.) Aileler bu tavsiyeye saygı duydular ve bu formülü Tanrı kelamı gibi gördüler, ta ki araştırmalar yıllar sonra anne sütünün muazzam değerini ortaya çıkarana kadar. Daha fazla insan, insan vücudunun güvenilebilir olduğunu ve aslında geri kalmış olanın bilim olduğunu fark ettiğinde bu yaklaşım sarsılmaya başladı; ancak ne yazık ki bu kavrayış sadece bir alanla sınırlı kaldı.

Böylelikle, bir gün geriye dönüp baktığımızda, tiroit hastalığı ve kronik rahatsızlıklara karşı yaklaşımımızın nasıl çağ dışı kalmış olduğunu fark edeceğimize dair bir fikrimiz oldu. Günümüzün modern alışılagelmiş tıbbında kronik bir rahatsızlık üç şekilde tedavi ediliyor: steroidler (immünosupresan ve hormon tedavisi de dahil), antibiyotikler ve farkına varılan problemi ortadan kaldırma yöntemi. Her üçünü de uygulamış olabilirsiniz. Biri ya da hepsi birden sizi daha iyi hissettirmediyse büyük bir ihtimalle problemin sizde olduğunu duymuşsunuzdur. Bu bir gün değişecek. Tıbbın uygulaması ve ilerlemesi gelişecek. Çünkü gerçek şu ki, problem sizde değil ve yanlış bir şey yapmadınız. Büyük Hatalar ile ilgili yeni olan bilgiler size neyin yanlış gittiğini gösterecek – ne tip düşünme biçiminden kaçınacağınızı ve ne gibi tehlikelerden uzak durmanız gerektiğini. Kendinize yeniden güvenebileceğinizi ve bu güveni, olduğunuz durumdan, sağlık anlamında olmayı istediğiniz yere ulaşmak için kullanabileceğinizi size gösterecek.

10. Bölüm

Büyük Hata 1: Otoimmün Karmaşa

En temelde bile otoimmün teorisi yanlıştır. Evet, bu doğru, otoimmün terimi başlı başına büyük bir yanlıştır. *Auto* Yunancadan gelir ve "kendi, kendi kendine" anlamını taşır, dolayısıyla bu kelime bağışıklık sisteminizin sizin peşinizde olduğunu söyler: kendi kendinizin peşinde. Bu da otoimmün kelimesini açıkça suçu size ve kendi vücudunuza atan bir terim haline getirir. Bu yanlış bir adlandırmadır, öyle ki bu yanlış anlaşılmayı sürdürdüğümüz müddetçe otoimmün hastalıkların gerçekleri hakkında konuşamayız bile. Daha uygun bir terim ***viral-immün*** olacaktır çünkü bağışıklık sistemi istilacılarının peşindedir. Otoimmün sadece geleneksel tıp dünyasında yanlış bir tespit değildir. Alternatif, işlevsel ve bütünleyici camialar da bu yanlış anlaşılmayı benimsemiş vaziyettedir.

Bu teori ne için var oldu? Çünkü 1950'lerde tıp dünyası Hashimoto tiroiditi, Crohn hastalığı, Graves hastalığı, Lupus hastalığı, RA, çölyak hastalığı, ülser ve MS gibi hastalıkların insanları niçin rahatsız ettiğine, hatta belini büktüğüne dair bir açıklama getiremediği için karıştı. Bazı hastaların kan testlerinin yakından incelenmesi sonucunda antikorların varlığı belirlendi. Heyecan verici bir tahmin oyunu başladı ve tıp kurumunu koruyabilecek en iyi teori ortaya çıktı: "Mutlaka vücudun kafası karışıyor ve kendine saldırıyor." Birdenbire bu tüm dünyada kulaktan kulağa fısıldanan bir şey haline geldi ancak insandan insana aktarılırken bozulacağına daha beter büyütüldü, abartıldı ve böylelikle gerçeği bastırmış oldu.

Otoimmün rahatsızlıkları açıklama girişimi insanlara bir cevap verme adına dürüst bir çabaydı ancak bir önceki bölümde yer alan mısır gevreği hikâyesinin aksine hiçbir yönetici, "Bir kez daha kontrol edelim," diyerek geri dönmedi ve daha sonra, "Yanlış yere bakıyormuşuz," demediler. Bunu yerine otoimmün rahatsızlığın insan vücudunun kendi kendine saldırması sonucunda gerçekleştiği bir kanun gibi kabul edildi.

Şimdi otoimmün teori canavar bir tsunami dalgasına ya da herkesin gerçeği görmesini engelleyen bir kar fırtınasına dönüşmüş durumda. Kontrolden çıkmış tehlikeli bir hızda devrilen bir tren gibi.

Şimdi bir adım geri atıp yeniden değerlendirme zamanı. Tek yürek olup gerçeği dile getirme zamanı: Otoimmün hastalığın vücudun kendisine saldırması olduğu teorisi doğru değildir. Vücut kendisine saldırmaz. Patojenlere saldırır. (Probleme neden olan patojenleri tam olarak belirleyebilecek bilimsel testler henüz geliştirilmedi.) Bu gerçeği kabul etmeden otoimmün hastalıklar hakkında yapılan çalışmalar doğru yönde ilerleyemez. Tıbbın bu alanı bir karmaşa durumunda kalacak ve bu, zayıf düşüren belirtilerden şikâyet eden insanların zararına olacak. Burada söz konusu olan mısır gevreği aramakla kaybedilen yarım saat değil; bu hatayı kabul etmemenin sonuçları yıkıcı olacak. Hayatları karartabilir, hatta öyle oldu bile ve bu gelecekte de böyle olmaya devam edecek.

Kimi kaynaklardan otoimmün tepkinin vücudunuzun kendisini bir tetikleyiciye (bir patojen ya da gluten gibi) karşı savunmasıyla ortaya çıktığını duyabilirsiniz; buna göre süreç içerisinde kafası karışarak yabancı varlıklarla kendi vücut dokularınızı birbirinden ayıramayacak hale gelir. Tetikleyiciler bölümünde gördüğümüz gibi, tetikleyiciler bu şekilde çalışmaz. Vücuttaki antikor etkinliği bu antikorlar virüsün peşinden gittiği için gerçekleşir, kendi vücudunuzun peşinden gittiği için değil. Unutmayın, vücudunuz sizi koşulsuz sever.

Şunu da unutmamak gerekir ki bilim fiziksel işlev konusunda ilerlerken tiroit bezi hâlâ büyük oranda gizemini koruyor. Günümüzde tiroit hakkında 100 yıl öncesinde olduğundan farklı bir görüş yok. Bu da tıp dünyasının tiroit sorununu otoimmün olarak nitelemesini daha kolay kılıyor çünkü bir organ ya da bezenin kendisi gizemini koruyorken bu organ ya da bezeyle ilgili neyin yanlış gittiğini değerlendirmek zor ve "Biz neyin yanlış gittiğini bilmiyoruz, dolayısıyla bu sizin hatanız olmalı," diyebilmek için otoimmün çok elverişli bir etiket.

Bu ayrıca doktorların da hatası değil. Doktorlar ve pratisyenler hiç düşünmeden kendilerini başkalarına yardımcı olmaya adayan kahramanlardır. Bununla birlikte Hashimoto, Graves ve diğer otoimmün rahatsızlıklardan şikâyetçi olan hastalarına gerçekte neler olduğunu belirleyebilecek gereçler ve sisteme sahip değillerdir.

Tıp bilimi otoimmün rahatsızlıkları sonsuza dek yanlış anlamaya mahkûm edemez. Araştırmacılar bu alanda büyük ilerleme kaydedebilir ve bizim bu kitapta gördüğümüz sırları keşfedebilirler; ancak ve ancak bu yanlış teoriyi bir kenara bırakıp yeni bir altyapıyla işe başlarlarsa. Ancak otoimmün rahatsızlıkların altında yatan gerçeğe ulaştıklarında tiroit hastalığı ve diğer kronik rahatsızlıklarla ilgili çalışmalar ve tedavi ilerleyebilir. Ancak o zaman medikal araştırmalar vücudun kendi kendine saldırmayacağını anlayacaktır; o sadece patojenlerin peşinden gider. Antikorlar vücutta bir virüsün (ya da diğer bir antijenin) varlığının işaretidir, bağışıklık sistemi tüm enerjisini onunla savaşmak için kullanıyordur. Bir patojenin hücreleri istila etmesi iltihaplanmaya yol açar. Vücudunuz patojen ile savaşmaya çalışıyordur. Bir gün tıp bilimi bir virüsün hastada kronik bir rahatsızlığa yol açması ile birlikte bu kişinin organlarına derinlemesine gömüldüğünü ve bu yüzden geleneksel kan testlerinde görünmediğini hesaba katacak. Bu yüzden sorun vücudun yanlış işlemesi gibi görülüyor. Umarım kısa sürede, gerçi yolun çok daha ilerisinde, saklandığı yerde bu virüsü bulabilecek testler geliştirilecek.

Tıp biliminin birçok alanda geliştiğini unutmayalım. Organ nakli, mikroskobik cerrahi ve bunlar gibi, bir engelle karşılaşılmayan alanlarda hızla gelişme sağlanıyor. Bunlar bir teşhis konabilen ve daha sonrasında net adımlar atılabilen alanlar. Bu tıpkı arabanızı tamire götürmeye benziyor: Tamirci birtakım incelemeler ve bilgisayar testlerinden sonra neyin yanlış gittiğini söyleyebilir. Eğer frenler sorunluysa değiştirilir. Sorun aküdeyse kutup başları sıkılır. Eğer sorun kolayca belirlenebilecek bir yerde değilse, o zaman bunu tamir etmek zor olacaktır. Bu uzun bir tahmin oyununa dönüşebilir. Tamirciniz olayın derinliğine inmedikçe sorun ortaya çıkarılamaz ve tekrar yola koyulduğunuzda aynı tuhaf sesi duymaya devam edersiniz.

Bu otoimmün rahatsızlık etiketi sizde sağlık dünyasının çatlaklarından sızıp gidiyormuşsunuz gibi bir his uyandırıyor mu? Uzman üstüne uzmana görünüp, bütün alternatif terapileri deneyip onların bu sorunlarla başa çıkma yöntemleriyle bir yere ulaşamadığınızı söyleyemediğiniz ve hayal kırıklığı içinde kaldığınız oldu mu? Bir noktada insanlar sizinle ilgilenmeyi bırakmış gibi hissettiniz mi? Eğer öyleyse yalnız değilsiniz. Birçok Hashimoto ve Graves hastasına bağışıklık sisteminin anlaşılmaz bir şekilde antikor ürettiği ve bu antikorların sanki yabancı bir maddeymiş gibi tiroit bezine saldırdığı söylenir. Bu hipotez zaman içerisinde sönüp gidecek çünkü gerçek cevap bu değil. Eğer aşırı yorgunluk, boğaz ağrısı ve vücut ısısı hassasiyeti şikâyetleriyle bir doktora gitseydim ve doktor bana bunun, vücudumun kafası karıştığı için, sağlıklı hücrelerle savaşması gereken hücreleri karıştırdığını söyleseydi ben de vücudumun bu hale gelmesi için ne yapmış olabileceğimi düşünürdüm. Kendimi kusurlu, eksik, hatalı ve yetersiz hissederdim.

"Otoimmün" tüm zamanların en büyük hatalarından biridir. Hastalığı belirlemek için kullanılan yöntem yanlış yönü işaret ediyor. İnsanların sanki vücutlarının kendilerine isyan ettiğini düşünmelerine yol açıyor. Bir kere vücutlarına güvenmeyi bıraktıkları zaman iyileşebileceklerine dair inançlarını yitiriyorlar.

Peki, az evvel belirttiğim şikâyetlerle doktora gitsem ve doktorum bana dese ki, "Vücudunuz bir virüse karşı inanılmaz bir savaş veriyor, bu virüs sisteminizde yıllarca belirlenememiş ve şimdi ilerlemiş durumda. Boğazınızdaki iltihaplanma vücudunuzun, tiroit bezine zarar vermeye çalışan virüs hücrelerini uzaklaştırmaya çalıştığının göstergesi. Sinirlerinize zarar veren viral nörotoksinlerden dolayı yorgun ve soğuk algınlığına yatkınsınız. Bu belirtilerle başa çıkmanın zor olduğunu biliyorum. Cesur olun, bunlar vücudunuzun size yardımcı olduğunun işaretleri, çünkü hatırlayın: Vücudumuz bizim için çalışır. Bizi korur. Bizi koşulsuz sever.

"Bu viral bir sorun olduğu için ona virüsü öldürecek doğal yollarla yaklaşalım. Bu virüse karşı pek çok iyileştirici besin, şifalı bitki ve destek gıdalarla bu patojenlere zarar vererek sinirlerinizi ve tiroit bezinizi besleyen yeni bir beslenme planı yapalım. Bu arada eğer çok büyük ağrı ve acılar çekiyorsanız her zaman için sizi, kendinizi daha iyi hissedene kadar geçici olarak immünosupresiv ilaçlar ve steroidlerle destekleyebiliriz."

Bunu duymak hastalığınıza bakış açınızda ve iyileşme yolu arayışınızda büyük bir değişikliğe yol açmaz mı? Ayrıca bu doğru olandır, otoimmün karışıklığı ortadan kaldıracak gerçek yoldur.

11. Bölüm

Büyük Hata 2: Gizemli Hastalık Kavram Yanılgısı

"Gizemli hastalık" hatası o kadar korkunç ki ilk kitabımı tamamen bunun üstüne yazdım. Kısaca şöyle: Kronik hastalık çok yaygın bir gizem. Gizemli hastalığın uzaklarda bir köyde, birkaç çocukta görülen ve açıklanamayan ateş ve kızarıklıktan ibaret olduğu yaygın inancına kanmayın.

Gizemli hastalık herhangi bir kişiyi herhangi bir nedenden ötürü şaşkın bırakan bir rahatsızlıktır. Bu rahatsızlığa bir isim verilmesi ya da verilmemesi önemli değildir. Hipotiroidi, Hashimoto, Graves, hipertiroidi, tiroit nodülleri, kistler ve tümörler modern tıp biliminde hâlâ anlaşılmazlıklarını koruyor. Eğer bir muayenehaneye gidip sonunda sizi iyileştirecek bir plan ve mantıklı açıklamalarla ayrılamıyor ve belirtilerinizden kurtulamıyorsanız bu rahatsızlık tıbbi bir gizemdir.

Belirtiler ve hastalıkların en az 5000 tanesi günümüzde hâlâ tıp bilimi için gizemini korumakta. Sanki migren, depresyon, Lyme hastalığı, yorgunluk, Candida, sıcak basmaları, kalp çarpıntısı, diyabet ve diğer birçok problem uzmanların kafasını karıştırmıyormuş gibi davranmak *Titanic*'in batmasına sebep olan buzdağını görmezden gelmeye benzer. Bu bütün Büyük Hatalar için geçerlidir; yokmuş gibi davranmak bize verecekleri zararı azaltmaz.

İnsanlar niçin nüfusun bu kadar büyük bir bölümünün hasta olduğunu ve uygun tedavinin niçin bulunamadığını merak ediyor. Bu, doktorların yaptığı yanlış bir şeyden kaynaklanmıyor. Doktorlar çevremizdeki en akıllı, en dürüst insanlardandır, öncelikle bu yüzden sağlık alanına girerler. Bunun sebebi, doktorların üstüne kalmış olan, inkâr içinde bulunan ve geçerliliğine zarar vereceğini düşündüğü için sorulara verecek cevapları olmadığını kabullenemeyen bozuk sistemdir. Otoimmün bir hastalık gibi kronik rahatsızlıklar dünyanın genelinde birer sır değilmiş gibi davranmak topluca yönümüzü şaşırtır. Hastaların soru sormasını engeller, araştırmacılar gerekli takibi gerçekleştiremez ve yeterli kaynağa ulaşamaz, pratisyenler daha fazla insana yardım edebilmek için ihtiyaç duydukları bilgiye açık olamaz.

Aslında bunun tek çıkış yolu insan sağlığının ne kadarının hâlâ bilim için sır olma özelliğini sakladığını kabul etmek olacaktır. Bu bizi cevapları bulmak için gerekli olan farkındalığa ulaştırır. Sadece doğruyu kabul ederek yanlışları düzeltebiliriz.

12. Bölüm

Büyük Hata 3: Cevapların Yerine Hastalık Etiketleri

Benden bu etiketleri sayarak başlamamı beklemeyin. Tıp biliminin kronik rahatsızlıklara verdiği pek çok isim insanları doğru cevapları bulma yolundan alıkoyuyor. Şöyle bir baktığımızda, bunların en büyüğü "otoimmün". Bu ismin kendisi yanlış. Bir adım daha ileri gidip bütün farklı otoimmün hastalıklara isimler vermeye başladığınızda olay iyice kontrolden çıkıyor.

"Hashimoto", "Graves", "deri veremi", "romatoit artrit" ve başka isimlerle etiketlemenin iyi bir yanı olabilir. Belirtilerinize bir isim konması hastalığınızın geçerliliğini gösterir, ayrıca eğer çok ilerlemişse destek alamayacak şekilde engelli olarak kategorize edilmeye ihtiyacınız olabilir. Otoimmün hastalık veya başka bir kronik rahatsızlıkla mücadele ediyorken en küçük bir teşhis bile işe yarar.

Sorun şu ki, genellikle yaptığımız gibi, etiketlere cevaplar olarak bakıyoruz. Etiketler bizi söz dinleyen koyunlar haline getiriyor. Bir hastaya hastalığının adının Addison hastalığı, sarkoyidoz, sedef hastalığı, saç kıran, Castleman hastalığı, endometriyoz, Guillain-Barré sendromu, iltihaplı bağırsak hastalığı, Sjögren sendromu ya da başka bir şey olduğunu söylemek sanki her şeyin anlaşılmış olduğunu gösterir gibi. Hastanın, "Neden?" diye soracak cesareti yok. "Bunun altında yatan sebep ne?" "Bu hastalıkla ilgili çalışmalar sonlandırılmış mı?"

Üniversitede bu tip etiketlerin insanı asıl görünenin arkasındakine bakmaktan alıkoyduğunu bilirsiniz. Koca kafa, hipster, kaçık, inek, beceriksiz, numaracı, yalancı, şakacı, kofti, düzenbaz, hastalık hastası, hanım evladı, muhallebi çocuğu, gıcık, teknoloji kurdu, paçoz, hırsız, müptela, çiçek çocuk ya da her neyse, bir öğrenci ilk başta nasıl bir kefeye konduysa dört yıl boyunca öyle gider. Babanızın burs kazanma baskısı yüzünden beyzbol oynadığınızın, boş zamanlarınızda şiir yazdığınızın ve arkeolojik kazılara yardımcı olmak istediğinizin bir önemi yoktur. Biri size bir lakap taktı mı, artık kişiliğiniz keşfedilmiş sayılır. Belki gerçekte olduğunuz gibi değil de, onların sizi gördüğü gibi davranmak daha kolay olacaktır.

Herhangi bir teşhisin de sizi üniversitedeki gibi sınıflandırmasına izin vermeyin. En başta, kronik hastalıklarda yanlış teşhis çok yaygındır. Durum gizemli olduğu için ve genellikle testlerle belirlenemediği için iş çoğunlukla doktorun gözlemine kalır ve o da şikâyetlerinize bir isim verir. Bu isim hatalı olabilir.

İkinci olarak teşhisin adının çok da bir önemi yok. Sonuçta "Hashimoto tiroiditi" size ne ifade ediyor? Hashimoto isimli bir adam iltihaplanmış tiroit bezleri üzerine araştırma yapmış. (Hepsi bu; *-idit* iltihaplanma demektir.) Bu kişi, bu araştırmaları iltihaplanmış tiroit bezlerini eliyle muayene ederek 1900'lerin başında yapmış; o zamanlar hastanın belirtilerini anlamak için çok yardımcı olan ancak şimdi modası geçmiş bir yöntem. Yüz yıl sonra, söz konusu Hashimoto'nun altında yatan sebebi dindirmek olunca, bu kitaptaki ayrıntılı bilgileri ya da ***Medikal Medyum***'un "Hipotiroidizm ve Hashimoto Tiroiditi" isimli bölümünü okumadığınız sürece hâlâ Karanlık Çağ'dayız.

Eğer kronik sağlık sorunlarınıza bir isim verildiyse ve bu isim sizde herhangi bir umutsuzluk hissi uyandırdıysa şikâyetlerinizin tam sebebine ulaşamamaktan cesaret bulabilirsiniz. Neden kendinizi iyi hissetmediğiniz hakkında gerçek sebebi bulduğunuzda –sözünü ettiğim şey sizi sınırlayan bu hastalığa bir isim vermek değil– umutsuzluk yok olup gider çünkü iyileşmenin ilk adımı neyin yanlış olduğunu bilmektir.

13. Bölüm

Büyük Hata 4: Sebep Olarak İltihaplanma

"İltihaplanma" zaten başlı başına cömertçe ortaya atılmış bir yafta gibi. İltihaplanmanın kanserden obeziteye ya da kalp krizine kadar her şeyin sebebi sayıldığını görüyorsunuz. Tiroit rahatsızlığı ve otoimmün hastalıklarda da büyük bir başlık konumunda. Nereye dönerseniz dönün iltihaplanmayı önleyici destek gıdalar ve yiyeceklerle karşılaşıyorsunuz. Artık sorgulamadığımız geniş kapsamlı bir terim haline geldi.

Sorun iltihaplanmayı incelemek ya da onu engellemeye çalışmak değil. Yanlış olan şey "iltihaplanma"yı bir cevap olarak düşünmek. Öyle değil. Kolaya kaçmak için kullanılan bir şey. İltihaplanma kendiliğinden ortaya çıkan ve sorunların tek sebebi olan bir şey değil. Aksine o bir gösterge. Esas dikkatimizi vermemiz gereken taraf iltihaplanmanın arkasında yatan sebepler; çünkü bu sebeplerin içinde farklı Epstein-Barr, zona ve HHV-6 türleri, HHV-10, HHV-12 gibi henüz keşfedilmemiş türler ve Streptokok, H. pylori gibi antibiyotiğe direnci olan bakteriler bulunmaktadır. 5. Bölüm, "Belirtileriniz ve Durumunuz"da gördüğümüz gibi iltihaplanma bir istila veya yaralanma sonucu meydana gelir ve bu patojenler ikisine birden sebep olabilir.

Bunun yerine iltihaplanma yapan yiyecekler diye adlandırılan şeylere suç atılıyor. Tahıllar bunun en büyük örneği. Özellikle alternatif tıp camiasında tahıllar iltihaplanmaya sebep olan hatta otoimmün rahatsızlıkları yaratan şey olarak görülüyor. Şimdi ***mikotoksin*** (tahıl ürünlerine bulaşan küçücük bir mantar) diye bir kelime moda oldu ve birçok kaynak tahılların neden sorun çıkardığını bu yolla açıklıyor. Bu düşüncede problem şu ki, birçok insan tahıl yiyor ve kendini iyi hissediyor. 90 yaşına gelmiş ve hayatı boyunca tahıl ve işlenmiş yiyecek yemiş bir insanın hiçbir sağlık problemi yaşamamasını nasıl açıklamalı? Aslında olan şey şu: Otoimmün rahatsızlığı olan kişilerin vücutlarında virüs bulunuyor ve bu virüsler tahıllar ve mantarla besleniyor, sonuçta iltihaplanma oluşuyor. Dolayısıyla tamamen patojenden arınmış bir kişi tahıllara tepki vermeyecektir çünkü tahıllar bir virüs beslenme çılgınlığı oluşturmaz. Ancak Hashimoto, Sjögren, sklerodermi, MS veya RA gibi rahatsızlıkları bulunan kişiler ekmek ya da simit yedikleri için zihin bulanıklığı ve yorgunluk gibi belirtiler hissedebilirler.

İltihaplanma, kronik rahatsızlıklar yaşayan insanların şikâyetlerini anlayabilmek için iyi bir başlangıçtır. Tıpkı Erie Gölü'nün içindeki kirliliği belirlemeden önce, ilk başta, tabandaki yosun gelişimini anlamak gibi gerekli bir adımdır. İkinci adım ise bu kirlilik ile yosunların bağlantısını kurmaktır, böylelikle yüzeyin altında gerçekten neler olup bittiğini anlayabiliriz. Ancak bu durumun aksine, iltihaplanma odak noktası haline gelmiştir. Önceleri her doktor kendi hastasında gözlemlemiş olduğu iltihaplanmayı farklı yorumluyordu. Şimdi ise hem geleneksel hem de alternatif tıp araştırmaları ve bilim birtakım testler yoluyla vücuttaki iltihaplanma düzeyini anlamaya ve bu duruma ne isim verecekleri konusunda bir tahmin oyununa kapılmış durumda. Lupus ve psöriyatik artrit bunun ilk örnekleri. ESR, CRP, PV, A (IgA), G (IgG) ve ANA gibi testlerin inandırıcılık ve kesinliğe yakın bir yerde olmadığını bilmeniz gerekir. Bir de gittikçe "ilerleyen" bu iltihap testlerinin reklamının laboratuvarlara kazandırdığı para söz konusu. Bu testler hastada neyin yanlış gittiğini belirleyebilecek testler değildir. Bunu yerine laboratuvarlar, gelişigüzel bir biçimde, farklı iltihaplanma düzeylerine farklı hastalık isimleri veriyor. Bu da şu anlama geliyor, sadece vücudumuzda bulunan iltihabın düzeyine göre hastalığınızın adı RA değil de Lyme olabilir. Bunlar da tıpkı tiroit testleri gibi sadece tahmin üzerine kurulu ve iltihaplanmanın nedenini araştırmak ve iyileşmeniz için size yardımcı olmak yerine, iltihaplanmayı size karşı, sizi sınıflandırmak ve hastalığınıza bir isim vermek için kullanıyorlar.

Son zamanlarda laboratuvarların kan testlerinin sonuçlarını analiz etmek için kullandığı tablolar farklı iltihap düzeyleri ile patojenlerin isimlerini birleştirmiş durumda. Öyle yaptıklarını iddia etseler de, patojenlerin kendilerini test etmiyor, farklı kronik iltihabi hastalıklarla ilişkili gerçek patojenleri belirlemiyorlar. Laboratuvarlar doktorlara patojenin kendisini test etmediklerini söylemiyor, ancak doktorlar bunun böyle olduğunu kabul ediyor ve bu da hastanın kendisinde test edilerek belirlenen bir patojen bulunduğuna inanmasına yol açıyor. Doktor ve laboratuvar arasında bir iletişim kopukluğu söz konusu.

Bu yüzden Lyme hastalığı için yaptırmış olduğunuz testin sonuçlarının sınırda çıktığını duyabilirsiniz çünkü kanınızdaki iltihaplanma oranı modern tıbbın yanlış bir şekilde Lyme hastalığının sebebi olduğuna inandığı bir ya da daha fazla bakteri için belirlenmiş alanın sınırlarındadır. (İlk kitabımda açıkladığım gibi Lyme hastalığına sebep olan şey bakteri değildir; bu viral bir hastalıktır. Eğer şu an bunun yüzünden canınız sıkıldıysa, lütfen daha fazla üzülmeden ***Medikal Medyum***'un Lyme hastalığı bölümünü okuyun.) Bakteriyi virüs yerine koymayı bir kenara bırakın, eğer sisteminizde herhangi bir patojen bulunuyorsa, buna ne olduğunun bir önemi yok, o ya vardır ya da yoktur. Evet, 7. Bölüm "Tiroit Tahmin Testleri"nde gördüğümüz gibi, testler hâlâ yanlışlara çok açık, dolayısıyla bir kimsenin sisteminde bulunan patojenler belirlenemeyebilir. Eğer belirlenebiliyorsa bunun bir arası yoktur. Sınırda olmamız imkânsızdır. Test sonuçlarında patojeni ya görürsünüz ya da görmezsiniz. Bu da Lyme hastalığı testi ve iltihap düzeyi üzerinden çalışan diğer testlerin tamamen tutarsız oldukları anlamına gelir.

Lyme hastalığından söz ettim çünkü bu bize diğer kronik rahatsızlıklar için iltihaplanma çılgınlığının nereye gittiğini gösteriyor. İltihaplanma gelecek yıllarda tüm dikkatleri üzerine çekecek ve kimsenin size neden iltihaplanma yaşadığınızı açıklamadığı gerçeğinin üstünü örtecek. Lyme öyle moda bir teşhis oldu ki, eğer bir hastada herhangi bir patojenden kaynaklanan en ufak bir gizemli iltihaplanma belirtisi görülürse daha laboratuvardan gelecek olan sonuçlar beklenmeden muhtemelen Lyme teşhisi konuyor. Bir de Lyme hastalığı için genler suçlanıyor, sayısız insan kendi özlerinin –DNA'larının– şikâyetlerine sebep olduğunu düşünüyor.

Henüz keşfedilmiş olsa da olmasa da Lyme hastalığı olan herkesin tiroit sorununun da olmasının hiçbir önemi yok. Dediğim gibi, bunun sebebi Lyme hastalığının viral oluşu. Genellikle Lyme hastası olan bir kişide birden fazla virüs vardır ve bunlardan bir tanesi neredeyse her zaman Lyme belirtilerinin sebebiyle de tiroit bezinin işleviyle de ilgisi bulunan EBV'dir. Bu da şu anlama gelir; aslında yanlış giden tek bir şey varken –viral enfeksiyon– genellikle hastaya birden fazla teşhis konur (örneğin Hashimoto, hipotiroidi, Lyme). Virüse karşı bir tedavi yöntemi izlemek bunların hepsinden kurtulmaya yardımcı olur.

Gizemli iltihaplanmanın vücudunuzun kendi kendisine zarar vermesi ve hastalık yaratması sonucu olmadığını bildiğinizde –gerçekte bu iltihaplanma vücudunuzda bulunan bir istilacının ve vücudunuzun bu istilacının peşinde olduğunun işaretidir– sağlığınıza karşı bütün bakışınız tamamen değişebilir. Vücudunuzu bir problem olarak görmektense kronik belirtilerinize sebep olan ve henüz keşfedilmemiş daha büyük bir gerçek olduğunu bilmek size güven verebilir. Büyük Hatanın farkında olun, kendinizi ve ailenizi yanlış yönlenmenin tehlikelerinden koruyabilirsiniz.

14. Bölüm

Büyük Hata 5: Metabolizma Efsanesi

Metabolizma teriminin modası çoktan geçti. Her ne kadar onu destekleyen bir yığın bilgi ile birlikte modern bilim tarafından iyice anlaşılmış gibi görünse de metabolizma yalnızca uzun zaman önce keşfedilen vücudun besin özümseyerek enerji kullanan bir organizma olduğu gerçeğine işaret eder. Bu keşfin ortaya çıkmasından beri geçen yüzyıllar boyunca tıp insanların niçin kilolarıyla sorun yaşadıkları konusundaki kodu henüz kırabilmiş değil. Hâlâ bir cevap ve açıklama olarak bu terim öneriliyor – insanların, kendi sağlık sorunlarının merkezinde kendilerini görmelerini hissettiren bir etiket daha.

Bu, bir kişinin kilo verme güçlüğü çekmesinin sorumlusunun "yavaş metabolizma" olduğu efsanesi. Bu kavram eski bir araba gibidir, zamanında çok güzel ve akıl dolu bir tasarıma sahiptir, yıllar önce sahip olduğumuz araba gibi. Ancak zamanla eskimiştir ve modası geçmiştir. Biri onu paslanmaya başladığı arka bahçeye bırakır. Zemini çürür, motoru bozulur, yağ damlattıkça ve metalin pası bahçeye aktıkça bir sağlık sorunu haline gelir. Ancak kimse onu bırakamaz. Büyük duygusal değeri vardır, alışılmıştır artık.

Metabolizma kavramı modern tıbba tıp fakültelerinin ilk kurulduğu ve bu tip teorileri öğrettikleri yıllarda girdi. (Büyük Hataların çoğu aynı sebeple devam ettiriliyor.) Metabolizma tutunmak için uygun bir kavram gibi görülüyor çünkü hastaların şikâyetlerine bir açıklama getiriyormuş ***gibi görünüyor***. Böyle teoriler kendi kendilerine hayata tutunur. O kadar geniş ve baskın bir hayatları vardır ki ondan şüphe edenler onu sorguladıkları için aptal yerine konur. Ancak eğer durup düşünürseniz metabolizma teorisi hiç de bilimsel değildir. Ve büyük bir açığı vardır. Metabolizmayı tam olarak ölçemezsiniz. Hani bilim her şeyi tarafsızca ölçüyordu? Eğer sahip olduğumuz net olmayan bir biçimde bir insanın kaç kalori yaktığını belirleyen basit testlerse (gerçekte bir kişinin kaç kalori yaktığını ölçmek imkânsızdır) o zaman hangi otoriteyle metabolizmanın gizemli kilo problemlerinin itici gücü olduğunu söyleyeceğiz?

Eğer gizemli kilo problemlerini çözmek gerçekten yaktığınızdan daha az kalori almak ya da kalbinizin dakikada kaç kez attığını ölçmekle çözülseydi insanların zaten bir problemi kalmazdı. Bu tavsiye zaten oldukça biliniyor, herkes bunu duydu. Ayrıca çok kolay anlaşılır, öyle ki kilo problemi olan herkes buna uyar ve rahata kavuşmuş olurdu. Bunun yerine birçok insan kalori-sayan tavsiyeleri takip ediyor, sonuç alamıyor ya da verdiği kiloları geri alıyor ve tembel olmakla ya da bunu doğru yapamamakla yaftalanıyor.

Peki, kilo problemi yalnızca aldığınız ve tükettiğiniz kalorileri dengelemekle ilgili değilse, o zaman neyle ilgili? Birçok durumda hipofiz bezi, böbrek, bağırsak sorunları, hatta kalple bilgisi var. Uzun bir süreden beri kilo problemleri karaciğer ve lenf sistemiyle ilgili. İnsanlar zehirle aşırı yüklendiğinde ve oldukça fazla yağ içeren verimsiz gıdalar tükettiğinde ya da –5. Bölüm'de gördüğümüz gibi– EBV gibi viral bir sorunla mücadele ettiğinde karaciğer ve lenf sistemine aşırı bir yük biniyor. Onlardan beklendiği gibi bu zehri dışarı atamıyorlar; vücut zehri dışarı atamadığında, tıpkı istenmeyen misafirler gibi, bu zehirler ortalıkta dolaşmaya başlıyor ve işleri aksatıyor. Bir koruma mekanizması olarak vücudunuz zehirlerden kurtulmak için sıvı tutar ve sonuçta ödem kiloya dönüşür. Tüm bunları araştırıp aydınlatmak yerine hastaya her şeyin yavaş metabolizmasıyla ilgili olduğunu söylemek daha kolaydır.

Tiroit sorunları genellikle gizemli kilo alımının altında yatan sebep olarak düşünülür. Belki size de kilo verememenizin nedeni olarak hipotiroidiniz gösterilmiştir. Çünkü tiroit beziniz metabolizmayı harekete geçirecek ve kilonuzu kontrol altında tutacak yeterli hormonu üretemiyordur. Bu yanlış teorinin aklınızı karıştırmasına izin vermeyin. Bu da sadece bir kişinin kilosunu kontrol etme yeteneğinin hızlı metabolizmaya bağlı olduğu efsanesi üzerine temellendirilmiş bir yanlış anlaşılmadır. Yavaş metabolizma diye bir şey yoktur, dolayısıyla yavaş metabolizmadan dolayı tiroit bezini suçlamak gibi bir teori daha da yanlıştır. Bu sadece EBV gibi keşfedilmemiş diğer sağlık sorunları için başka bir günah keçisidir. Ben buna "kurtuluş keçisi"[24] diyorum.

Kilo problemlerinin tiroit sorunları ile aynı zamana denk gelmesi EBV'nin ayrı ayrı her ikisine de sebep olmasından kaynaklanır. Bu bir domino oyunu gibi değildir, EBV tiroit bezine çarpıyor, bu da kilo dengesizliğine yol açıyor. Bu daha çok bir tuzak kurma oyunu gibidir, EBV vücudun çeşitli bölgelerine ilerler ve doğrudan, farklı yollarla problemlere sebep olur.

İnsanlar tiroit tedavisi gördüklerinde kilo probleminden kurtulamazlar. Çünkü tiroit hormonları kiloyu düzenlemez. Hatta genellikle insanlar tiroit tedavisi gördükleri sırada kilo alırlar. Çünkü karaciğer ilaçlardan kaynaklanan aşırı tiroksinle boğulmuştur. 8. Bölüm "Tiroit Tedavisi"nde gördüğümüz gibi ilaçla tiroit tedavisi gördüğü sırada kilo veren insanların büyük bir çoğunluğunda bu, yeme düzenlerini değiştirdikleri, egzersiz yaptıkları ve/veya destek gıdaları aldıkları için gerçekleşir. Tiroit hormonları metabolizmayı hızlandırdığı için kilo verilmez.

24 Yazar burada günah keçisi (scapegoat) ile kurtuluş keçisi (escape goat) sözcükleri arasında kelime oyunu yapıyor. –çn.

Vücudun dengesini sağlamakta tiroit bezi önemli bir rol oynar ve bu denge kilonuzu kontrol altında tutmakta önemli bir görev üstlenir ancak zarar gördüğünde bile tiroit bezi ve endokrin sistem bu görevi sürdürmeye devam eder. Dengeye kavuşmanın tiroitle bir ilgisi yoktur. Bu tamamen arınmakla ilgilidir. Eğer vücudunuzda EBV bulunuyorsa III. Kısım, "Tiroit Bezinin Dirilişi"nde yer alan teknikler, virüsü ve onun atık maddelerinin sisteminizden dışarı atmak ve bu toksinlerden arınmakla ilgilidir. Bu teknikler ayrıca, vücudumuzda EBV bulunmasa bile zehirlerden arınmak ve daha karaciğer ve lenf sistemi dostu bir yeme alışkanlığına kavuşmak için harikadır. Bu bir aylık bir meyve suyu kürüyle iyileşmek gibi bir şey değildir; daha çok günlük hayatınızda zehirden arınmanın yollarını kullanmaktır ve reklamlarında metabolizmayı desteklediğini gördüğünüz bütün multivitaminlerden oldukça farklıdır. Bu reklamlar size, gerçekte iddialarını ne kadar temellendirdiklerine bağlı olarak, "Bu tabletler sizi ilk insanların sağlığına kavuşturacak," der.

Şunu bilmek önemlidir: Zehirlerden arınmadan önce de sonra da metabolizmanız aynıdır, karaciğer ve lenf sisteminiz aşırı çalışmaktan bitkin düşmüş olsa da, tiroit beziniz yeterince çalışmıyor, aşırı çalışıyor veya normal bir şekilde çalışıyor olsa da metabolizmanız bir oto-pilot kontrolündeymişçesine çalışmaya devam eder. Çünkü metabolizmadan söz ederken aslında söylediğimiz şey hareketli vücut sistemlerine sahip olan, nefes alan ve yaşayan birer insan olduğumuzdur. Bunun tersini söyleyenler –birinin açlığını ya da aşırı kilosunu metabolizma ile açıklayanlar– kronik belirti ve hastalıkların gerçek sebebini anlamışlardır. Bu olabilir. Bu kimsenin suçu değildir, yalnızca eski yol haritaları ve geçmişin suçudur.

Metabolizmayı bir Büyük Hata olarak kabul etmenin zor olduğunu anlıyorum çünkü günlük konuşmamızın bir parçası olmuş durumda. Ancak onu bu kadar zarar verici hale getiren şey de o sıradanlıktır, kavram öylesine kabul edilmiştir ki kimse onu sorgulamayı aklından geçirmez. Metabolizma herkesin sözlüğünün bir parçası olduğundan bir kişiyi belirtilerinden dolayı suçlamak daha fazla kabul edilmiştir, bu da araştırmaların gerçek cevapları aramayı bırakmasını daha normal hale getirir. Ancak metabolizma teorisinin aslında ne olduğunu gördüğünüzde dünyada bir değişiklik yapmış olursunuz. Bu yükten kurtulursunuz ve kilo problemlerinin insanın kendi hatasından kaynaklanmadığını bilmek bu konuda kendinize ve çevrenizdekilere yardımcı olurken sizi rahatlatır.

15. Bölüm

Büyük Hata 6: Genleri Suçlama Oyunu

Eğer bu kitapta değindiğimiz gibi kronik hastalıklar ya da belirtilerle mücadele ediyorsanız muhtemelen vücudunuzun sizi yarı yolda bıraktığı gibi yanlış bir inanca saplanmışsınızdır. Bu da sizde sanki işlemiş olduğunuz bir kabahatten ötürü evrenin sizi cezalandırması gibi bir his uyandırabilir. Kronik hastalıklarla ilgili genlerinizi suçlamak (son teorilerin yaptığı gibi) bu suçluluk duygusunu daha da kuvvetlendirmekten başka bir şeye yaramayacak bir yoldur.

Kronik hastalıkların suçunu genetiğe atma hareketi bilimsel bir gerçekliği alıp –hepimizin DNA'ya sahip olduğu ve bunun hayatımızda önemli bir rol oynadığı gibi bir gerçek– onu döndürmeye benzer. Muhakkak genler gerçektir ve her gün onlara şahitlik ederiz, bir baba ile oğlunun gülüşleri birbirine benzer, yeni doğan bir bebeğin burnu aynı büyükannesininki gibidir ya da telefonu açan kişinin kardeşiniz olduğuna yemin edebilirsiniz ancak yeğeniniz çıkar.

Genlerin ***her şey*** anlamına geldiğini söyleyerek bizi kandıramazlar. Genler tüm hayatımızı belirlemez. Vücudumuz iyi olma eğilimindedir ve çoğu insanı hayattan alıkoyan kronik hastalıklar yığınını oluşturan şey dışarıdan gelen faktörlerdir. Tüm bunların dışında son 30 yılda kronik hastalıklar dört kat arttı. Eğer genetik mantığı takip edecek olursak bu, genlerin de geçen 30 yıl boyunca kötüye gittiği anlamına gelmez mi? Bu hiç de akla yatkın değil. Eğer genlerinizin değişime uğradığına, zarar gördüğüne, işlevini yitirdiğine ya da kötüye gittiğine inanacak olursanız bu, bilincinizde tekrar sağlığınıza kavuşamayacağınız gibi güçlü bir mesaj yaratacaktır. Eğer hastalığınızın sizin temel bir parçanız olduğu söyleniyorsa nasıl daha iyi bir sağlığa kavuşma umudu besleyebileceğiniz beklenebilir ki? Sorununuz hipotiroidi ve hipertiroidi Hashimoto, Graves, tiroit nodülü, kist tümör ya da başka bir kronik rahatsızlık olabilir ancak bunun suçunun aile bağlarınızda olduğuna ya da doğrudan sizinle ilgili olduğuna inanmayın, ayrıca bu bir ölüm cezası da değil. Genetik herhangi bir hastalıkta rol oynayabilir. Ancak otoimmün rahatsızlıklar ya da kronik hastalıklar söz konusu olduğunda genler sadece bulmacanın bir parçasının bir kısmıdır. İnsanların hastalanmasının genlerle hiçbir şekilde ilgisi olmayan pek çok sebebi bulunmaktadır.

Genetikle ilgili söylenenler her ne kadar etkileyici olsa da bunlara kanmayın. Rahatsızlıklarınız yüzünden kendinizi suçlamayın. Yıllar boyunca bir cevap arayışı içerisinde böyle bir karanlık yola girdiyseniz ışığa geri dönün! Pek çok durum ırsi olduğu için patojenler ve zararlı maddelerin babadan oğula geçtiği düşünülür. Tüm bunların üstünde, aynı ailenin üyelerinin, bir arada yaşadıkları için genelde aynı çevresel faktörlere maruz kaldığı düşünülebilir.

Yani hem siz hem de anneniz Hashimoto hastalığından şikâyetçi iseniz bu, –ifadenin alışılagelmiş biçimiyle– tiroit bezi iltihaplanmasının "aileden gelmesi"nden dolayı değildir. Daha gerçekçi senaryo şu olabilir: Anneniz siz doğmadan önce, hayatının bir noktasında EBV ile karşılaşmıştır. Daha sonra, bir çocuk yapmaya karar verdiklerinde anneniz bu tiroit virüsünü size geçirmiş ve babanız da kendi ailesinden aldığı cıvayı size aktarmıştır. Sonra, siz küçük bir çocukken, annenizle birlikte evde böcek ilacına maruz kalmışsınızdır, bu da bağışıklık sisteminizi daha kötü bir hale getirmiştir. Siz ve anneniz aynı strese maruz kaldığınızdan, belki ailevi bir finans meselesi veya aşırı derecede zehirli ağır metale maruz kalmak ya da omlet, kanola yağı ile hazırlanmış mısır gibi faydasız yiyeceklerle beslendiğiniz için bu virüs karaciğerinizde ve de sonunda tiroit bezinizde yaşama şansı bulmuş olabilir. Tiroit sorunları ve diğer EBV belirtileri annenizde daha erken görülmüş olabilir çünkü daha uzun bir süredir virüsle birlikte yaşamaktadır. Sizin sağlık sorunlarınız daha sonra, virüs vücudunuzda daha ileri bir noktaya ulaştığında meydana çıkmıştır, bu ikinizin de tetikleyicileri yan yana deneyimlediğinizi göstermez. Bu denklemde genetiğin yeri yoktur. Tıp camiası patojenik ve çevresel faktörlerin de bu işin içinde olduğunu kabul edene kadar kronik rahatsızlıklar ve tiroit tedavisi konusunda insanlara gerçekten yardımcı olamayacak. Bu gelecek yıllarda, genetik teorisi yıkıldığında hatırlanması gereken önemli bir noktadır. Henüz sağlık sorunları ile ilgili bir insanın kişiliğinin suçlandığını görmedik. On yıl sonra, tekrar bu kitaba baktığınızda okuduğunuz her şeyin modası geçmiş gibi görünecek çünkü genetik kronik sağlık sorunlarının açıklanmasında en geçerli şey olacak. Ne kadar inandırıcı duyulsa da gerçek cevap bu olmayacak, burada okuduklarınız hâlâ çok ileride kalıyor olacak.

Genleri suçlama oyunu herkesin kaybettiği bir kumardır. Gelecekte, her şeyin genlerle açıklandığı zaman eğer etrafınıza bakarsanız hastalık ve şikâyetlerin hiçbir zaman olmadığı kadar artmış olduğunu göreceksiniz. Bu yalnızca araştırmaları gerçeği takip etmekten alıkoymayacak, aynı zamanda genleri suçlama oyunu gelecek kuşakların bağışıklık sistemlerine verilecek zararın tohumu olacak. Bu ancak bu kitaptaki gerçek ortaya çıkana kadar sürer. Eğer uzmanlar gerçek suçluların patojenler ve çevreyi kirleten maddeler olduğunu kabul ederlerse ancak o zaman ilerleme kaydedilebilir. (Hastalığın ardındaki gerçek faktörler hakkında daha fazla bilgi için Büyük Hata 7: "Affetmeyen Dörtlü'yü Göz Ardı Etmek"e bakınız.)

Fonlamanın nereye gittiği de önemli. Bugün hayatımızda hangi alanlara fonlama sağlandığına bakınız. Örneğin çocuklarımız en akıl almaz, ileri düzeyde video oyunları oynuyorlar, bu oyunlar para içinde yüzen şirketler tarafından geliştiriliyor, ancak aynı zamanda bu çocuklar gizemli astım, sivilce, başka deri sorunları, sinüs problemleri, uykusuzluk, çölyak hastalığı, mide ağrıları, gerginlik, depresyon, ağrı ve sızılar, alerjiler ve hatta tiroit problemleri ve kronik burun akıntısıyla yaşıyor. Tüm bu hastalıkların cevapları henüz keşfedilmemiş durumda çünkü bu alanda fonlama yok.

Genetiğin fonlaması çok büyük çünkü çok çekici bir başlık, dolayısıyla manşetleri bu alanda görüyoruz. Çevresel faktörlere bağlı olarak genlerin açılıp kapandığını bir haberde okumuş olabilirsiniz. Bu teori tamamıyla geçersiz değil. Sadece kronik rahatsızlığı açıklamıyor. Çevresel faktör bir hastalıkta rol oynadığında, bu onun belirtileri yaratan gen üzerindeki etkisinden kaynaklanmaz. Çevresel faktörlerin bir kişinin bağışıklık sisteminin çökmesine neden olması ve EBV gibi virüsleri beslemesi sebebiyle olur. Söylediğim gibi, bir insan dış faktörlere bağlı olarak aşırı yüklenmiş bağışıklık sistemi sebebiyle hasta olur, bu kan yoluyla geçmiş olabilir, rahimde bulaşabilir veya doğumdan sonra maruz kalınabilir. Genler açılmış da olsa kapanmış da olsa bir sonraki bölümde okuyacağınız Affetmeyen Dörtlü kronik hastalıkların yaygınlığının arkasındaki gerçek açıklamadır.

Hastalıklar dış etkenlerden kaynaklandığı için bu kendinizi onlardan koruyabileceğiniz anlamına gelir; ***Medikal Medyum – Hayat Değiştiren Yiyecekler*** isimli kitabımın konusu budur. Genleri suçlama oyunu, diğer taraftan, insanlarda uğradıkları zararın kendi içlerinden kaynaklandığı hissini doğurur. Birisi bir hastalıktan şikâyet ettiğinde ve ona bunun genetik olduğu söylendiğinde o kişi neredeyse o an mücadele etmeyi bırakır ve bir gün bu hastalığın tedavisinin bulunduğu haberiyle karşılaşmay bekler. Bu onu karanlık, umutsuz bir patikaya sürükler. Bir gün mucizevi bir genetik keşfin olması için özlemle dua eder ancak bu hiçbir zaman olmayacaktır çünkü gerçek o yönde değildir.

Genetik olarak meme kanseri riski barındırıp barındırmadığını anlamak için test yaptıran kadınları düşünün. BRCA1 ve BRCA2 genlerinin bir kadının meme kanseri olacağını gösterdiği yönündeki teori kadınların iki mastektomi olmalarına sebep oluyor. Bu inanılmaz sancılı bir süreçtir. Halbuki gerçekte BRCA gen mutasyonu olmayan kadınlar, olanlara göre daha fazla meme kanseri geliştiriyor. Meme kanseri genlerden dolayı olmaz, I. Kısım'da gördüğümüz gibi neredeyse her zaman bunun sebebi EBV'dir. Genetiği değil EBV'yi fonlamak sonunda bu meme kanseri –ve tiroit hastalıkları– salgınını durduracaktır.

Kronik hastalıkların genetik teorisine kanmak çok kolaydır çünkü gerçekten göz alıcı DNA ve soyaçekim bakış açıları mevcuttur. Yine de bu sıra dışı keşfin size karşı kullanılmasına izin vermeyin. İşler o kadar ileri gidip kendinizi milyonda bir iyileşme ihtimali olan ve sağlığınız açısından belli bir kadere mahkûm ya da huzursuz hissettiğinizde genleri suçlamanın sizi olmanız gereken yerden çok daha uzağa götüren, yoldan çıkmış bir tren olduğunu unutmayın.

16. Bölüm

Büyük Hata 7: "Affetmeyen Dörtlü"yü Göz Ardı Etmek

Kronik rahatsızlıklar ve gizemli hastalıkların arkasında bulunan gerçek problemler olan dört çevresel faktör –benim Affetmeyen Dörtlü adını verdiğim faktörler– radyasyon, viral artış, DDT ve ağır metallerdir. Bunları görmezden gelmek göz yumulmayacak Büyük Bir Hatadır. (Bu konuda daha fazla ayrıntı için ***Medikal Medyum – Hayat Değiştiren Yiyecekler***'e bakınız.)

Fukuşima, Hiroşima, Çernobil gibi nükleer felaketlerden gelen ***radyasyon*** henüz sonlanmış değil. Radyasyon hâlâ gökyüzünden üzerimize yağıyor ve uzun bir süre daha yağmaya devam edecek.

Bir de aşırı ışıklama ve fluoroskop gibi hâlâ bizleri etkilemeye devam eden tarihi radyasyon hataları var.

Bugün bile yeni radyasyona maruz kalma endişesi bulunuyor. Özellikle röntgen ışınları konusunda daha koruyucu önlemler alınmalı; bu alanda hâlâ ölçülü değiliz. Ayrıca röntgen ışınları aniden dijitale döndürüldü, bu bizi şaşırtmalı ve ***Eskilerinde ne vardı ki daha güvenli olan dijitali keşfedildi?*** diye sormalıyız. Gelecekte daha iyi, daha elverişli tekniklere ihtiyaç duyulacak ve geliştirilecek.

Radyasyon konusunda tek sorun röntgen ışınları değil. Örneğin uçarken artık daha önce olduğundan daha fazla radyasyona maruz kalıyoruz. Atmosferde özellikle Fukuşima radyasyonu bulunuyor. Ve radyasyon halının altına süpürüp göz ardı ettiğimiz bir sağlık tehdidi durumunda.

Bu kitapta daha önce de söylediğim gibi tiroit hastalığının yüzde beşinden daha azı radyasyon kaynaklı. Çünkü aşırı radyasyona maruz kalmak tiroit bezinin aşırı ısınmasına ve neredeyse pişmesine sebep oluyor, özel ikle tiroit bezinde radyasyon yanığı meydana geliyor. Sonuçta tiroit bezine zarar verecek duruma gelse de gelmese de radyasyon bağışıklık sistemini bastırır –hem tiroit bezinin kendine has bağışıklık sistemini hem de vücudun genel bağışıklık sistemini– bu da EBV'nin avantajı ele geçirmesi için bir kapı açmış olur. Böylelikle diğer hastalıklar da vücutta yayılabilir.

Viral artış günümüzde çok sayıda kronik rahatsızlığı açıklar durumda. Bu kitapla birlikte EBV'nin ne kadar zarar verici olduklarını öğrendiniz, ayrıca zona, sitomegalovirüs (CMV), HHV-6, HHV-7 ve henüz keşfedilmemiş olan

HHV-10, HHV-11 ve HHV-12 gibi HHV ailesine ait diğer virüsler de hızla yayılıyor ve insanları rahatsız ediyor.

Günümüzün nörolojik belirtileri –zihin bulanıklığı, hafıza kaybı, kulak çınlaması, donuk omuz, migren, sağırlık, karıncalanma, uyuşma, nöropati, nevralji, kas spazmları, seğirmeler, kramplar, huzursuz bacak sendromu, huzursuzluk, depresyon– ayrıca Hashimoto, Graves, ME/CFS, Lyme hastalığı, fibromiyalji, RA, MS, lupus, Ehlers-Danlos sendromu, sarkoidoz, ödem ve Hepatit C gibi rahatsızlıkların tümü viral artışa dayanıyor olacak. 6. Bölüm "Tiroit Kanseri"nde gördüğümüz gibi, kanserlerin %98'i de en az bir zehir türüyle kombinasyon halinde bulunan bir virüse dayanıyor olacak.

Bu virüsler yaygınlaştıkça değişime uğruyor ve daha zararlı hale geliyor. Bu, araştırmacıların sandığı gibi yaygın sağlık problemlerine gen mutasyonunun yol açtığı anlamına gelmiyor, yüzlerce viral değişim sonucunda gerçekleşiyor.

Bu virüslere gerektirdikleri kadar dikkat edilmiyor çünkü onları belirleyebilmek zor ve bu yüzden anlaşılamıyor. Lyme hastalığının bakteriyel olduğu düşünüldüğü için örneğin, araştırmalar virüslerden başka tarafa yönleniyor, halbuki bize yardımcı olacak olan tam tersi yönde ilerlemeleridir. Viral artışı görmezden gelmek kronik rahatsızlıkların arkasındaki cevapları bulamamaya mal oluyor.

DDT de benzer şekilde gözden kaçmış şekilde. Gerçi bir durumda, bunun sebebi zararlarının geçmişte kaldığına inandırılmış olmamız. Gerçek şu ki, uzun zaman önce dünyanın birçok bölgesinde yasaklanan ve bir zamanlar popüler olan bu tarım ilacı hâlâ bizi terk etmedi. Sadece çevrede varlığını sürdürmekle kalmıyor. Bunun anlamı besin kaynaklarımıza karışabiliyor olmasıdır, ayrıca kuşaktan kuşağa da aktarılıyor. Zararlı kimyasallar hakkında ne kadar bilinçlenmiş olursak olalım DDT'nin kuzenleri günümüzde hâlâ tarım ilacı, böcek ilacı ve mantar ilacı olarak kullanılmakta. Geniş çapta üretiliyor ve bahçelerimizde, hatta evimizin içinde kullanıyoruz, üstelik etiketinde bir kafatası ve çapraz iki kemik olmasına rağmen.

DDT tehlikelidir çünkü karaciğeri iflas ettirir, EBV gibi virüsleri besler ve bağışıklık sistemini zayıflatır, böylelikle patojenler ve diğer bulaşıcıların faydalanabilecekleri bir kapı açmış olur. Ancak yine de, aile bağlarıyla aktarıldığı için kendini genetik zayıflık kılıfına uydurur ve böylece dikkatleri üzerine çekmez.

Bu Affetmeyen Dörtlü teması sanki gözden uzak gönülden uzak gibidir. ***Zehirli ağır metaller*** de istisna değildir. Bakır, arsenik, kadmiyum, kurşun, nikel, cıva, alüminyum, çelik ve alaşımlar biz görmeden tarım ilaçları, böcek ilaçları, mantar ilaçları, antibiyotikler gibi ilaçlar ve kan bağı gibi yollarla sistemimize giriyor, dolayısıyla bize zarar vermiyor olmalılar; aksi halde mantık bitiyor. Keşke öyle olsaydı.

Bu zehirli metaller vücuttan atılmadıkça kendi başlarına çok zararlıdır. Patojenler için son derece iyi bir besin kaynağıdır, ayrıca bağışıklık sistemini tüketir. Zamanla metaller oksitlenir, artık maddeleri ve tortuları süzülür, bu yüzden vücuttaki dokular zarar görür ve böylelikle patojenler için metallerden daha kolay tüketilebilir bir besin haline gelir. (Ağır metali bir kap dolusu domuz yemi olarak düşünün.)

Birleştiklerinde ağır metaller daha da kötü bir hal alır, iki ya da daha fazla sayıda metal bir araya gelerek birbirini tetikler ve tepkime eğilimli alaşımlar oluşturur. Ters etki gösteren ilaçlar gibi bu tepkime de vücudumuz için kötüdür, ileride hem genel bağışıklık sistemimizi hem de tiroit bezinin kendi bağışıklık sistemini zayıflatır, EBV gibi virüslerin tiroit gibi hastalıklara yol açmak için güçlenmesini sağlar.

Bu bilgi bu kadar iç karartıcıyken Affetmeyen Dörtlü'nün sonu gelmiş değil. Bu faktörlerle birlikte her şey farkındalıkla ilgili, bu yüzden bunları göz ardı etmek Büyük Bir Hata. Günlük hayatınızda bunları göz önünde bulundurduğunuzda ve Medikal Medyum kitaplarında sizlere önerdiğim teknikleri kullanarak vücudunuzu arındırdığınızda korku içinde yaşamak zorunda değilsiniz.

17. Bölüm

Büyük Hata 8: Her Şey Kafanızda

Kronik belirtilerle rahatsızlandığınızda bu deli edici bir his yaratabilir. Affetmeyen Dörtlü'yü keşfetmeden önce arkadaşlarınız ve sevdikleriniz normal hayatlarına devam ederken sizin neden bir kenara atılmış gibi kaldığınızı kendinize sormuşsunuzdur. Güneşli bir cumartesi günü, araba kullanacak kadar iyi hissetmediğiniz için komşunuzun, çocuğunuzu futbol antrenmanına bırakmasını gerektirecek kadar sizi yatağa bağlayan şey nedir? Kronik hastalıkların sebeplerinin gizli doğası sanki görünmez bir çitin içindeymişsiniz gibi bir his yaratır.

Bu gizli ve görünmez olma durumu konuyu diğerleri için de gizemli hale getiriyor; doktorlardan iş arkadaşlarına, size güvenen aile üyelerine kadar. Böylece durum daha da kötüye gidiyor. Hipotiroidi Hashimoto gibi kronik sağlık sorunlarının sebeplerinin henüz ana akım içinde bulunmamasından dolayı, laboratuvar testleri, görüntülenme yöntemleri ve tahliller sonucunda hiçbir şey belirlenemediği için diğerleri teşhisleri sorgulamak yerine sizi sorguluyor.

Neden hâlâ hastasın? Ne zaman iyileşeceksin?

Sonra irdeleme soruları başlar: ***Bunun çocukken geçirdiğin bir travma olmadığından emin misin? Belki şimdi bir imdat çığlığı olarak su yüzüne çıkıyordur? Kendi dışında başka bir şeye odaklanmayı denedin mi hiç, örneğin bir hobi? Sadece biraz gülümseyemez misin? Biraz daha hayata karışmaya çalış.***

Geldikleri yer şudur: ***Her şey senin kafanda. Psikosomatik. Hayal ürünü. Söyle hadi.***

Keşke bu insanlar şikâyetlerinizi ve daha iyi olma arzunuzu daha derinden anlayabilseler. Gerçek şu ki, muhtemelen sizi hasta görmek onları korkutuyor: Aynı şeyin kendilerine de olacağından endişe ediyorlar ya da sizi kaybetmekten korkuyorlar. Ve buna sizin sebep olduğunuzu söyleyerek kendilerini daha iyi hissetmeye çalışıyorlar. Onlar için yapabileceğimiz tek şey üzülmek, çünkü hastalığınızı sizin icat ettiğinizi söylemek tüm zamanların en büyük hatalarından biridir.

Bu fikir ilk olarak 1940'ların sonunda, kadınlar yorgunluk, düşük enerji, depresyon, zihin bulanıklığı, ağrı ve sızılar, saç kaybı, doğal olmayan kilo alımı, ateş basmaları ve huzursuzluk gibi şikâyetlerle doktorlara akın ettiği zaman başladı. Çünkü tıp kitaplarında bunu açıklayan bir şey yoktu, "çılgın kadınlar sendromu" olarak düşünülüyordu. Yoksul ve kendini iyi hissetmeyen kadınlar tembel; varlıklı ve kendini hissetmeyen kadınlar ise sıkılmış sayılıyordu. Bu, kadınları ***isterik*** olarak etiketlemenin yeni bir yoluydu. (Aslında isteri tarihinin, suçu rahme atılan tüm vakaları o günün cıva ile tedavisinden kaynaklı cıva zehirlenmesiydi.) On yıl kadar "çılgın kadınlar sendromu" önde giden düşünce olduktan sonra hormon dengesizliği ve menopozla ilgili teoriler sahneye girdi ve hormon modası treni yol almaya başladı.

"Her şey kafanızda" mantığının geride kalmış olduğunu söylemek isterdim. Sizin de çok iyi bildiğiniz gibi hâlâ bizimle. Kadınlar, erkekler, gençler, yaşlılar belirtilerini düşündüklerinde aynı mesajı almaya devam ediyorlar. Bu mesaj her zaman kelimelerle olmuyor, bazen bir bakış, bazen bir ses tonu... Yine de açık bir şüpheyle. Böylece insanlar bir psikiyatrist görmeleri gerektiğini düşünüyor, kendilerini hayattan alıkoyan nedenleri araştırmak, hasta gibi davranmalarına yol açan bir kişilik bozuklukları olup olmadığını anlamak için. Bu insanlar arasında, huzursuzluk ve depresyonun belirtilerine sebep olduğunu duymak çok yaygın. Aslında huzursuzluk ve depresyon kendi başlarına birer kronik hastalık belirtisi (sebep değil). Çünkü 5. Bölüm'de gördüğümüz gibi viral nörotoksinler ve ağır metaller beyin aktivitesini engelliyor.

Şikâyetlerinizin fiziksel bir sebebi olduğuna inanan harika bir doktor bulsanız bile, bir zamanlar bu şikâyetleri sizin yarattığınızı duymuş olmanın verdiği acı hâlâ sürebilir, bu anlaşılabilir bir şeydir. Bu mesajın size, yıllar süren psikolojik ilaç kullanımı, ilişkilerinizde saygınlık ve hatta ilişkilerinizin kendisi gibi şeylere mal olması büyük bir acı kaynağıdır. Bu, evlilikleri sonlandıran Büyük Bir Hata ve çocukların anne babalarına (ve tam tersi) neden daha iyi olmadıklarıyla ilgili hüsran ve yanlış anlamanın dışında düşman olmasına sebep olan şey. "Her şey kafanızda" damgası insanların kendilerine olan güvenlerini yitirmelerine sebep olan inanılmaz bir önsezi yıkıcıdır.

Bu fikir dolaşımda oldukça herkese zarar veriyor. Sorun yaşayan insanların izole olmalarına ve onların hayatındaki insanların da gerçek cevapları takip etmelerine engel oluyor. Tanrı'dan umarım ki, bu geçmişte kalmış bir hata halini alsın.

18. Bölüm

Büyük Hata 9: Hastalığınızı Siz Yarattınız

Önsezi yıkıcıdan söz etmişken... Eğer düşünceleriniz, karma ya da enerjinizden dolayı hastalığınızı sizin yarattığınız, onu kendinize çektiğiniz ve ortaya çıkardığınız gibi bir hisse kapıldıysanız şimdi bundan kurtulmanın tam zamanı. Hastalığınızı siz yatmadınız. Onu siz çıkarmadınız. Siz hastalığınızı kendinize çekmediniz. Hasta olmayı hak etmiyorsunuz. Şikâyetinizin nedeni korkularınız ve düşkünlükleriniz değil. Hastalığınız sizin hatanız değil. Suçlu olduğunuza inandığınızda hayatınızı yönlendirmeye ve iyileşmeye olan özgüveninizi yitirmiş oluyorsunuz.

"Hastalığınızı siz yarattınız", "Her şey kafanızda"nın yeniden paketlenmiş bir sürümü. Ayrıca daha aldatıcı çünkü bu teori fiziksel belirtilerinizin gerçek olduğunu kabul ediyor. Dolayısıyla doğru ve gerçekliği (acı çekiyorsunuz) yalan ve suçla (bunu kendinize siz çektiniz) karıştırıyor, hangisinin nerede başladığını nerede bittiğini anlayamaz bir durumda bırakıyor size. Şunu unutmayın: Bunu size kendiniz yapmadınız!

Dinleyin, kimse hasta olmak istemez. Bu iş böyle olmaz. Size bunun tersini söyleyen bir kimse aslında, "Seninle ilgili yanlış olan ne, bilmiyorum. Keşke bilseydim. Keşke sana yardım edebilseydim. Tek yapabildiğim bu teoriyi sunmak," demektedir.

Kimse sağlığına kavuşmaktan korkmaz. Eğer korkularınızın gerçeğe dönüşmesi mantığı doğru olsaydı o zaman kimse sağlıklı olamazdı çünkü herkes hasta olmaktan korkar. Kimse bilinçaltında elden ayaktan düşmüş bir şekilde ve kas ağrılarıyla yatağa seri ip kalmayı arzulamaz. Kimse gizlice kilo almayı, saçlarını kaybetmeyi, kalp çarpıntısıyla uğraşmayı, ateşler içinde kalmayı, depresyona girmeyi, huzursuz olmayı, iyileşmeyen yaralara sahip olmayı, uykusuzluğu, sersemlik ve zihin bulanıklığı yaşamayı istemez.

Ancak yine de birçok insan, özellikle de genç kuşaklar düşünceleri ve hisleriyle kendi gerçeklerini kendileri yarattığı mesajını alıyor, dolayısıyla yollarına çıkan olumsuz bir şeyden kendileri sorumluymuş gibi hissediyorlar. Eğer hayatları mükemmel değilse, bunun yaptıkları kötü bir şeyden dolayı olduğunu ve yeterince ruhani bir bağ kuramadıklarını duyuyorlar. Hatta öyle bir noktaya geldi ki, çektikleri fiziksel acıların nedeninin bir zamanlar işlemiş oldukları bir hata olduğu söyleniyor. Buna nasıl cevap verebilirim? Kesinlikle doğru değil. Şimdi düşüncelerin, tasarıların ve ifadelerin mucizevi gücünün reddetmek istemiyorum. Olumlu düşünceye ihtiyacımız var. Ben tamamen olumlu düşünceden yanayım. Mutlu anılarınıza tutmanızı, şimdi de o sıcak ve uçuşan duyguları uyandırmak için onları yeniden aklınıza getirmenizi istiyorum. Kendi sesinizi bulmanızı, kalbinizden geçeni ifade etmenizi, gelecekle ilgili hayal kurmanızı, amacınızı gerçekleştirmek için kariyer, ilişki ve bolluk tasarlamanız istiyorum. Gözünüzde kendinize iyileşmiş, mutlu ve sağlıklı canlandırmanızı istiyorum. Yaşamakta olduğumuz bu anlara müteşekkir olmanızı istiyorum; her ne kadar devam ediyor olsalar da ve her ne kadar zamanınızın çoğunu geçmişte ve gelecekte iyileşmek için sürüklenerek harcasanız bile. Bu gamsız ve iyimser odaklanma biçimleri hem iyileşmek hem de kendinizi içinde gördüğünüz hayatı yaratabilmek adına çok önemli adımlardır. Bir hastalığı açıklarken çizgi net çekilmeli. Bu dizginleyici fikirler bütününü kesinlikle kabul edemeyiz, kendimize ya da başkalarına karşı, birinin hayatına giren olumsuz bir şeyin onun hatası olduğunu söyleyemeyiz çünkü insanların niçin kronik bir şekilde hasta olduklarının gerçek cevabı bu değil. Tek yapmanız gereken, çocuklarını besleyecek enerji ve gücü bulamadığı için hıçkırıklarla ağlayan bir anneyi görmektir, bu yüzden işin can alıcı noktası fiziksel acıların kozmik bir cezalandırma olmadığıdır. Hashimoto hastası, yeni evli, mahvolmuş bir kadını görmelisiniz, eşi neden mutlu ve sağlıklı olmadığını anlayamıyor, kimse bu tip bir acıyı tercih etmez.

Yaşı biraz daha ilerlemiş ve farklı kronik hastalık teorileri görmüş olanlar için bir bakış açısı elde etmek daha kolay. 20'li yaşlarında ve daha genç olanlar için ise böyle bir şeye maruz kalmak tehlikeli hatta felaket.

Örneğin ruhani bir liderden etkilendiğinizi, onun görüşlerinin hayatta sizi çok şaşırttığını düşünelim. Ancak tek aldatmaca kronik migrene çocukken saplanıp kaldığınız ve yıllar önce kurtulmuş olmanız gereken kurban psikolojisinin sebep olduğu düşüncesi olsun. Bu sizi iyileştirecek bir düşünce tarzı değildir. Tam tersi: Hastalığınız için kendinizi suçlamak iyileşme yolunda önünüze çıkan büyük bir engeldir.

Bakın, duygusal yaralanmalar, zorluklar ruhumuz ve kalbimiz için zehirlidir, insanları yere serebilir. 2. Bölüm, "Tiroit Virüsü Tetikleyicileri"nde gördüğümüz gibi bu tip deneyimler EBV gibi birtakım sağlık sorunları için tetikleyici olabilir. İyileşmek için en iyi şansımız kendimizi duygusal olarak destekleyebilecek her şeyi yapmaktan geçer. Olumlu düşünceler bizde olumlu hisler uyandırır. Bu da vücudumuzu rahatlatır ve daha güçlü bir bağışıklık sisteminin yolunu açar. Bunu hatırlamak çok önemlidir. Bize yardımcı olmayan şey ise "neden" ile "tetikleyici"yi karıştırmaktır.

Hayatın zor bir döneminden geçmek hastalık yaratmaz. Olumsuz düşünceler ve hisler hastalığa sebep olmaz ya da onu çağırmaz. Bunlar doğaldır. Tanrı tarafından verilmiş korku, sinir, ümitsizlik gibi hislere kapılma hakkımız vardır. Bir acıyı tanımlamak ya da tehlikeyi haber vermek gibi hayata verilen "olumsuz" tepkiler tür olarak bizi güvende ve canlı tutan şeylerdir. İnsanları hasta yapan şey ise patojen ve zehir yüklenmeleridir.

Hiç kendini zavallı ve kötü hisseden ancak sağlığı gayet yerinde olan biriyle karşılaştınız mı? Çünkü eğer bu insanda virüs ya da zehirleriyle ilgili bir sorun yoksa istediği kadar olumsuz düşünceler aklına gelsin bunlar bir tümöre dönüşmeyecektir. Bu hisler sihirli bir şekilde hastalığa dönüşmez. Ayrıca tam anlamıyla kutsanmış bir ruh gibi, her şeye çok özen gösteren, tutkulu birinin hasta olduğunu da görebilirsiniz. Bu duyarlı insan hasta olmak için nasıl bir hata yapmış olabilir? Bu kadın üç tane olumsuz düşünce yüzünden mi bu duruma geldi? "Hastalığınızı siz yarattınız" fikrinde çok fazla açık var ve bu hiç de eğlenceli değil. Eğer tetikleyecek bir patojen mevcutsa aşırı stres ya da zorluk bile hastalığa yol açabilir.

Araştırmalar ve bilimin, hastalığınızı sizin kendinize çektiğiniz fikrini çok desteklememesinin bir önemi yok. Bir şekilde, bu Büyük Hata orada yeterince güçlü bir biçimde duruyor. İşin iyi yanı ise diğer Büyük Hatalar kadar ileri gitme gücüne sahip değil. Daha önce söz ettiğim gibi otoimmün gibi kimi hatalar o kadar büyük bir hızla raydan çıkıyor ki kendinizi kurtarmak için tek yapmanız gereken dışarı atlamak. Ancak yine de bu treni durdurabilirsek –her şey kontrolden çıkmadan imdat frenine asılabilirsek– işte o zaman bugünün genç anne babalarının, çocuklarına bu düşünceyi öğretmenlerini engelleyebiliriz, her birine doğruları anlatabiliriz, onları nasıl koruyacağımızı bildiğimizi, kendimizi koruyabi diğimizi ve eğer ihtiyacı olan şeyi gerçekten sunarsak vücudumuzun inanılmaz bir iyileşme kapasitesine sahip olduğunu anlatabiliriz.

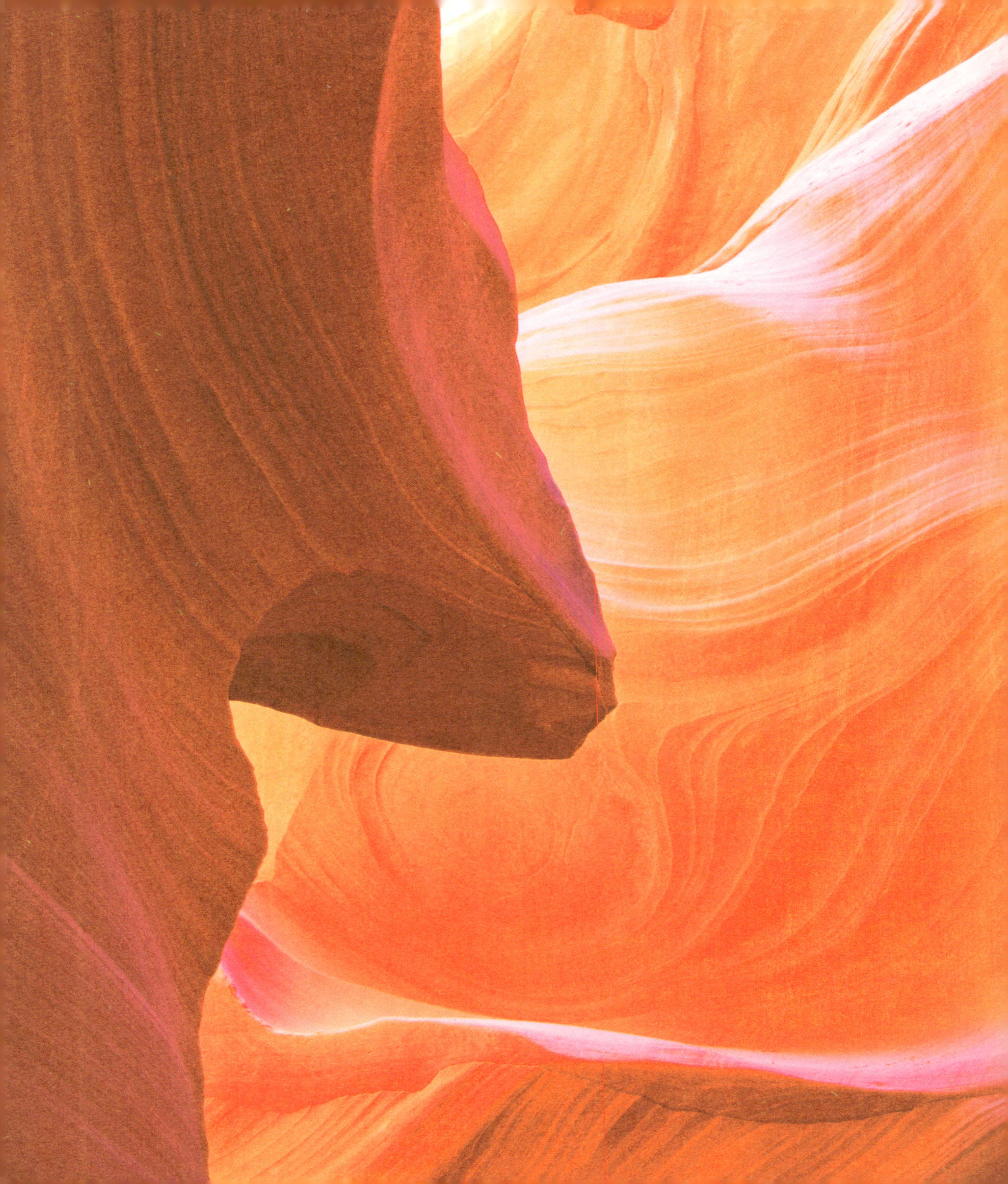

III. KISIM

TİROİT BEZİNİN DİRİLİŞİ

19. Bölüm

Vücudunuzu Yeniden Yapılandırma Zamanı

Şu ana kadar geldiğiniz noktada hayatınızı yenilemek için tiroit virüsünden kurtulmak istiyorsunuz. Tiroit bezinizin ve vücudunuzun geri kalan bölümlerinin iyileşmesi tamamen EBV'ye güle güle demekle ilgili. Bağışıklık sisteminizi geri kazanmak tamamen EBV'den kurtulmakla ilgili. Belirtilerinizi geride bırakmak tamamen EBV'nin kökünü kurutmakla ilgili.

Ya da öyle mi? İşte ilginç tarafı: EBV seviyesini düşürmek ve onu pasifleştirmek için ne kadar çaba gösterseniz de nihai hedefiniz vücudunuzdaki son EBV hücresinden kurtulmak olamaz. İstediğiniz şey virüslerin yaklaşık yüzde 90'ından kurtulmak. Vücudunuzda kalan yüzde 10 EBV virüsü bağışıklık sisteminizin tetikte kalmasına yarar. "Tiroit Virüsü Nasıl İşler" başlıklı 3. Bölüm'de gördüğümüz gibi bu virüsün 60'tan fazla çeşidi bulunmaktadır. Birinden kurtulmuş olmanız bir diğerine yakalanmayacağınız anlamına gelmiyor ve elbette hepsini birden vücudunuzda biriktirmek isteyeceğiniz bir zaman asla olmayacaktır. Eminim EBV ile bir kez uğraşmış olmak sizin için de yeterlidir. Dolayısıyla girdiğiniz her yeni çevrede, başladığınız her vücudunuzun yeni Eppstein-Barr virüs hücrelerini yenebilmek için hazır olmasını istersiniz. Size bunu sağlayacak olan, bir miktar uykuda EBV hücresidir.

Bağışıklık sisteminizi bir itfaiye bölümü gibi düşünün: hazır, istekli ve sağlığınızı tehlikeye atabilecek herhangi bir sorunu çözmeye yetenekli. Bu itfaiye bölümünün telefonunun hiç çalmadığını düşünün. Böylelikle iki yıl geçsin ve bir arama bile gelmesin. Eğer böyle olursa itfaiyeciler tembelleşecektir. Yavaş yavaş hiçbir arama gelmeyeceğini ***ummaya*** başlarlar. Tatile çıkarlar, yapmaları gereken çalışmaları ertelerler, bütün enerjilerini yiyecekleri kızarmış tavuğu hazırlamak için kullanırlar.

Peki ya bir gece barda içtikten ve bir tabak dolusu kızarmış eti yedikten sonra bu itfaiyeciler alarm ziliyle uyanırlarsa? İlk başta ayakları birbirine dolaşacak, alışkanlık haline getirdikleri kontrolleri yapmakta zorlanacaklar. Biraz alkol, biraz da acil bir durum için çağrılmış olmanın verdiği şok etkisiyle yangınla en iyi şekilde mücadele edebilmek için kusursuz bir şekilde hazırlanmış olması gereken takımlarını toplamakta yavaş kalacaklar. İtfaiye kamyonuna bindiklerinde akünün, uzun zamandır kullanılmadığı için bitmiş olduğunu fark edecekler. Sonunda arabayı çalıştırıp yangın yerine doğru giderken su deposunun sızdırdığını, hortumların kupkuru kaldığını fark edecekler. O zamana kadar yangın çoktan kontrolden çıkmış olacak. Eğer hazır olsalardı ve yangın yerine en kısa sürede ulaşabilselerdi, etrafa uyarı bayraklarını dikecek, evi ve içinde yaşayan insanları hiçbir sorun olmadan kurtaracaklardı.

Bu sizin bağışıklık sisteminiz! Onun hazır ve düzgün olmasını istiyorsunuz. Vücudunuzda kalan bir miktar EBV bağışıklık sisteminizi hazırda tutar ve her gece televizyon karşısında pizza yemektense ayaklarının üstünde durmasını sağlar.

20. Bölüm

Tiroitsiz Bir Hayat

Peki, tiroit beziniz yoksa ne yapmalı? Tiroit bezi olmayan insanlar sanki bir tiroit kitabı okuma hakkına sahip değillermiş gibi hissederler; sanki tiroit tedavisiyle ilgili bir şey öğrenmelerine gerek yokmuş gibi; çünkü bu bilgilerin onların işine yaramayacağını zannederler. Ben bunun tersini söylemek için buradayım.

On yıllar boyunca tiroit meselesini geçip gitmiş bir hikâye olarak düşünen pek çok insan tanıdım. Başka sağlık problemleriyle bana geldiler. Ancak onlara şunu sordum: "Neden biraz da tiroidinizle ilgili konuşmuyoruz?"

Neredeyse her zaman bu kişiler çok şaşırdılar. Söylenecek ne vardı? Bezeyi aldırmışlardı. Artık hiçbir şey yapılamazdı, hepsi bu kadardı. Öyle düşünüyorlardı. Danıştıkları uzmanlar ve sağlık profesyonelleri hiçbir zaman tiroit sorununa ilk elden sebep olan şeyleri onlara açıklayamamıştı. Sağlıklarını geliştirmek için yapılacak hiçbir şey kalmamış olduğuna inanan bu insanlar bir kez daha tiroit bezleriyle ilgili bir şeyden söz edebileceklerine bile inanmıyorlardı.

Konuştukça, gerçekte vücutlarında tiroit nodülü, kisti, kanseri ya da hipotiroidiye sebep olacak ve doktorların bu bezeyi almak istemelerine yol açacak nasıl gelişmelerin yaşandığını keşfettiler. EBV vücudun diğer bölümlerinde de barınabildiği için tiroit bezlerini aldırmış olmalarına rağmen tiroit virüsünün hâlâ aktif bir biçimde birtakım belirtilere sebep olabileceğini fark ettiler. Sadece bu değil, tiroit bezlerinin hâlâ bir anlam taşıdığını öğrendiler. Tiroit onlara potansiyele sahip bir parça bırakmıştı.

Cerrahi bir müdahalele tiroidinizin tümünü ya da bir parçasını aldırdıysanız veya bezeye radyoaktif iyot tedavisi uygulandıysa kendinizi dışlanmış hissetmeyin – sanki kendi sağlığınıza yeniden kavuşma hakkınız yokmuş gibi.

İlk başta hatırlamamız gereken şu önemli ayrıntı var: "Hipotiroidi belirtileri" olarak etiketlenen belirtiler neredeyse her zaman virüsle ilgilidir, tiroit hormonu eksikliğiyle bir ilgisi yoktur. Dolayısıyla EBV'yi tedavi ettiğinizde bu belirtiler yok olur; bir tiroit bezine sahip olmasanız bile. İkinci olarak bilmeniz gereken şudur: Vücudunuz hâlâ tüm bir tiroit bezine sahip olduğunuza inanıyor.

Bu şuna benzer: Eviniz soyulmuş olsa bile ayakta durmaya devam eder. Duvarlar hâlâ oradadır ve siz hâlâ evinize sahipsinizdir. Aynı şey tiroit bezi için de geçerli. Bir kısmını aldığınızda geriye kalan bölüm evin duvarları gibi hâlâ oradadır. Vücudunuz hâlâ bir tiroit bezine sahip olduğunuzu düşünür.

Ve daha sonra eviniz yıkıldığında, cerrahi bir müdahale ile tiroit bezi alındığında ya da radyoaktif iyot dokuyu öldürdüğünde, hâlâ evin temeli sizdedir. Bu temel üzerine yeniden inşaata başlayabilirsiniz.

Temel kazılmış olsa bile evin ruhu duruyordur. Adresi hâlâ sizdedir; mektup gönderip alabilirsiniz; tıpkı vücudunuzun tiroit beziniz hâlâ oradaymışçasına işlemesi gibi, tümü ya da bir kısmı alınmış olsa bile.

Bilinçli bir şekilde bu gerçeğe bağlanmalısınız çünkü bu vücudunuzun hayatta kalmaya, uyum sağlamaya ve iyileşmeye yardımcı olma yoludur. Yani endokrin sisteminizin geri kalanı olması gerektiği gibi bir denge durumunda çalışıyordur ve tiroit bezini desteklemeye devam eder.

Artık orada olmadığına göre neden vücudunuzun tiroit bezini desteklemeye devam etmesini isteyesiniz ki? Çünkü cerrahi bir müdahaleyle tiroit bezinin tamamını aldırmış olsanız bile veya radyoaktif iyot tedavisi bu bezi tamamen öldürmüş olsa bile çok büyük bir ihtimalle geriye kalan tiroit dokusu hâlâ işler durumdadır. Tiroit bezinin tamamen alındığı söylenen pek çok insanda bu bezin yüzde 30 ya da 40'ı hâlâ duruyordur. Hatta tiroit bezinin yüzde biri gibi küçük bir bölümü kalmış olsa bile hâlâ T4 ve T3 gibi sağlığınız için faydalı tiroit hormonlarından bir miktar üretebilir, tıpkı vücudun dengesini sağlamak için radyo dalgalarına benzer frekanslar yayan ve henüz keşfedilmemiş R5 ve R6 gibi. Tüm bunların üstüne, 4. Bölüm'de gördüğümüz gibi böbreküstü bezleriniz tiroit hormonlarına benzer steroidler üretiyordur.

Ne kadar tiroit bezinizin kaldığının bir önemi yok, sizin için çalışıyor. Hatta hepsine sahip olmasına rağmen, zaman içinde birçok yaraya sebep olan uzun süreli bir tiroit virüsü enfeksiyonuna bağlı olarak tiroit bezinin yalnızca yüzde 40'ı çalışan bir insanın elde ettiğinden daha fazla fayda sağlayabilir. Tiroit dokusunun bir kısmını kaybettiğinizde geriye kalan kısım gücünü artırır. Hücreler uyum sağlamayı, daha güçlü olmayı, sorumluluk almayı öğrenirler. Gelecek olan EBV saldırılarına karşı kendilerini korurlar çünkü sayıları sınırlıdır. Bunu tiroit bezine has bağışıklık sistemi ile iletişime geçerek sağlarlar, bu özel lenfositlere fazladan korumaya ihtiyaç duyduklarını bildiren radyo frekansına benzer dalgalar yollarlar. Radyoaktif iyot tedavisi gördüyseniz iyileştirici besinlerle bu maddenin üstesinden gelebilirsiniz. Günlük beslenmenize ekleyeceğiniz küçük, hatta çok az bir miktar Atlantik kırmızı denizotu ve Hawaii spirulina yosunu zaman içerisinde radyoaktif iyodu tiroit bezinizden atmanıza yardımcı olacaktır, bu bezenin geriye kalan kısmını tekrar hayata döndürecektir, bu gıdalar tiroit bezini tekrar aşırı çalışma noktasına getirmez. Kırmızı denizotu ve spirulinanın içinde bulunan faydalı iyot geride kalan radyoaktif izotoplara bağlanarak tiroit bezinden atılmalarını sağlar, aynı zamanda gündelik hayatımızda maruz kaldığımız ve yine tiroit bezi veya vücudun başka kısımlarında biriken istenmeyen radyasyonu da dışarı atar. Bu az miktardaki iyot içeriği tiroit için genel olarak faydalıdır. (İyot hakkında daha fazlası için bir sonraki bölüme bakınız.) Ayrıca bu yiyecekleri, bir kısmı 22. Bölüm 22 "İyileşmek İçin Güçlü Yiyecekler, Şifalı Otlar ve Destekler"de ve çok daha fazlası ***Medikal Medyum Hayat Değiştiren Yiyecekler*** isimli kitabımda bulunan diğer radyasyon karşıtı yiyeceklerle desteklemek en iyisi olacaktır.

Doğru özeni gösterdiğinizde tiroit dokunuz, tiroit bezinizin zamanla gelişmesine yetecek kadar düzelebilir. Dolayısıyla kitabın bu kısmını okurken bu bilgilerin sizin için de uygun olduğunu bilmelisiniz. Sizin için var gücüyle çalışan bir tiroit beziniz olduğunu düşünün; korumak, beslemek be büyütmek istediğiniz bir bez. Böylelikle iyileşme yoluna girmiş olacaksınız.

21. Bölüm

Genel Yanlışlar ve Kaçınmak İçin Ne Yapmalı?

"Yolunuzdaki Büyük Yanlışlar" başlıklı II. Kısım'da gördüğünüz gibi kendi sağlınızın koruyucusu olma yolunun büyük bir bölümü neyi ***dinlemeyeceğinizi*** bilmekten geçiyor. İnsanları kronik hastalıklardan koruma ve iyileştirme amacıyla sağlık otoriteleri yardımcı olacak pek çok teori ortaya attı. Ne yazık ki bu fikirler yığını en iyi ihtimalle oyalayıcı, en kötü ihtimalle ise sizi daha da hasta edecek şeyler.

Eğer tiroit sağlığıyla ie ilgili önerilerin tümünü denediyseniz hayatınız bir labirentte geçmiş gibidir: İlk önce bu tarafa dön, sonra o tarafa, karşınıza sürekli duvarlar çıkmış gibi, asla nereye gittiğinizi bilemeden. Bu yorucu ve cesaret kırıcı olmanın yanı sıra iyileşmek için kullanabileceğiniz kıymetli zamanınızı da elinizden almaktadır.

Bu bölümü labirentin çıkmaz yollarını engelleyen turuncu koniler ve plastik emniyet şeritleri gibi düşünün. Kaçınmanız gereken şeyleri bildiğiniz zaman karmaşık labirentten çıkış yolunu bulabilirsiniz.

İYOT İLE İLGİLİ ENDİŞELER

Pek çok insan hipotiroidi ve Hashimato tiroiditine bağlı olarak iyot ile ilgili endişe duymakta. Yeterince çalışmayan ya da iltihaplanmış bir tiroit bezine sahip bir kişi için iyodun yararlı mı zararlı mı olduğunu anlamak için ilk önce tiroit probleminin bilinmeyen sebebini düşünmeliyiz: Epstein-Barr virüs.

İyot bir dezenfektandır, hem virüsleri hem de bakterileri öldürmekte etkilidir. Yaraları temizlemek ve iltihaplanmayı önlemek için kullanıldığını duymuş, belki de kullanmışsınızdır. Bir kişi beslenme yoluyla ya da destek gıda şeklinde sistemine yüksek kalitede iyot dahil ettiğinde bu madde aynı mikropla savaşma yeteneğini sürdürür. Bu ayrıca şu anlama da gelir: İyot eksikliği olan bir kişi bakteri ve virüslere bağlı enfeksiyonlara daha açıktır. Dolayısıyla hipotiroidi ve veya Hashimoto hastalığına sebep olan bir tiroit enfeksiyonunuz bulunuyorsa iyot eksikliği çekmek istemezsiniz çünkü bu durum daha büyük EBV duyarlılığına yol açabilir, bu da daha fazla tiroit hastalığı duyarlılığı demektir.

İyot ve tiroitle ilgili neden bu kadar karışıklık var? Çünkü iyot tiroit bezine ulaştığında çok hızlı bir şekilde virüsleri öldürür, bu da eşzamanlı olarak iltihaplanmanın artmasına yol açar. EBV'nin sadece hafif bir hipotiroidiye sebep olduğu hastalar için genellikle iyot işe yarar, faydalıdır çünkü virüsü Hashimato hastalığına sebep olacak noktaya kadar ilerlemeden durdurur. Ancak diğer taraftan yüksek düzey tiroiditi olan kişiler için aşırı miktarda iyot zarar verici olabilir çünkü çok çabuk bir şekilde virüsleri öldürmeye başlar, vücudun buna vermiş olduğu iltihaplanma tepkisi çok yüksek ve rahatsızlık verici olabilir. Bu iltihaplanma genellikle otoimmün tepki ile karıştırılır. Genel endişe iyot yüzünden aşırı tiroit hormonu üretilmesi, vücudun bunları dışarıdan gelen istilacılar olarak görmesi, bunun da bağışıklık sistemini tiroit bezine saldırmak için kışkırtmasıdır. Bu teori yanlıştır. En önemli etkeni –Hashimoto's hastalığının virüse bağlı enfeksiyon sonucunda gerçekleşmesi– dışarıda bırakır.

Hipotiroidi şikâyeti bulunan insanlar için en önemli şeylerden bir tanesi tamamen iyot eksikliğinden kaçınmaktır. İyot eksikliğinden kaçınmak ayrıca tiroit kanseri, göğüs kanseri, beyin kanseri, akciğer kanseri, karaciğer kanseri, mide kanseri, pankreas kanseri, ağız ve çene kanserleri ve diğer kanser türlerini önler. Çoğu kanser türü patojen sebepli olduğundan iyot sizin dostunuzdur çünkü bu patojenlere karşı antiseptiktir. Neredeyse hepsi tıp bilimi ve araştırmalar tarafından keşfedilmemiş olan 5000'den fazla kimyasal vücut fonksiyonunda görevi olan iyot hem tiroit hem de bağışıklık sistemi için önemli bir destektir. Eğer bir doktorsanız asla sizden yardım istemeye gelen bir kişinin, modern bir çağda yaşadığımız için iyot eksikliği çekmediğini düşünmeyin. Sağlığını gözeten bir profesyonel olarak siz doğal iyot kaynakları açısından zengin besinlerle beslenmeye çalışsanız ve stresi hayatınızdan uzak tutacak teknikleri kullansanız da bu başkalarının bir yandan aşırı stresle mücadele ederken diğer yandan soda, enerji içeceği, şekerleme, pasta ve ekmekle beslenmediği anlamına gelmez. Düzenli olarak faydasız besinler tüketmek –kafein, mısır şurubu, işlenmiş un ve sürekli aşırı adrenalini düşünün– iyot gibi iz mineralleri vücuttan boşaltır.

İyotlu tuzun bulunması iyot eksikliğinin önüne geçmedi. Bir miktar sofra tuzuna eklenmiş iyot tiroit beziniz ve bağışıklık sisteminiz için kısmen faydalıdır, hatta tiroit bezine ulaşamayabilir bile. Tıpkı zenginleştirilmiş beyaz ekmeği koruyucu bir besin olarak yemediğimiz gibi kalitesiz bir yemeğin üstüne dökülmüş ucuz "zenginleştirilmiş" tuza da sorunlarımızı çözmesi adına güvenemeyiz. İyot kaynağı olarak iyotlu tuz kullanmak bir arabanın sigortası için bin dolar ödemek gibi bir şeydir. Eğer araba kazaya karışırsa bin dolar bu zararı karşılamayacaktır; tıpkı iyotlu tuzdan gelen iyodun kimi sağlık sorunlarında bize çok faydası olmayacağı gibi.

Dünyanın iyot ihtiyacı bir zamanlar olduğundan daha farklı. Nüfusun büyük bir bölümü bağışıklık sistemi duyarlılığı yaşıyor; iyot eksikliğiyle daha fazla devam edemeyiz. Günümüzde, geçmişte karşımıza çıkmayan sorunlar yaşıyoruz –strep, EBV gibi, hatta MRSA gibi bakteri ve virüslerin değişime uğramış türleri– bir yandan da bir zehir bombardımanı ve kimi zaman aşırı miktarda stresle karşı karşıyayız. Ayrıca bir de radyasyon faktörü var, o da gittikçe büyümekte. Çene röntgeni çekilirken maruz kaldığımız radyasyon ve cep telefonlarından gelen radyasyon vücudumuzun iyot rezervlerini tüketmeye yetecek derecede. Ayrıca günümüzde gerekliliklerin artmasından dolayı bağışıklık sistemimizin daha güçlü olmaya ihtiyacı var. Sonuç olarak, vücudumuz normalden daha hızlı bir şekilde iyot tüketiyor. Bu kadar da değil, genellikle sistemlerimizde bir zamanlar sahip olduğumuzdan biraz daha fazla iyot bulunmakta. Artan gereklilikler ve bunların fiziksel etkilerine bağlı olarak iyot eksikliği günümüzde 1950'ler, '60'lar ve hatta '70'lerde yaşanan iyot eksikliğinden daha ciddi sağlık sorunlarına yol açabiliyor.

Kan testleri kimi zaman kanda eser miktarda iyot bulsa da bu çok kolay değildir, dolayısıyla testler tamamıyla güvenilir değildir. Hızlı bir ipucu el tırnaklarının rengindedir. Eğer el tırnaklarınızın rengi sağlıklı değilse iyot eksikliği yaşıyor olma ihtimaliniz yüksektir. İyot eksikliğinin gerçek işaretleri arasında kronik idrar yolu enfeksiyonları (UTIs), kronik sinüs enfeksiyonları, sivilceler, H. pylori enfeksiyonu, ülser, çıbanlar, kolayca soğuk algınlığı ve nezleye yakalanmak, bronşit, zatürre, bademcik iltihabı ve larenjit sayılabilir. Ayrıca iyot eksikliğine bağlı olarak bağışıklık sisteminin zayıfladığını gösteren çok sayıda üstü kapalı belirti de mevcuttur: uçuk, ağızda çıkan yaralar, arpacık, gözler ve kulaklarda kaşıntı, alerji, geniz akıntısı, boğaz ağrısı, kronik öksürük, hemoroit, tırnak batması, el ve ayak tırnaklarında mantarlar, iltihaplanan kesik ve yaralar gibi.

Bağışıklık sisteminize ihtiyaç duyduğu desteği sunmak her zaman olduğundan daha önemlidir. Bu her zaman iyot desteği anlamına gelmez. Kırmızı denizotu, esmer suyosunu ve hava keseli su osunu gibi Atlantik denizi sebzelerindeki iyot bağışıklık sistemini güçlendirmek ve tiroit enfeksiyonuyla savaşmak için çok faydalı olabilir. Ayrıca Hawaii spirulinası, yapraklı yeşillikler (kuzu marulu, roka, ıspanak ve marul, kırmızı yaprak), soğan, brüksel lahanası, maydanoz ve karahindiba da yiyebilirsiniz. Eğer iyot desteğinin sizin için gerekli olup olmadığını ve hangisinin sizin için en iyisi olduğunu merak ediyorsanız dahili kullanım için uygun bir yüksek kaliteli iyot kaynağıyla ilgili doktorunuzla konuşunuz. Bir iz mineral olduğu için çok yüksek miktarda almaya gerek yok, iyotta aşırıya kaçmak istemezsiniz. Eğer ilerlemiş bir tiroidit vakası yaşıyorsanız iyodu hayatınıza yavaş yavaş sokun, böylelikle tiroit uzmanlarının bile henüz ne olduğunu bilmedikleri viral tükenme belirtilerine yenik düşmezsiniz.

Ayrıca şunu da bilmenizde fayda var, ne kadar iyot alırsanız alın onu hayata geçiren çinkodur. Çinko sinerjik olarak iyodu ateşler ve böylelikle iyot vücudunuzun kullanabileceği biçimde biyolojik olarak daha aktif ve kullanılabilir hale gelir. Eğer çinko eksikliği çekiyorsanız iyoda tutunamazsınız, vücudunuzu çok çabuk terk eder ve fazla miktarda iyot alıyor olsanız bile iyileştirici özelliklerinden faydalanamazsınız. Diğer taraftan yeterince çinko aldığınızda bu, vücudun tüketmiş olduğu iyodu almasına, ona tutunmasına ve sizin için çalışmasına olanak sağlar.

ÇİNKO HAKKINDA ENDİŞELER

Çinko desteği aldığınızda, bunun vücudunuzdaki bütün bakırı yok edeceğine dair bir korku var. Bu yanlış anlamanın sizi durdurmasına izin vermeyin. "Tiroid Virüsü Tetikleyicileri" başlıklı 2. Bölüm'de gördüğünüz gibi çinko eksikliği Hashimoto hastalığı gibi viral sorunların tetikleyicilerinden bir tanesidir.

Günümüzde, tüm dünyada çinko eksikliği görülmekte, bu da EBV'nin insanlar arasında yayılmasına olanak sağlıyor. Bireysel olarak siz çinko eksikliği çektiğinizde bu kitapta gördüğümüz belirti ve durumlara daha açık bir hale geliyorsunuz.

Doğru çinko desteğini aldığınızda, bu sıvı çinko sülfattır, bakır kaybı ile ilgili endişe yaşamanıza gerek kalmaz. Almış olduğunuz bu çinko türü sağlığınıza yardımcı olan önemli bir iz mineral olan bakırı yok etmez, sadece zehirli bakırı yok eder; bu ikisinin arasında çok büyük bir fark vardır. Aslında çok daha az bir çinko desteğiyle bile bakır kaybı hakkında endişe duymanıza gerek yoktur çünkü bakır günlük besinlerimiz yoluyla alabileceğimiz en uygun iz minerallerden biridir. Yani her zaman yüksek düzeyde bulundurunuz, çok çabuk telafi edilir, eksikliğini çekme riskimiz yoktur. Ayrıca vücudumuzda aşırı miktarda zehirli bakır bulunması da çok yaygındır. Eğer daha az çinko desteğiyle bundan kurtuluyorsanız bu sizin için iyi bir şeydir. Elbette ki yüksek kaliteli, koruyucu içermeyen, sıvı çinko sülfat en iyisidir.

Son zamanlarda bir başka çinko modası popülerlik kazandı. Eğer çinko desteği alırken ağzınıza çinko tadı geliyorsa artık buna ihtiyacınız olmadığını ileri süren bir moda. Bu doğru değil. Eğer birkaç haftadır ya da birkaç aydır çinko alıyorsanız ve aniden tadını almaya başladıysanız bu artık ona ihtiyacımız olmadığı anlamına gelmez. Ya da boğaz şişliği şikâyetiyle bir miktar çinkonun size yardımcı olup olmayacağını deniyor ve güçlü çinko tadından dolayı bırakmanız gerektiğini düşünüyorsanız kendinizi bu belirtiden daha erken korunma şansından alıkoyuyorsunuz demektir. Bir bakteri ya da viral enfeksiyon nedeniyle hassaslaşan boğazınız için sıvı çinko sülfat desteği almak bu acıyı çekmeye devam etmekle iyileşme yolunda bir ışık görmek arasındaki fark gibidir.

Herhangi bir zamanda ağzınıza çinko tadının gelmesini belirleyen birçok faktör vardır. Bunların arasında ilaçlar, yiyecekler, içecekler ve bunların birbirleriyle karışımı sayılabilir. Limon ve bal ile bitkisel çay içmek çinko desteği aldıktan sonra 4-6 saat arası yoğun çinko tadı almanıza sebep olabilir. Kahve içmek bunun tam tersini gerçekleştirecektir, kahvedeki acılık dilinizdeki tat algılayıcılarını bastırdığı için çinko tadına karşı daha az hassas olacaklardır. Yani çinko tadı almak ya da almamak çinko eksikliği çekip çekmediğinizi belirleyebilecek bir şey değildir. Daha belirleyici olan bir tiroit sorunu ya da kronik bir belirtiyle doktora gidip gitmediğinizdir. Çinko eksikliği gittikçe büyüyen bir sorun. İyot ile birlikte çinko eksikliği de doğumda aktarılabilir.

Sadece yiyecekler yoluyla yeterli çinkoyu almak çok zordur. En iyi organik tarlalarda bile gökyüzünden yağmakta olan zehirli ağır metallerin toprağın pH dengesini bozmasına, topraktaki mikroorganizmaları yok etmesine ve toprakta bulunan çinko gibi iz mineralleri olumsuz etkilemesine bağlı olarak bu mineral yetersiz miktarda kalmaktadır. Bunun anlamı şudur, çinko açısından zengin olduğu bilinen kabak çekirdeği 22. Bölüm'de çinko için belirtilmiş kimi yiyeceklerle birlikte destekleyici olabilir. Eğer bir sağlık sorunu ya da belirtisiyle mücadele ediyorsanız o zaman yüksek kaliteli sıvı çinko sülfat bağışıklık sisteminizi güçlendirmenize yarayacaktır. Size uygun dozu belirlemek için doktorunuza danışın. Ve unutmayın, çinko korkusu sadece iyileşme yolumuzda size engel teşkil eder.

"GUATROJENİK" KORKU

Lahana, karnabahar, brokoli, karalahana gibi turpgillerden olan meyveler son zamanlarda daha sık kötü anılır oldu. Şeftali, armut, çilek ve ıspanak gibi tamamen masum diğer besinler de aynı durumda. Guatrojen denen şeyi içerdiği söylenen bu yiyeceklerin tiroit bezine zararlı olduğu yutturmacasına nanmayın. Guatrojen kavramı –guatra sebep olan bileşikler demek– fazlasıyla şişiriliyor. İlk olarak, bu yiyeceklerin hiçbiri bir sağlık sorunu yaratacak kadar guatrojen içermiyor. İkinci olarak, bu yiyeceklerde bulunan guatrojenler, zarar vermelerini önleyecek şekilde fitokimyasal[25] ve aminoasitlerle karışmış durumda. Günde 50 kilo brokoli yeseniz bile (ki bu imkânsızdır) içinde bulunan guatrojenler sağlığınız için bir problem oluşturmayacaktır.

Aslında tiroit beziniz bu yiyeceklere bel bağlamış durumdadır. Onlar bu bezin en çok ihtiyaç duyduğu besinleri içerirler. Bu yüzden bir sonraki bölümde turpgillerden olan sebzelerin özel bir yeri vardır. Dolayısıyla bu guatrojenik yiyecek çılgınlığına çok kafayı takmayın! Aksi takdirde sağlığınız için büyük bir fırsatı kaçırıyor olacaksınız.

NE YEMEMELİ?

Nasıl bir beslenme alışkanlığınız olduğunun hiç önemi yok; yüksek protein içeren, vejetaryen ya da başka bir şey. Ancak bir tiroit sorunu yaşıyorken yumurta, süt ürünleri, gluten, kanola yağı, soya, mısır ve domuz etinden uzak durmak iyi olacaktır. Bunun sebebi duymuş olabileceğiniz teoride söylendiği gibi bu yiyeceklerin iltihaplanmaya sebep olmaları değildir. Aksine bu yiyecekler EBV'yi –tiroit virüsü– besler ve EBV de iltihaplanmaya yol

25 Bitki kökenli kimyasallar. –çn.

açar. Bu yiyecekleri tükettiğinizde virüs büyür ve gelişir, bu da tiroit belirtileri ve viral belirtilerin devam etmesi anlamına gelir. (Kronik belirtiler ve hastalıkları olan biri için bu yiyeceklerin neden sorun yarattığı hakkında daha fazla bilgiyi ***Medikal Medyum*** serisinin ilk iki kitabında bulabilirsiniz.)

Bir Yumurta Uzaklıkta

Sahanda yumurtanın ne kadar lezzetli olduğunu bilirsiniz değil mi? EBV de böyle düşünüyor. Yumurta EBV'den kaçınma yolunda en önde gelir çünkü virüsün bir numaralı besin kaynağıdır. Bir petri kabının içine yumurta kırar ve daha sonra aktif EBV hücreleri eklerseniz virüs hızla üremeye başlar. Serbest gezen tavuk yumurtası ya da organik olması bir şeyi değiştirmez, eğer EBV'niz varsa hâlâ bu bir sorundur. Ayrıca yumurtaların hormonsuz olduğunu belirten etiketler de kafanızı karıştırmasın. Bu sadece ek hormonlar olmadığını gösterir; yumurtalar hâlâ EBV'nin bayıldığı doğal hormonlarla doludur.

Eğer bir kişi virüsün Birinci Evresinde ise İkinci Evre bir omlet ya da sahanda yumurta uzaklığındadır. Bu, virüsün her evresi için geçerlidir; ne zaman olursa olsun kişi EBV'nin bir sonraki saldırısına bir yumurta uzaklıktadır.

Dinleyin, yumurtanın ne kadar çekici olduğunu biliyorum ve birçok kaynakta yumurtanın harika bir besin olduğunun söylendiğini de. Bir kez daha tekrar edeyim, bunun nasıl beslendiğinizle bir ilgisi yok. Ben yumurta karşıtı değilim; bazı insanlar için harika bir besin kaynağı. Ancak bir tiroit sorunu ya da viral bir problemle karşı karşıya olduğunuzda yumurtanın zararı faydasının önüne geçiyor ve iyileşmek için attığınız bütün adımlar boşa gidiyor. Eğer yumurtaya teslim olacak gibi hissederseniz onun EBV'nin böylesine güçlenmesi ve yaygınlaşmasının sebebi olduğunu kendinize hatırlatın. Sağlığınızı geri kazanmak için çabalıyorken yumurtadan uzak durun.

Peyniri Geçin, Lütfen

Yedikleriniz arasında EBV'nin en sevdiği ikinci şey süt ürünlerinden gelen proteindir. Eğer bu kitapta sözü geçen belirtiler veya sorunlarla mücadele ediyorsanız iyileşme çalışırken bütün süt ürünlerinden kaçınmalısınız. Buna peynir, süt, tereyağı, yoğurt, krema, kefir ve manda yağı dahil. Anlıyorsunuz değil mi? Keşke size tam tersini söyleyebilseydim, çünkü süt ürünlerinin ne kadar güzel olduğunu biliyorum. Keşke tiroit bezi için yiyebileceğiniz en iyi şeyin üzerine bir yumurta kırılmış peynirli pizza olduğunu söyleyebilseydim. Benim işim size destek olmak, dolayısıyla doğruyu söylemek zorundayım: EBV ve tiroit rahatsızlığından iyileşmeye çalışırken en mutlu otlaklarda büyümüş, taze otla beslenmiş ineklerden gelen süt ürünleri size engel olacaktır.

Gluten Bilinmezliği Sefaleti

Ne şanslıyız ki insanlar glutenin kronik sağlık sorunlarında problemli bir besin olduğunu anladılar. Birkaç yıl öncesine göre çok daha fazla sayıda glutensiz ürün ve yiyecek bulabilmek mümkün, ayrıca buğday yemediğinizi söylediğinizde artık dışlanmıyorsunuz. Glutenin menülerden ve yemeklerin malzeme listesinden çıkarılmasının sebebi aslında bilindiği gibi değil. Aksine buğdaysız beslenmenin belirgin bir biçimde insan sağlığını iyileştirdiğini doktor ve hastalara gösteren bir eleme sürecinin eseri.

Bu kitapta geçen kronik rahatsızlıklardan birine sahipseniz glutenden kaçınmanız gerekir. Bunun sebebi birçok teoride geçtiği gibi mikotoksin içermesi ya da iltihap yapıcı bir yiyecek olması değil. Aksine listedeki diğer yiyecekler gibi gluten de EBV'nin de içinde bulunduğu patojenleri beslediği içindir. (Hele hele Genetiği Değiştirilmiş Organizmadan elde edilen glutense bu daha da kötü.) Bir EBV enfeksiyonu geçiriyorken bir parça ekmek yemeniz EBV'ye bir şölen sunacaktır, zararlı atık maddeleri olan nörotoksinleri sisteminize salacak ve karıncalanma, uyuşma, baş ağrısı, migren, yorgunluk, zihin bulanıklığı, gözlerde bulanma, ağrı ve sızılar, duygu durumu geçişleri gibi belirtilere yol açacaktır. Yediklerinizden gluteni çıkarmak EBV'yi aç bırakmanın ilk adımıdır, bu yüzden ondan kaçındığınızda sağlığınızın ne kadar iyileştiğini görebilirsiniz.

Kanolaya Hayır

Bir diğer tetikleyici de budur. Yalnız buradaki özel sorun kanolanın sağlıklı bir yiyecekmiş gibi sunulmasıdır. Muhtemelen kanolanın sizin için iyi bir besin olduğu iddialarını duymuşsunuzdur. Şunu bilin ki, eğer EBV'niz varsa kanola sizin aleyhinize çalışır. Onu sadece mutfağınızdan çıkarmakla kalmayıp aynı zamanda dışarıda yemek yediğinizde de tabağınızın kanola ya da kanola yağıyla hazırlanmamış olduğundan emin olmalısınız. Ayrıca paketlenmiş yiyeceklerin etiketlerini de kontrol edin ve kanola içeriyorsa onu rafta bırakın. Yoksa bağışıklık sisteminizi ve organlarınızı risk altında bırakırsınız. Tabii bu arada bu madde EBV'ye enerji verir.

Mısır Oyunları

Önceleri mısır dostumuzdu. Sağlıklı, inanılmaz bir besin kaynağıydı. Daha sonra 1930'lar ve 1940'ların sonunda mısırda tarım ilacı, böcek ilacı ve mantar ilacı kullanımı korkutucu bir boyuta vardı. Bu kitapta okuduğunuz gibi, bu tip kimyasal çözeltiler EBV için enerji kaynağıdır, dolayısıyla insanlar DDT gibi zehirli maddelerle yüklü mısırı yediklerinde bu, EBV'yi beslemeye başladı. Mısır inanılmaz boyutlarda kimyasallarla işlenmeye devam ettikçe EBV mısırın kendisini bu zehirlerle özdeşleştirmeye başladı çünkü her zaman bir aradaydılar.

Bu, geleneksel yollarla yetiştirilen mısırın EBV'yi beslemesiyle on yıllar boyunca sürdü ve GDO'lu mısır çıktı. İşte o zaman genetiğiyle oynanmış mısırın virüslere uymasıyla "mısır oyunları" gerçekten başladı. Bu noktada, ne yazık ki GDO'suz tohumdan üretilmiş organik mısır bile aynı derecede kirli olabiliyor, bu da sağlık koşullarını tetikleyebilen bir şey.

Mısırdan korkmanıza gerek yok. Sadece dikkatli olun ve mısır ya da mısır yağıyla yapılan yiyecekleri yediğinizde sağlık durumunuzun ve belirtilerinizin nasıl değiştiğine özen gösterin, elinizden geldiğince her zaman geleneksel yöntemlerle yetiştirilmiş mısıra "hayır" diyerek, sitrik asit, yüksek früktozlu mısır şurubu ve hububat alkolü (bitkisel renklendiricilerde yaygın bir koruyucu) gibi aldatıcı şeylere bulaşmayarak mısırın çeşitli biçimlerinden uzak durun. Bir hastalığınız yoksa koçanından organik mısır yemenin tadını çıkarabilirsiniz, yine de dikkatli olun. Eğer isterseniz, herhangi bir hastalık etkisine karşı, 22. Bölüm'deki iyileştirici gıdalara mısırı da ekleyebilirsiniz.

Soya Bildiğiniz Gibi Değil

Geçtiğimiz yıllarda soya da görece sağlıklı bir besindi. Bir zamanlar mısırın olduğu kadar değil, ancak yine de birçok faydası vardı. Bir kez daha, tarım ve böcek ilaçlarının aşırı kullanımı ve GDO'nun karışması soyayı güvenilmez kıldı. Günümüzün soyası geçmişin soyasıyla aynı değil. Geçmişte olduğu şeyin patojen besleyen yan ürününe dönüştü. Mısırda olduğu gibi virüs ve bakterileri beslemese de bu noktaya ulaşma potansiyeli var. Soyayla ilgili temel problemlerden bir tanesi yüksek miktarda yağ içermesi; bu da GDO, yüksek yoğunlukta tarım ilacı içermesi demek. Aradığınız şey organik GDO'suz soya ancak saf olduğunun bir garantisi yok. Eğer soyayı çok seviyorsanız aşırıya kaçmadan tadını çıkarmaya bakın. Mümkünse yağ oranı düşük ve bundan ötürü daha az zehirli kimyasal içeren soya filizlerini tercih edin.

Domuz Eti Mükemmel Değil

Domuz ürünleriyle ilgili sorunlardan bir tanesi de diğer hayvansal gıdalardan daha fazla yağ içermesidir, domuz eti "yağsız" veya "beyaz et" olsa bile. Diğer bir problem ise içerdiği yağın türüdür. Tipik hayvansal yağ gibi görünse de gerçekte kan dolaşımından ayrılması saatler sürer: Genel olarak yemekten 12-16 saat sonra. Diğer hayvansal yağların kan dolaşımından ayrılması 3-6 saat arası sürmektedir.

Domuz etinin kan dolaşımından ayrılmasının uzun sürmesine bağlı olarak eğer akşam yemeğinde sosisli pizza, ertesi gün sabah kahvaltısında domuz pastırması yediyseniz bir önceki öğünden kalma yağlar kan dolaşımınızı terk etmeden kahvaltıyla birlikte yeni bir doz daha kan dolaşımına karışmış olur. Dolayısıyla kan dolaşımının öğünler arasında oksijen alma şansı ortadan kalkar. Başka hayvansal proteinler gibi diğer yağ kaynaklarında akşam yemeği ile sabah kahvaltısı arasındaki boşluk en azından vücudumuza bir mola fırsatı verecektir.

Oksijen alımı önemlidir. Tiroit hastalığı ya da başka bir sağlık sorunuyla mücadele ediyorken kan dolaşımında aşırı miktarda yağ bulunmasını istemezsiniz, özellikle uzun zaman boyunca. Kan dolaşımınızda ne kadar çok yağ varsa oksijen alımı o kadar az olacaktır ve oksijen EBV gibi virüsler ve bakterilerin öldürülmesi konusunda size yardımcı olur. Yüksek yağ, düşük oksijen oranları EBV ve onun patojen kuzenleri için gelişip serpilme şansıdır. Düşük yağ, yüksek oksijen miktarı vücudunuzun EBV ile daha iyi savaşması anlamına gelir. Domuz yağı ayrıca karaciğerinize de yük olur, ağır metaller ve tarım ilaçları EBV hücreleri ve viral atık maddelerinin sisteminizden ayrılmalarını olanaksız kılar. Aksine bu zehirler yeniden organlarınız tarafından emilir, karaciğerin tiroit hormonları dönüşümü gibi kimi işlevlerini engeller.

Vücudunuza yeniden toparlanmak için en iyi fırsatı sunmak istiyorsanız –ne kadar lezzetli olursa olsun– iyileşmeye çalışırken domuz yağı, sosis, jambon, domuz pastırması, kızarmış domuz, domuz pirzolası, domuz filetosu ve işlenmiş domuz ürünlerinden uzak durun.

GÜNDE BİR KEZ

İyileşmeye çalışırken kimi yiyeceklerin konforunu terk etmenin size zor gelebileceğini biliyorum. Ancak şunu bilin ki, peynirli sandviç (ya da adı geçen diğer yiyecekleri) birdenbire bırakmak zorunda değilsiniz. Onlardan yavaş yavaş ayrılın. Kendinize ve sevdiklerinize bir hatırlatıcı olarak buzdolabının üstüne bir liste yapıştırın. Bu yiyecekler olmadan hayatın nasıl bir şey olduğunu görmek için 24. Bölüm'de adı geçen tariflerden bir ya da iki tanesiyle başlayın.

Hayatınızı bu iyileştirici yiyeceklerle doldurmanın en iyi yollarından bir tanesi buzdolabınızda ya da tabağınızda hayatınızdan çıkardığınız yiyeceklere yer bırakmamaktır. Yeni besinlere odaklanan, geride bıraktığı yiyeceklerle ilgili hiçbir kayıp hissi yaşamayan pek çok insan gördüm. Bu arzuların zla ilgili söz ettiğim kayıp hissini yaşıyorsanız –genelde böyle olur– ***Medikal Medyum – Hayat Değiştiren Yiyecekler*** isimli kitabım size yardımcı olabilir.

Her şeyin ötesinde şunu bilmelisiniz ki, bu değişimleri gerçekleştirebilmeniz için burada sizinle birlikteyim. Size yüzde yüz inanıyorum. Yüzde yüz sizinleyim. Bunu yapabilirsiniz. Yalnız değilsiniz.

22. Bölüm

İyileşmek İçin Güçlü Yiyecekler, Şifalı Otlar ve Destekler

Organlarınız ve dokularınız beslenmeye ihtiyaç duyar. Bir düzeye kadar bunu biliyoruz. Ancak bir de her zaman duyduğumuz ***beyne iyi gelen yiyecekler*** var. Son derece hızlı hayatlarımızla başa çıkabilmek için beyinlerimizin her türlü enerjiye ihtiyacı vardır.

Tiroit bezinin de beslenmesi gerekir. Özellikle tiroit virüsüyle mücadele ederek geçen haftalar, aylar ya da yıllardan sonra tiroit beziniz –vücudunuzun ikinci beyni– kendini yenileyebileceği bir beslenme terapisine hazırdır. Ayrıca sinirleriniz, bağışıklık sisteminiz, karaciğeriniz, lenf sisteminiz, böbreküstü bezleriniz ve evet, beyniniz, hepsi tiroit virüsüne karşı verilen bu mücadelenin ardından paylarına düşen desteğe ihtiyaç duyar. Bu bölüm işte bunun için. Virüsü öldürmek, viral zararı onarmak ve en iyi yarınlara kavuşmanız için sizi iyileştirmek adına ihtiyaç duyduğunuz şeyleri vücudunuza vermek için.

Hayatımı bir gecede değiştirmeli miyim? diye kendinize sorabilirsiniz. Elbette ki hayır. Bu bölümü bir kural kitabı olmaktan ziyade, size uygun seçenekler kataloğu olarak düşünün. Bu iyileştirici bilgileri hayatınızı almak tamamen ***sizin*** için sürdürülebilir bir rutini yaratmakla ilgilidir. En önemlisi de sizin iyiliğinize giden bu yolda ilerlemenizdir, bu yüzden üç gün sonra –ya da daha hiç başlamadan– bu işin size göre olmadığına karar verip bırakmayın. Bunun için tamamıyla hazırsınız. Yılmayın. Endişelerinizden kurtulun. Bu yeni bir yeme biçimi edilmekle ilgili bir şey değil; size has en iyi yolu bulmakla ilgili.

EBV'den kurtulurken karşınıza çıkan zorluklardan bir tanesi de vücudun kimi bölümlerinde ölmeye başlamasıyla birlikte, virüsün ikinci hatta üçüncü enfeksiyonlanma dönemini başlatmak için çabalamasıdır. Bu yüzden iyi giden bir sürecin sonunda yeni belirtiler ya da yeni bir yorgunluk dalgasıyla karşılaşabilirsiniz. Cesur olun, bu iyileşmenin doğal bir parçasıdır, hayatınızda böyle parçaların sayısı arttıkça bu viral döngülerden kaçınmak ya da onları kısaltmak için en iyi yerde duruyor olacaksınız.

Bu maddeleri yeme alışkanlığınıza katarken bunu bir angarya olarak düşünmemek çok önemlidir. Yiyecekler, otlar ve destek gıdalar sizin en iyi arkadaşınız olacaklardır. Bunlar, sağlığınız için aramalarından kaçınmanız gereken, sizi sinirlendiren, tüketen arkadaşlar değildir. Bu yiyecekler, otlar ve destek gıdalar ne olursa olsun sizin arkanızda duran arkadaşlarınızdır. EBV'den kurtulmak, tiroit bezinin ve vücudunuzun geri kalan kısmını sağlığına yeniden kavuşturmak için çalışırken bu virüs ve bakteri karşıtı, doku onarıcı, bağışıklık sistemi güçlendirici, hormon dengeleyici, duygu durumu geliştirici, arındırıcı, dönüştürücü ve sağlık verici şeyler başvurabileceğiniz en sadık ve bağlı destekçileriniz olacak. Hayatınız gerçekten değişecek.

İYİLEŞTİRİCİ GIDALAR

Artık kendi sağlık uzmanınız olduğunuza göre kendi koşullarınız ve belirtileriniz için hangi yiyeceklerin iyi olduğunu değerlendirebilecek en iyi pozisyondasınız demektir. Hepsini birden beslenme listenize eklemek istiyorsanız çok iyi! Daha ölçülü ve gerçekçi bir yaklaşım tercih ederseniz ilk hafta üç tanesini seçin, her gün belli bir miktar yemeyi kendinize hatırlatmak için buzdolabınızın üstüne bir not tutturun. Bir sonraki hafta üç tane daha ekleyin. Bu bir ara bir marul yaprağı, başka bir zaman bir dilim elma yemek demek değildir. Değişiklikleri görebilmek için bu iyileştirici yiyecekleri hayatınıza belirli miktarlarda sokmanız gerekir.

Bir önceki bölümde gördüğümüz faydası olmayan yiyeceklerin ne çabuk yerini bu iyileştirici gıdalara bıraktığını görebilirsiniz. Bir sonraki bölümde, en çok faydayı elde etmek için onları hayatınıza nasıl sokacağınızı göreceğiz. Daha sonraki bölüm olan "Tiroit İyileştirici Tarifler"de onları nasıl hazırlayacağınız sunulmakta. Bu yiyeceklerin başka özellikleri ve faydalarını öğrenmek isterseniz ***Medikal Medyum – Hayat Değiştiren Yiyecekler*** adlı kitabıma bakabilirsiniz. Eğer bir yerlerde meyve yemenin sağlığınız açısından iyi olmadığını duyduysanız bu endişeleri bir kenara bırakmak için ***Medikal Medyum*** isimli kitabımın "Meyve Korkusu" bölümüne bakınız. Şunu bilin, kendinizi meyveden koparmak demek kendinizi iyileşmekten koparmak demektir.

Tiroit Bezini Enginarla Güçlendirmek

Enginarlar tiroit virüsünden kurtulma yolunuzda en iyi arkadaşlarınızdır. Enginarın göbeğinde tiroit bezinizin kendini yenilemesi ve desteklenmesi için besleyici öğeler bulunur, özellikle de tiroidin frekans alma sistemiyle iletişime geçen fitokimyasallar. Bu fitokimyasal bileşikler bağışıklık sistemi ve tiroit bezini desteklemek, bunlara nüfus etmek için özel olarak enzim ve aminoasitlerle çalışan izotiyosiyanatların keşfedilmemiş alt gruplarıdır. Bu bileşikler, daha önce gördüğümüz gibi, tıp bilimi ve araştırmalar tarafından hâlâ keşfedilmemiş olan tiroit hormonlarının üretimini destekler. Bu izotiyosiyanat alt grupları ayrıca insan hücrelerinin içerisinde bulunan bir antitümör hormonunu tetikleyerek ve onları yaratan EBV'yi bağışıklık sistemimize karşı açıkta bırakarak nodül, tümör ve kistlerin küçülmesine yardımcı olur. Ayrıca bu alt gruplar tiroit bezini tiroit hormonu üretimi için gerekli bir kimyasal olan tirozinle destekler. Ayrıca nörotoksin, dermatoksin ve Affetmeyen Dörtlü'nün karaciğerden atılmasına yardımcı olur.

Enginar yaprakları tiroit bezi için bir zırhtır. Bu yüzden yenilebilir enginar yaprakları –teknik olarak gonca yaprakları– bağışıklık sisteminizin özel bölümlerine tiroit bezinizi EBV gibi istilacılardan kurtarması için mesaj yollayan alkoloid bileşikler içerir. Tiroit bezinde zaten EBV bulunuyorsa enginarların besin desteği virüsün orada büyümesini yavaşlatmaya yardımcı olan bir antiproliferatif gibi etki eder. Enginarı hayatınıza almak hassas ve kıymetli tiroit bezinize kendi korumasını sunmak gibidir.

Enginarı nasıl hazırlayacağınız ve yemeklerinize nasıl dahil edeceğinizi görmek için 24. Bölüm'de yer alan tariflere bakınız. Konserve, şişelenmiş ve hatta dondurulmuş enginar göbekleri çoğu zaman sitrik asit –mısırdan elde edilmiş rahatsızlık verici bir şey– içerir, dikkatli olun. Bu yüzden, bundan kurtulmak için yemeden önce bir gece suda bekletmelisiniz.

Diğer Dost Yiyecekleriniz

Listedeki yiyecekleri enginarla birleştirdiğinizde vücudunuza iyileşmesi için inanılmaz bir donanım sunmuş olacaksınız.

- Aloe vera: Taze aloe yapraklarındaki jel, kan dolaşımı ve vücuttan zehirlerin atılması ve karaciğerin özellikle böcek ilaçları gibi zehirlerden arındırılması için harika bir virüs karşıtıdır. Ayrıca böbreküstü bezlerini destekler ve radyasyonu tiroit bezinden atar.

- Elma: Tiroit bezi için iltihaplanma önleyicidir çünkü EBV'nin açlıktan ölmesine sebep olur. Sindirim sistemine pektin girdiğinde EBV'ye tutunan fitokimyasallar salgılar, bunlar da virüs hücrelerinin etrafını bir kefen gibi sardığından virüs beslenemez ve üreyemez.

- Roka: Her şeyden önce nodül, tümör ve kistleri azaltır (hem iyi huylu hem de kötü huylu olanlarını) ve EBV'ye bağlı tiroit kanserini önlemeye yardımcı olur. Rokanın fitokimyasal bileşikleri tiroit bezine girer ve yaralı dokuyu dönüştürerek dokuyu yeniden canlandırır. Bu bileşikler ayrıca tiroit tedavisinden kalma ilaç kalıntılarının karaciğerden atılmasını sağlar.

- Kuşkonmaz: Karaciğeri ve dalağı temizler, pankreası güçlendirir, tiroit bezi için inanılmaz bir destekleyicidir. EBV'nin büyümesini engeller. Kuşkonmazdaki fitokimyasallar virüsü geri bırakır ve üremesini durdurur. Kuşkonmaz ayrıca hafif bir aspirin gibi davranan ağrı kesici bir alkaloit içerir. Ham halinde, meyve suyunda ya da buğulanmış olarak deneyiniz.

- Atlantik sebzeleri (özellikle kırmızı denizotu ve hava keseli suyosunu): Tıpkı yaraların üstüne iyot koyduğumuz gibi, kırmızı denizotu gibi Atlantik sebzelerinde bulunan iyot içeriği tiroit bezi için bir antiseptiktir, doku tarafından emildiğinde çinko ile birlikte en güçlü savaş mekanizmalarından biri haline gelir. Ne şanslıyız ki kırmızı denizotu ve diğer deniz sebzeleri ayrıca çinko da içerir. Bu iki değerli mineral birlikte çalışarak tiroit bezindeki viral enfeksiyonu durdurabilir, süreç içerisinde tiroiditi (tiroit bezinin iltihaplanması) azaltır. Deniz sebzeleri ayrıca tiroit bezini radyasyonun etkilerinden korur, tiroit bezindeki radyasyonu uzaklaştırır ve tiroit kanserini engeller.

- Avokado: Sindirim yolunu EBV'nin kofaktörü olan strep bakterisinden koruyan fitokimyasallar içerir. T4 ve T3 tiroit hormonu üretiminin dengelenmesine yarayan, kolayca sindirilebilen bir bakır formu içerir. Viral nörotoksinler yüzünden tahriş olmuş hassas sinirleri doğal glikoz ile rahatlatır.

- Muz: EBV'nin nörotoksinleri tarafından yakılmalarının ardından sinir ileticilerinin yeniden yapılanmasını sağlayacak türde aminoasit ve potasyum sunar. Ayrıca virüs ve iltihaplanma karşıtı özellikleri de güçlüdür. Harika bir kalsiyum kaynağıdır çünkü ağaçlar kalsiyum açısından zengin toprakta büyür. Hipoglisemi için de mükemmeldir, kan şekerinin dengelenmesine yardımcı olur. Muzda çok fazla şeker olduğu iddialarından dolayı endişe etmeyin. Meyve şekeri aslında çok önemli bir beyin gıdasıdır, içindeki amino asitler ve mineraller muza hayatınızı değiştirebilecek bir besin olma özelliği verir.

- Fesleğen: Bu bitkinin virüs karşıtı özelliği bir bakıma tiroit bezine girerek EBV hücrelerinin derine gömülme hareketini yavaşlatan fitokimyasal bileşiklerden gelir. Fesleğen nodül, kist ve tümörlerin küçülmesine yardımcı olur, tiroit kanserinin önlenmesine yardımcı olan kanser karşıtı bileşikler içerir.

- Çekirdeksiz sulu küçük meyveler: Tiroit bezi üzerinde harika bir etkileri vardır, özellikle ilerlemiş tiroit dokusu zararını yavaşlatan bir mekanizma gibi çalışan antioksidanlar bakımından zengin oldukları için. Kimi meyveler belli iyileştirici özelliklere sahiptir. Örneğin böğürtlen bir yandan tiroit dokusunu güçlendirip etkinleştirirken diğer yandan nodüllerin büyümesinin yavaşlatılmasına yardımcı olur. Ahududu tüm vücudu zehirden arındıran büyük bir meyvedir, daha kolay tümden arınmaya yardımcı olacak şekilde özellikle EBV'nin atıklarının kan dolaşım sisteminden arındırılmasını sağlayan antioksidanlar bakımından zengindir. Ahududu ayrıca viral atık maddeylee dolmuş bir karaciğerden sindirim sistemine karışan kirlere tutunarak onları uzaklaştırır. (Yabanmersini listede ayrı bir madde olarak bulunmaktadır.)

- Karnabahar: Tiroit hastaları genellikle "guatrojenik" olarak tanıtıldığı için karnabahardan kaçınırlar ancak aslında tiroit bezinin en iyi arkadaşlarından biridir. EBV ile mücadele etmesinde ona yardımcı olur, ayrıca tüm endokrin sistemi destekleyecek iz mineral bor içerir. Karnabahar ayrıca uzun süreli tiroit hormonu tedavisi sonucu meydana gelebilecek olan tiroit bezi zayıflaması sürecinde tiroit bezinin küçülmesini durdurabilen fitokimyasallar da içermektedir.

- Kereviz: Bağırsaktaki hidroklorik asidi güçlendirir ve yiyecekleri parçalamak için karaciğerin öd sıvısı üretmesine yardımcı olur. EBV karşıtı mineral tuzlar sunar, güçlü elektrolitlerle böbreküstü bezleri dengeleyip desteklerken merkezi sinir sisteminin desteklenmesine yardımcı olur. Kereviz EBV toksinlerini arıtma yeteneğine sahiptir. Ayrıca T3 isimli tiroit hormonunun üretimini destekler.

- Kişniş: EBV için harika bir işçid r. Virüsü besleyen cıva ve kurşun gibi zehirli ağır metallere tutunur. Ayrıca sisteminizde serbest kaldıklarında karıncalanma, uyuşukluk, ağrı, sızı, iltihaplanma, depresyon ve huzursuzluğa yo açan EBV'nin nörotoksinlerine bağlanır.

- Hindistancevizi: Virüs ve iltihaplanma karşıtı olan hindistancevizi EBV hücrelerini öldürür. Nodül büyümesini azaltır. EBV nörotoksinlerine maruz kalan merkezi sinir sisteminin desteklenmesine yardımcı olur. Hindistancevizi yağı, kurutulmuş hindistancevizi (tatlandırıcı ve kükürt eklenmediyse), hindistancevizi sütü ve hindistancevizi suyu şeklinde deneyebilirsiniz.

- Turpgiller: Bu besinlerde bulunan kükürt tiroit bezindeki EBV için bir dezenfektan ve engelleyicidir. Kükürdün hayalet gibi bir özelliği vardır, dokuda emildiği zaman bir duman perdesi etkisi yaratır, böylelikle virüs düzgün çalışamaz. Aynı zamanda kükürt, turpgiller ailesinden olan bu sebzelerin tiroit bezi için zararlı olduğu yaygın inancının tersine, dokunun kendi kendini canlandırılmasına yardımcı olur. Önem sırasına göre hayatınıza katabileceğiniz turpgiller şunlardır (ilk beş tanesi ayrı birer madde olarak listede yer almaktadır): karnabahar, lahana, turp, roka, su teresi, brüksellahanası, brokoli, alabaş (yerlahanası), kıvırcık lahana ve hardal yaprakları.

- Salatalık: Böbreküstü bezleri ve böbrekleri güçlendirir. EBV nörotoksinlerinin kan dolaşımından atılmasını sağlar. Lenf sistemini sulandırır, özellikle de boyun bölgesi civarını (EBV hücrelerini arayıp bulmakla görevli özel lenfositlerin bulunduğu tiroit bezinin kendisine has bağışıklık sistemi buradadır); tiroit bezinin daha iyi temizlenmesine izin verir. Salatalığın sulandırması yeni bir mononükleoz enfeksiyonu yavaşlatır, hatta durdurabilir.

- Hurma: Endokrin sisteminizi destekleyen potasyum, magnezyum ve glikoz içerir. Genellikle EBV'nin atık maddesiyle kirlenmiş olan karaciğerin arıtılmasında yardımcı olur. Ayrıca peristaltik hareketi tetikler ve iyileşme sürecinde vücuda zarar verebilecek olan birtakım atıkların bağırsak yoluyla dışarı atılmasını sağlar.

- Rezene: EBV ile savaşan C vitamini ve diğer güçlü virüs karşıtı bileşikler açısından zengindir. Rezene tohumları EBV tarafından zarar gören bir tiroit bezinin iltihaplanmasını engelleyen aspirin benzeri bileşikler içerir.

- İncir: Bağırsaktaki zehirlere tutunur ve onları vücuttan dışarı çıkarır, bu yolla iyileşebilirsiniz. Ayrıca karaciğeri böcek ilaçları, eskiden kullanılan tiroit ilaçlarının kalıntıları ve diğer atık maddelerden arıtır. Böylelikle karaciğer EBV'nin yaşaması için daha az uygun bir yer halini alır.

- Sarımsak: Virüs hücrelerini öldürerek EBV'ye karşı savunma sağlar, virüs ve bakteri karşıtıdır. Ayrıca EBV'nin kofaktörü olan strepi öldürür, daha az idrar yolu iltihabı, sinüs iltihabı ve incebağırsakta aşırı bakteri çoğalması demektir. Virüs ve bakterilerin zehirli atıklarının lenf sisteminden boşaltılmasına yardımcı olur.

- Zencefil: Besinlerin sindirilmesine yardımcı olur. EBV ve aşırı stresten kaynaklanan spazmları rahatlatır. Kendine has biyo-uyumlu C vitamini türüyle zencefil EBV'ye karşı çok güçlüdür. Zencefilin en özel niteliklerinden bir tanesi de sinirleri ve kasları rahatlatarak vücudu EBV sahnedeyken kolaylıkla meydana gelebilecek tepki durumundan çıkarabilme yeteneğidir. Zencefil tiroit bezinin dengeyi bulmasına yardımcı olur, hipo durumundaysa yükseltir, hiper durumundaysa düşürür.

- Kenevir tohumu: Tiroit bezi için yaşamsal aminoasitler ve mikrobesinler barındırır. EBV'nin atıklarının kalp ve damarları kaplamasıyla meydana gelen kalp çarpıntılarından korur. Ayrıca kalp ve damar sistemini güçlendirmek için harikadır. Göz de dahil olmak üzere vücudun EBV tarafından etkilenmiş diğer kısımlarını korumaya yardımcı olur, örneğin gözünüzün önünde uçuşan şekillerin azalmasını sağlar.

- Lahana: EBV gibi virüslere karşı koruyucu özel alkaloitler açısından zengindir. Fitokimyasalları tiroit bezine girerek virüsün dokuda geçirdiği erken dönemlerde oluşturduğu keseleri öldürür.

- Limon ve misket limonu: Bağırsaktaki hidroklorik asit (iyi asit) seviyesini yükselterek sindirimi geliştirir. Bağırsak yolunu düzenler, karaciğeri temizler, EBV vücutta nodül oluştururken kalsiyum depolarını tükettiği zaman osteoporozu engelleyecek tamamlayıcı kalsiyum sağlar. Limon ve misket limonu ayrıca kandaki kalsiyum seviyesini dengeler, bu da elektrolitlerin aktif hale gelmesini sağlar. Zihin bulanıklığı ve diğer nörolojik semptomlara sebep olan EBV'nin nörotoksinleri tarafından aktiviteleri engellenen sinir ileticilerini geliştirir.

- Marul (özellikle yağlı yaprakları): Bağırsaktaki peristaltik hareketi uyarır, karaciğer ve lenf sisteminin EBV'den temizlenmesine yardımcı olur. Kan yapıcı ve temizleyici özelliği bulunur. Tiroit bezine yardımcı olan böbreküstü bezleri destekleyen iz tuz mineralleri barındırır.

- Mango: Dalak ve karaciğeri yenileyen, beyni besleyen, lenf sistemini EBV'nin zehirli atık maddelerinden temizleyen karotenden büyük miktarda bulundurur. Sinirleri yatıştıran ve EBV'den kaynaklanan uyku sorunlarında yardımcı olan biyoaktif magnezyum ve glikoz sunar.

- Akçaağaç şurubu: Beyni ve sinir sisteminin geri kalan bölümünü güçlendiren düzinelerce iz mineral barındırır. Ağır metal zararları ve EBV'nin nörotoksinlerine bağlı olarak gerçekleşen oksitlenmeye karşı koruyucudur. Tiroit bezini destekleyebilmeleri için böbreküstü bezlerini güçlü ve dengeli tutan kan şekerini dengelemeye, beyinde ve karaciğerde glikojen depolarının oluşturulmasına yardımcı olur.

- Sert kabuklu yemişler (özellikle ceviz, sert kabuklu Brezilya yemişleri, badem ve baladur ağacı cevizi): Tiroit bezini desteklemeye yardımcı olan çinko, selenyum, manganez gibi iz mineralleri barındırır. Örneğin cevizde EBV'nin karaciğer, dalak ve tiroit bezinde üremesini engelleyen, bakteri ve virüs karşıtı fitokimyasal bileşikler bulunur.

- Kuru ve taze soğan: Tiroit bezinin beslenmesinin yanı sıra EBV'yi alt edecek kükürt içeriği bulunan harika bir diğer kaynaktır. Turpgiller gibi onlara da bu değeri veren keskin özellikleridir. Soğan EBV ile savaşmada büyük rol üstlenir, sözün kısası potansiyel bir virüs karşıtıdır.

- Portakal ve mandalina: Limon ve misket limonları gibi zengin bir kalsiyum kaynağıdır, vücudunuz EBV'nin tiroit bezine zarar vermesini engellemeye çalışırken bu minerale yaşamsal düzeyde ihtiyaç duyar. Bol miktarda biyo-uyumlu kalsiyum almak (en iyi kaynak turunçgillerdir) vücudumuzun kalsiyumu kemiklerdeki depolarından kullanmasını engeller. Portakal ve mandalinadaki C vitamini EBV'ye karşı karaciğerin yeniden canlandırılması, yağ ve EBV'nin kirlerinden temizlenmesi için yardımcı olur. Süreç içerisinde kilo vermenize de yardım eder.

- Papaya: Nörotoksinlerin merkezi sinir sistemine verdiği zararı onarır. Bağırsaktaki hidroklorik asidi güçlendirir ve yeniden yapılandırır. İçindeki C vitamini EBV virüsüne karşı gizli bir silahtır. Ayrıca karaciğeri temizler ve yeniden yapılandırır. Meyveye zengin, parlak ve canlı kırmızı-turuncu rengini veren fitokimyasal bileşikler açık havada güneşin tadını çıkaran bir kişinin tiroit bezine daha fazla güneş ışığının ulaşmasını sağlar, bu fazladan güneş ışığı emilimi, EBV'nin büyümesini geciktirir ve kendini tiroit bezi içine gömmesine engel olur. Papaya ayrıca tiroit bezinin zayıflamasının durdurulmasına yardımcı olur.

- Maydanoz: EBV'yi besleyen ve zamanla cilt problemlerine yol açan yüksek düzeydeki bakır ve alüminyumu uzaklaştırır. Tiroit bezinin beslenmesi ve onarımına yardımcı olan T3 hormonu üretimini artırır.

- Armut: Karaciğeri böcek ilaçları ve EBV'nin atık maddesinden temizlerken aynı zamanda bu organı canlandırır ve besler. Bu süreç yeterince çalışmayan karaciğeri düzeltmeye yardımcı olur, böylelikle kilo vermek mümkün olabilir. İnsülin direncini düşürmekte, kan şekerini dengelemekte ve böbreküstü bezlerini desteklemekte çok yardımcıdır.

- Nar: Kanı ve lenf sistemini temizler ve arındırır. EBV ve diğer virüsleri engeller. Tiroit bezi de dahil olmak üzere vücutta bulunan nodül, tümör ve kistleri yok eder. Böbreküstü bezlere, paratiroid bezinin temizlenmesi ve korunmasına yardımcı olur.

- Patates: Sık sık "beyaz" yiyecek olarak etiketlendiği için besin değerinin az olduğu düşünülür, aslında patates en güçlü EBV karşıtı yiyeceklerden biridir. Lizin açısından zengindir. Ayrıca tiroit hormonlarının üretiminde ihtiyaç duyulan bir kimyasal olan tirozin içerir.

- Turp: Duman perdesi etkisi ve içerdiği sihirli kükürt sayesinde EBV'yi yavaşlatan virüs karşıtı bir besindir. Tiroit kanserinin yok edilmesi ve yavaşlatılmasına yardımcı olur. Tiroit bezinden radyasyonun atılmasını sağlar. Tiroit bezi EBV tarafından yenildiğinde ve tüketildiğinde bu bez iz minerallere aç kalır. Toprak ne kadar verimsiz görünse de turp topraktan otuzdan fazla iz mineral alır ve bunlar tiroit bezinin güçlenmesi ve yeniden canlanması için özel olarak faydalıdır. Turp ayrıca tiroit bezinin zayıflamasını engellemeye yardımcı olur.

- Katışıksız bal: Tiroit bezini destekleyecek ve yeniden canlandıracak en güzel enerji kaynağıdır. Balın içinde bulunan glikoz ve diğer besleyici öğeler doğrudan tiroit bezini besler. Tıp bilimi hâlâ bal ve tiroit bezi arasındaki ilişkiden habersizdir. İçerdiği çinko sayesinde EBV ile mücadeleye yardımcı olan bir virüs karşıtıdır.

- Susam tohumları: Merkezi sinir sistemini güçlendirir. Tirozin ve lizin gibi yüksek oranda biyo-uyumlu aminoasitler sunar. Bu sayede tiroit bezinin işlevi artar ve EBV bastırılmış olur.

- Ispanak: Vücutta alkalin bir ortam yaratır ve mikrobesinlerin merkezi sinir sistemi tarafından yüksek oranda emilmesini sağlar. Sebebi belli olmayan kilo alımı ve kalp çarpıntılarına yol açabilen, karaciğerde birikmiş jel benzeri viral atık maddelere tutunarak vücuttan atılmalarını sağlar. Cildi yeniden canlandırmak için özellikle iyidir, egzama ve sedef gibi rahatsızlıkları tersine çevirebilir.

- Brüksellahanası ve yeşillikler: Bağışıklık sistemini EBV'ye karşı güçlendirecek çinko ve selenyum açısından zengindir. Ayrıca tiroit bezi için önemli mikrobesinler içerir. Nodüllerin büyümesinin yavaşlatılmasına yardımcı olur.

- Kabak (özellikle dolmalık ve lifli kabak): Tiroit bezini dengelemeye yardımcı olur ve T4, T3 gibi tiroit hormonlarının üretimini artırır. Karaciğerinizin onarılmasına yardımcı olur ve bu organın tiroit hormonlarını dönüştürebilme yeteneğini destekler. EBV yüzünden meydana gelmiş sinir iltihaplarının tedavisine yardımcı olmak için beyin ve sinir sisteminin geri kalanı tarafından kolayca emilebilecek glikoz sunar.

- Tatlı patates: EBV'nin yan ürünleri ve zehirlerinin karaciğerden atılmasına yardımcı olur. Böbreküstü bezlerinin desteklenmesi ve cildin beslenmesine yardım eder. Sonunda polikistik over sendromuna dönüşen yumurtalık kistleri de dahil olmak üzere EBV ve tarafından vücutta meydana getirilen tümör ve kistlerin azaltılmasına yardımcı olur.

- Kekik: Her türlü tiroit rahatsızlığını temizleyebilen inanılmaz bir virüs karşıtıdır. İçerdiği besleyici bileşikler tiroit bezine girer, burada EBV'yi öldürür ve tiroit bezinin kontrolü yeniden ele almasına izin verir. Ayrıca değerli besin öğeleri vücuttan viral yükün atılmasını sağlar ve birçok belirtinin ortadan kalkmasına yardımcı olur.

- Domates: İçerdiği kendine has C vitamini karaciğer ve lenf sistemi için biyo-uyumludur. Bağışıklık sistemini destekler ve EBV'ye karşı güçlü tutar. Virüsün, vücudun diğer bölümlerine kolayca ilerlemesini engeller. Bu C vitamini ayrıca boyun bölgesinde bulunan tiroit bezinin kendine has bağışıklık sistemini de destekler. Domatesler büyürken geceleri ay ışığının frekansını toplarlar, tıpkı gündüz güneş ışığında olduğu gibi (25. Bölüm, "Tiroit Tedavisi Teknikleri"nde okuyacağınız gibi). Bu, şu demektir: Tüketildikleri zaman domatesler tiroit bezinin radyo frekansına benzeyen dalgalarını güçlendirirler. Bu da vücutta bulunan bütün organlar ve dokular arasındaki iç dengenin sağlanmasına yardımcı olur.

- Zerdeçal: Tiroit bezinin yenilenmesine ve onarılmasına yardımcı olur. EBV'yi yok ederek ve viral yükü azaltarak bir iltihap karşıtı gibi davranır ve virüse bağlı sorunları vücuttan uzak tutar.

- Suteresi: Karaciğer ve tiroit bezinde görülen EBV kaynaklı yaraların büyümesinin durdurulmasında yardımcıdır. Kullanılan tiroit ilaçlarının kalıntılarının karaciğerden atılmasını sağlar, organı yeniden yapılandırır, bu sayede kilo vermeniz mümkün olur.

- Yabanmersini: Merkezi sinir sisteminin onarılmasına ve EBV'nin nörotoksinlerinin karaciğerden atılmasına yardımcı olur. Tiroit dokusunun onarılmasına ve nodüllerin büyümesinin yavaşlatılmasına yardımcı olan çok güçlü antioksidanlar barındırır. Sonuçta, bunların hepsi şu anlama gelir: Yabanmersini tiroit bezi ve beynin büzülerek küçülmesini engeller. Daha iri taneli ve tarımsal yollarla, ekilerek yetiştirilmiş kuzenleriyle karıştırmamız için, yabanmersinleri çoğu zaman marketlerin derin dondurucu reyonunda bulunabilir.

ŞİFALI BİTKİLER VE DESTEK GIDALARI

Listedeki maddelerin sizi bunaltmasını istemem. Hepsini birden hayatınıza katmanın zor olabileceğini biliyorum. Ayrıca, kısıtlı bir bütçeyle çalışıyorsanız şifalı otlar ve destek gıdaları masraflı olabilir. Biraz daha finansal esnekliğe sahipseniz sağlık ihtiyaçlarınız için gerekli desteklerle ufkunuzu genişletebilirsiniz. Bu destek gıdalara karşı bir hassasiyetiniz varsa veya önsezilerinizle hareket etmeyi tercih ediyorsanız listeye bakın ve iyi hissettiren şeyleri nasıl uygulayabileceğinizi görün.

Sürekli olarak listede verilen destek gıdaların en etkili biçiminin hangisi olduğu ve bunun gerçekten fark edip etmediği soruluyor. Evet, gerçekten fark eder. Farklı destek biçimleri EBV'nin ne kadar hızlı öleceği, merkezi sinir sisteminizin ne kadar hızlı kendini onaracağı ve tiroit rahatsızlığından ne kadar çabuk kurtulacağınız konularında önemli farklılıklar yaratır. Seçmiş olduğunuz destek çeşitliliği süreci ya sürdürür ya da sona erdirir. İyileşmeyi hızlandırmak için doğru destekleri seçmeniz gerekir. Bu önemli sebeplerden dolayı aşağıdaki listede yer alan tüm maddelerle ilgili en iyi destek biçimlerini web sitemde bulunan yönlendirmelerde bulabilirsiniz.

- B12 vitamini (adenosiklokobalamin ile metilkobalamin olarak): Neredeyse herkesin eksikliğini çektiği bu vitaminden yeterince almak vücudunuzu EBV'nin nörotoksin zararlarından korumak için önemlidir. B12 vitamini merkezi sinir sistemi ve endokrin sistemini onarmak için özel bir destek sunar, beyindeki sinir iletici kimyasalların güçlenmesine yardımcı olur, böylelikle beyniniz EBV'ye karşı güçlü kalabilir. Bu vitamin ayrıca bağışıklık sisteminizi güçlendirir, sizi zihinsel ve duygusal anlamda destekler, metilasyon sorunlarına yardımcı olur ve homosistein seviyesini düşürür. Doğru B12 vitamini çeşidi zamanla MTHFR[26] gen mutasyonu teşhisini tersine çevirebilir çünkü gen mutasyonu testlerinde yanlış pozitif sonucu tetikleyen vücuttaki zararı onarır.
- Çinko (sıvı çinko sülfat olarak): Bu destek lenfosit, bazofil, nötrofil, eozinofil, makrofaj ve monosit gibi beyaz kan hücrelerini güçlendirerek bağışıklık sistemine büyük bir destek sunar, böylelikle EBV hücrelerini bulup yok edebilirler. Kendi başına çinko EBV'ye karşı bir antiseptiktir, dolayısıyla bu destek alındığında vücutta virüsün büyümesi bastırılır, aynı zamanda iltihaplanma ve hem iyi huylu hem de kötü huylu nodül, tümör ve kistlerin büyümesi azaltılır. Çinko ayrıca tiroit bezini güçlendirir ve böbreküstü bezleri dengeler. Bir önceki bölümde gördüğümüz gibi çinkonun bakır seviyesini düşürdüğünden endişe etmeyin. EBV ile mücadelede

26 Metilentetrahidrofolat. –çn.

çinko eksikliği önemlidir ve çinkodan kaçınmak iyileşmeyi engeller.

- C vitamini: C vitamini bütün bağışıklık sistemini güçlendirir özellikle EBV gibi patojenlerin peşinden giden öldürücü hücreleri. Özellikle Dördüncü Evre'de EBV'nin hedeflerinden bir tanesi vücudun C vitamini seviyesini azaltmaktır, bu yüzden yeterince C vitamini almak virüs hareketliliğini dengelemek için önemlidir. C vitamini karaciğerdeki EBV'yi imha eder ve bu organda biriken zehirlerin dışarı atılmasını sağlar, trombosit üretimini dengeler ve merkezi sinir sisteminin nörotoksinlerden görmüş olduğu zararı onarmaya yardımcı olur. Tüm bunlar olurken (hem iyi huylu hem de kötü huylu) tiroit nodülleri, tümörleri ve kistleri azalır ve ayrıca böbreküstü bezler onarılır ve desteklenir.
- Spirulina (tercihen Hawaii'den): Toz ve kapsül şeklinde bulabileceğiniz bu yosun türü merkezi sinir sistemini yeniden yapılandırmak, cıva gibi ağır metalleri ve zehirli bakırı karaciğerden, üreme sisteminden, bağırsaklardan, tiroit bezinden ve beyinden atmak için harika bir destektir. Bu metallerden kurtulmak EBV'nin en sevdiği enerji kaynaklarının bazılarından kurtulmak demektir. Spirulina tiroit bezine iki şekilde yardımcı olur: (1) Önemli mikrobesinleri sağlıklı tiroit dokusunu besler ve beze üzerinde iyileştirici etkisi bulunur; (2) diğer yandan içeriğindeki iyot tiroit bezindeki EBV hücrelerine karşı bir antiseptik gibi davranarak buradaki viral yükü azaltır, böylelikle iyileşme sağlanır. Spirulina ayrıca (hem iyi huylu hem de kötü huylu) nodül, tümör ve kistlerin büyümesini yavaşlatır.
- Kedi pençesi: Özellikle EBV ve onun kofaktörü olan strep gibi iltihaplanmaya sebep olan bütün virüs ve bakterilere karşı son derece etkili fitokimyasallarıyla bu bitkinin harika bir iltihaplanma karşıtı etkisi vardır. EBV ve hücrelerini azalttığı gibi dalak, karaciğer ve tiroit bezi büyümesinin yavaşlatılmasına yardımcı olur, ayrıca tiroit bezi ve karaciğerde, EBV'den kaynaklanan (hem iyi huylu hem de kötü huylu) nodül, tümör ve kistleri yok eder.
- Meyankökü: Tiroit bezi, karaciğer, dalak ve üreme sistemindeki EBV hücrelerini yok etmek için meyanköküne yönelin. Sadece mononükleoz evrede EBV'yi zararsız hale getirmekle kalmaz aynı zamanda siz virüsü eski yuvalarında öldürürken ikinci ve üçüncü döngülerde vücudun farklı yerlerine yayılan EBV'yi baskılamakta da en iyi arkadaşlarınızdan biridir. Böbreküstü bezleri ve böbreği yeniden canlandıran en güçlü şifalı bitkilerden biridir, ayrıca EBV'nin kofaktörü olan strepi yavaşlatır ve

huzursuz bağırsak sendromu gibi strep temelli bağırsak yolu iltihaplanmalarını azaltır.

- Melisa: Bu hoş ve yumuşak tatlı bitki, EBV ve onun kofaktörü olan strepe karşı etkin bir güçtür. İçerdiği alkaloidler ve önemli fitokimyasallar sayesinde tiroit bezi, karaciğer ve dalaktaki virüs ile bakteri hücrelerini öldürür ve püskürtür, ayrıca lenfositleri güçlendirerek bağışıklık sisteminin virüse karşı savaşabilmesini sağlar. EBV'nin mono evresindeki ilk saldırısına karşı inanılmaz gücünün yanında, virüs hangi evrede olursa olsun, size güç verecek ve nodülün büyümesini engelleyecektir.
- L-lizin: Bu amino asit EBV'nin viral yükünü azaltarak tüm sinir sisteminde iltihap önleyici bir rol oynar; özellikle de EBV'nin nörotoksinlerinin hedef aldığı merkezi sinir sistemi ve vagus ile frenik sinirlerde.
- Chaga mantarı: EBV'yi öldürür, karaciğer ve tiroit bezinden dışarı atılmasını sağlar. Aynı zamanda karaciğeri uyarır, tiroit bezinin daha fazla çalışmasını sağlar. Böbreküstü bezlerin güçlenmesine yardımcı olur. Birçok gizemli kalp çarpıntısının arkasında bulunan EBV'nin biyofilm yan ürününü çözer ve sonlandırır.
- 5-MTHF (5-metiltetrahidrofolat): EBV tarafından zarar görmüş üreme sağlığını desteklemekte olağanüstü yardımcıdır, bu destek gıdası EBV'den kaynaklanan kısırlık, polikistik over sendrom ve endometriyoz gibi rahatsızlıklardan kurtulmanızda size destek olacaktır. Ayrıca endokrin ve merkezi sinir sisteminin güçlenmesine, metilasyonun desteklenmesine ve homosistein seviyesinin düşürülmesine yardımcı olur.
- Toz haline getirilmiş arpa suyu özü: Çıva ve diğer zehirli ağır metallerin vücuttan atılmasında inanılmaz yardımcıdır. Tiroit bezini körelmekten alıkoyan özel alkaloitler içerir. Ayrıca EBV'nin tiroit bezi içerisinde zehirli ağır metaller gibi en sevdiğ yiyeceklerle beslenmesinin önüne geçer.
- Monolorin: Bu virüs karşıtı destek EBV'nin viral yükünü ve strep gibi kofaktörlerini azaltır.
- Gümüş hidrosol: Bir diğer etkili virüs karşıtı, gümüş EBV'nin yükünü azaltır, özellikle virüsün kronik mono fazında EBV kan sisteminde aktif haldeyken.
- L-tirosin: Bu amino asit tiroit bezi EBV saldırısı altındayken bile sağlıklı tiroit dokusunu besler, bu sayede bez tiroit hormonu üretmeye devam edebilir.
- Kış kirazı: Bu gıda tiroit bezini destekler ancak onu hayatınıza almanızın asıl sebebi EBV'yi besleyebile-

cek olan böbrek yaralanmalarını en aza indirmektir. Böbreküstü bezlerini dengelerken kış kirazı EBV'ye enerji verebilecek olan bazı hormonların aşırı üretimini engellemeye yardımcı olur. (Böbreküstü bezlerini daha iyi anlayabilmek için ***Medikal Medyum***'a bakınız.)

- Kırmızı denizyosunu: Bu güçlü virüs karşıtı, cıva gibi ağır metallerin sisteminizden atılmasına ve EBV'nin virüs yükünün azaltılmasına yardımcı olur.
- Isırganotu yaprağı: Kan ve merkezi sinir sistemi (özellikle beyin) için yaşamsal mikro besinlerle bu canlılık verici bitki EBV tarafından enfekte olmuş organlar için iltihap karşıtıdır. Lenf sistemi, karaciğer ve kan da dahil olmak üzere her şeyin yeniden eski dengesine ulaşmasını ve daha iyi çalışmasını sağlayan müthiş bir gıdadır.
- B-vitamini kompleksi: Asıl önemli rolü EBV nörotoksinleri tarafından bombardımana uğramış merkezi sinir sistemini desteklemek olan bu vitaminler endokrin sistem için de önemlidir.
- Magnezyum: Bu dengeleyici mineral tamamen tiroit hormon üretimini dengelemekle ilgilidir, böylelikle bu hormon ne yetersiz ne de aşırı düzeyde üretilir. Ayrıca 5. Bölüm'de gördüğümüz nörolojik belirtilerin azalmasında da yardımcı olabilir.
- EPA ve DHA (eikosapentaeonik asit ve dokosaheksaenoik asit): Bu omega-3 yağ asitleri endokrin sistemi güçlendirir ve merkezi sinir sisteminin güçlendirilmesine yardımcı olur, böylelikle bir tiroit rahatsızlığı ya da aşırı strese maruz kalmak veya her ikisiyle de sonuçlanabilecek aşırı düzeydeki adrenalinden daha az zarar görmesini sağlar. EPA ve DHA'nın beyin sağlığının sadece bir parçası olduğunu unutmayın. Omegaların her şey olduğu söylentisinin aksine, gerçekte beyin desteğinin büyük bir kısmı bu bölümdeki yiyecekler gibi sağlıklı karbonhidratlardan gelir. Ayrıca bitkisel temelli (balık temelli değil) olanından aldığınıza emin olun.
- Hava keseli suyosunu: Denizden gelen ve tiroit bezi tarafından kolayca emilebilen iz mineraller içeren bir diğer bitki. Tıpkı bir EBV antiseptiği gibi çalışarak virüs hücrelerinin ölmesine neden olan ve sonunda tiroit bezinin eski işlevine kavuşmasını sağlayan iyot gibi. Bağırsak yolundaki zehirli ağır metalleri boşaltarak EBV'nin açlıktan ölmesine yardımcı olur.
- Selenyum: EBV'yi öldürmektense bu destek tiroit bezini güçlendirerek virüsün açtığı yaralardan korur, ayrıca bütün bağışıklık sistemini güçlendirir, merkezi sinir sistemini destekler ve güçlendirir, tiroit bezine yapmış olduğu destek yoluyla T4 ve T3 tiroit

hormonlarının üretilmesine yardımcı olur.

- Zerdeçal: Vücudun merkezi ve çevresel sinir sistemini güçlendirerek bir iltihap önleyici gibi çalışır ve EBV'nin nörotoksinlerinden kaynaklanan sinir şişlerini azaltır.
- Krom: Böbreküstü bezler, tiroit bezi ve endokrin sistemin geri kalanı için destekleyicidir, ayrıca EBV ile savaşırken sisteminizin düzgün işlemesi için pankreas ve karaciğerinize yardımcı olur.
- D3 vitamini: Bu vitamin takviyesiyle bağışıklık sisteminiz dengelenir ve EBV gibi istilacılara karşı aşırı tepki vermesi önlenir. Ancak yine de aşırıya kaçmayın. ***Medikal Medyum Hayat Değiştiren Yiyecekler*** isimli kitabımda da açıkladığım gibi D vitamininin aşırı miktarda alınması faydalı değildir.
- Manganez: Tiroit hormonu T3'ün üretilmesi ve endokrin sistemin hipofiz bezinin desteklenmesi için önemli bir destek.
- Mürver: Bağışıklık sistemini güçlendirmek için harika bir destek.
- Kızıl yonca: Kolayca bulunabilen bu bitki karaciğer, lenf sistemi ve dalağın EBV'nin nörotoksinlerinden temizlenmesi ve arındırılması için harikadır.
- Sibirya ginsengi: Şu an böbreküstü bezleriniz ne düzeyde çalışıyor olursa olsun bu bitki onlara destek sağlar. Sinir ileticilerini bozan ve EBV'yi besleyen böbreküstü bezi yaralarını azaltır, bu da zihin bulanıklığı gibi belirtilere yol açan sinir ileticileri zararlarının önlenmesinde yardımcı olduğu anlamına gelir.
- Yıldız anason: Bu virüs karşıtı baharat karaciğerde EBV'yi yok etmeye yardımcı olur.
- Bakır: Bu genellikle tavsiye ettiğim bir şey değildir çünkü insanlar çoğu zaman zaten yüksek düzeyde bakıra sahiptir, hem iz mineral şeklinde hem de zehirli ağır metal şeklinde. Eğer yeterince az miktarda zehirli bakıra sahip olduğunuzu düşürüyorsanız ve bir sonraki bölümde yer alan ağır metal arındırma programını uyguluyorsanız EBV'yi püskürtmeye yardımcı olacak düşük düzeyde iyonik bakır alabilirsiniz. Çok az miktarda, yüksek kaliteli iyonik mineral bakır almak ayrıca sisteminizde bulunan ve EBV'yi besleyen zehirli ağır metal bakırın uzaklaştırılmasında yardımcı olacaktır.
- Rubidyum: Tiroit hormonu üretimini dengeler ve böbreküstü bezleri destekler.
- Bacopa monnieri: Bu bitki tiroit hormonu üretimini ve T4-T3 dönüşümünü destekler.

23. Bölüm

90 Günlük Tiroit Tedavisi

Yeniden sağlığınıza kavuşmaya çalışırken kendinizi bir önceki bölümde yer alan iyileştirici gıda ve destekleri hayatınıza katmaya odaklanmış bulabilirsiniz. Bunu bir sonraki aşamaya taşımaya hazır olduğunuzda bu arındırıcı program burada sizi bekliyor olacak. 90 Günlük Tiroit Tedavisi tamamen size bağlı. Yüksek proteinli, glutensiz, vejeteryan, vegan, nasıl besleniyor olursanız olun ya da herhangi bir beslenme sistemini benimsemiş de olabilirsiniz. Bu arınma programı EBV'yi öldürmek, vücudunuzu yenilemek ve tiroit bezinizi onarmak adına önemlidir, herhangi bir yaşam tarzına dahil edilebilir.

İşte çalışma prensibi: 90 gün boyunca bu bölümdeki yönergeleri takip edin. Her ay, kişisel ihtiyaçlarınız, kaynaklarınız ve programınıza bağlı olarak bu üç 30 günlük plandan bir tanesini seçin. Özünde bu programlar birbirleriyle karıştırılabilir.

Pek çok insan sadece A seçeneğini (Karaciğer, Lenf Sistemi ve Bağırsak Rahatlatma Ayı) kullanarak iyileşebilir; kimileri 90 gün yerine sadece bir aya ihtiyaç duyuyor olabilir. Bazı kişiler, belirtilerinden kurtulmak ve kendilerini daha iyi hissetmek için 90 gün boyunca sadece B seçeneğini (Ağır Metal Arınma Ayı) tekrarlamaya ihtiyaç duyabilir. Diğerleri için – uzun süredir rahatsız olan ya da saldırgan bir EBV türüne sahip olanlar– C seçeneği (Tiroit Virüsünden Arınma Ayı) iyileşmek için en iyi seçeneği sunacaktır. Herkes farklıdır. Aradığınız şey yavaş yavaş, aşamalı bir değişim mi? O zaman, muhtemelen doğal ilerleme süreci olan A seçeneğiyle başlayacak, B seçeneğiyle devam edip C seçeneğiyle bitirmeyi tercih edeceksiniz.

Sabırsızlanıyor musunuz? O halde C seçeneğine atlayıp sonra B seçeneğine geçecek, A seçeneğiyle bitirmek isteyebilirsiniz.

Sağlığınızda heyecan verici bir değişim mi istiyorsunuz? O zaman 90 gün boyunca C seçeneğini tekrar edebilirsiniz.

İstediğiniz gibi planlayabilirsiniz. Yiyecek tercihleri sıkıcı gelmeye başladığında "eklenecekler" ve "kaçınılacaklar" listesini bir hatırlatıcı olarak bir kenara yazın. Eğer bu aylar boyunca günleriniz meşgul geçecek ve günlük programa bağlı kalmakta zorlanacaksanız yapabildiğiniz kadarını yapın. Örneğin bütün gün koşturmaca içerisinde geçecekse sabah içeceklerinizi hazırlayıp soğuk tutan bir çantada yanınıza alın. Ya da evden çıkmadan içebildiğiniz kadarını için, geri kalanını işten eve döndüğümüzde, gece tamamlayın. Eğer yola çıkacaksınız yanınıza birkaç limon ve bir seyahat mikseri alın. İdeal olan uyumadan önce o gün için planladıklarınızı almanızdır ancak hepsini yetiştirecek kadar zaman bulamadığınızda iyileşme sürecinizi tehlikeye atmış olmazsınız. Eğer bir gün planın dışına çıkacak olursanız telaşlanmayın. Yeni bir strateji geliştirerek tutkuyla tekrar planınıza dönün.

Her ay kendinizi kontrol edin. C seçeneğine geçmeyi planladınız ve kendinizi hazır hissetmiyor musunuz? A seçeneğine tekrar dönmeye niyet ettiniz ve durmak için kendinizi çok mu iyi hissediyorsunuz? Her iki durumda da rahat ettiğiniz ayın programına dönmeye gayret edin. Bir sonraki ay geldiğinde nerede olduğunuza bakın ve kendinizi yeniden gözden geçirin.

90 gün sona erdiğinde devam etmek isteyebilirsiniz. ***Medikal Medyum***'da yer alan 28 Günlük Arınma Programı'nın sonuna geldiğinde kendine çok iyi hisseden, belirtilerinden kurtulmuş ve devam etmek isteyen çok insan duydum. Burada da aynı imkâna sahipsiniz. Bunu 120- Günlük Tiroit Tedavisi ya da 365 Günlük Tiroit Tedavisi programına dönüştürebilirsiniz. İyileşmeniz bir ya da bir buçuk yıl sürecek olursa cesaretiniz kırılmasın. İnancınızı kaybetmeyin. Belirtileriniz bir müddet daha sürecek olsa bile iyileşmeniz hemen başlayacaktır. Eğer tiroit virüsü yıllardır sisteminizde aktif bir haldeyse ya da zorlu koşullara yol açacak türden bir virüse sahipseniz iyileşmeniz zaman alır. Sizi anladığımı bilin. Dişinizi sıkın. Sonundaki ödül –hayatınızı geri kazanmak– buna değer.

Eğer hızla arınan biriyseniz ve belirtileri kısa sürede kontrol altına alıyorsanız hiçbir seçenekte baştan başlamak zorunda değilsiniz. Bunun yerine A seçeneğinde bir başlangıç noktası belirleyin, uzak durmanız gerekenler listesini takip edin ve bir süre bu iki adımın nasıl gittiğini görün. Hazır olduğunuzda başka başlangıç noktalarını da hayatınıza katarak ilerleyebilirsiniz.

Dediğim gibi, bu tamamen hayatta ***sizin*** neye ihtiyaç duyduğunuzla ilgili, gelişigüzel herhangi bir inanç sistemi ya da trendle ilgili değil.

Tiroit tedavisinin kesinlikle ilgili olmadığı bir diğer nokta ise aç kalmak ya da yoksun olmak değildir. Genellikle, herhangi bir arınma programını izleyen insanlarda diyet moduna geçmek ve az yemek gibi davranışlar gözlemliyorum. Sizin için de böyle olmasına izin vermeyin. Bu sadece değişiklikleri sürdürmenizi zorlaştırmakla kalmayacak, aynı zamanda kendinizi aç bıraktığınız için böbreküstü bezleriniz de zorlanacak. İyileşirken böbreküstü bezlerinize en uygun desteği sağlamak için bir buçuk-iki saat aralıklarla yemeye çalışın. Bu işin esası atıştırmaktır.

Unutmayın: Burada amaç virüsü aç bırakmak, sizi değil. Burada önemli olan lezzetli besinlerle beslenmek ve belirtilerden kurtulup hayatınızı düzene sokabilmek için tiroit bezinizi ve vücudunuzun geri kalan kısımlarını güçlendirmektir. Özellikle normal yeme alışkanlıklarınızın en çok değişebileceği C Seçeneğinde her şeyi tam olarak yemeye çalışın, öğünlerinizi atıştırmalıklarla destekleyin ve önceden planlı davranın ki yolculularda ya da arkadaşlarınızla buluştuğunuzda aç kalmayın.

Bu arınma sırasında faydasız yiyeceklerden kurtulurken duygusal destek almak için ***Medikal Medyum – Hayat Değiştiren Yiyecekler*** ve eğer bu heyecan verici, lezzetli, iyileştirici yiyecekleri temin etmekte zorlanıyorsanız bir sonraki bölüm olan "Tiroit Tedavisi İçin Tarifler"e ve ayrıca ***Hayat Değiştiren Yiyecekler*** isimli kitapta yer alan 50 tarife bakabilirsiniz.

İlerleyen sayfalarda yer alan seçenekleri incelerken ayların planlarının basitliği gözünüze çarpabilir. Basitliğin sizi şaşırtmasına izin vermeyin. Kimi zaman nasıl hissettikleri konusunda yapacakları değişikliklerde insanlar en basit önlemleri çok açık ve kolay buldukları için atlarl, aslında olması gereken tam tersidir. Kereviz suyu, örneğin, her seçenekte mihenk taşıdır; saf, katışıksız kereviz suyu, hiçbir destek ya da toz karışım eklemeden. Çünkü kereviz suyu kendi başına keşfedilmemiş bir destek ve çok yönlü besleyiciliği bulunan bir besindir. Sadece kendi başına kereviz suyu harikalar yaratabilir. Alkalize eden, enzim açısından zengin, elektrolit artırıcı, DNA onarıcı, kan şekeri dengeleyici, antiseptik olma ve daha birçok özelliği bulunan bu içecek sağlığa doğru atılmış "basit" bir adımdır, küçük görmemek gerekir.

Aynı şey daha sonraki adımlar için de geçerli. Uzun zamandır kimi belirtilerle uğraşan ve çeşitli iyileşme yöntemleri deneyen insanlar hassas olabilirler. Sindirim sistemleri, merkezi sinir sistemleri hassas olabilir; tüm vücutları hassas olabilir. Bu bölümdeki teknikler hem hassas olanlar için hem de güçlü olanlar için en iyisidir. Ciddiye alındığında ve eksiksiz uygulandığında bu tekniklerin çok büyük bir gücü vardır.

Artık hayatınızın yeni evresi için hazır olun: iyileşme, değişme, yeniden doğuş. Gelecek 90 gün eğlence ve dönüşüm dolu olsun.

A SEÇENEĞİ:
KARACİĞER, LENF VE BAĞIRSAK RAHATLAMASI AYI

Eklenecekler:

Aşağıdaki içecekleri hayatınıza ekleyin, öğünlerin ve atıştırmaların arasına serpiştirin. ***Tüm günü bu içeceklerle geçirecek değilsiniz.*** Yeterince yediğinizden emin olun ki aç kalmayın. Ayrıca nasıl bir yeme felsefesi izlerseniz izleyin, hızlıca ve etkili bir biçimde iyileşebilmek için bir önceki bölümde yer alan yiyecekler ve destekleri günlük hayatınızın bir parçası haline getirmeyi unutmayın.

- Her sabah, yaklaşık 450-500 ml. kereviz suyunu aç karna için. (Taze, katışıksız bir kereviz suyu olduğundan emin olun. Nasıl hazırlanacağını görmek için bir sonraki bölüme bakın.

Eğer hassasiyet gösteriyorsanız ve 450-500 ml. size fazla geliyorsa daha az bir miktarla başlayın ve daha sonra artırın. Kereviz suyu tedavi amaçlıdır, kalorili değildir, bu yüzden size güç vermesi için sabah ayrıca kahvaltı etmeniz gereklidir. Kereviz suyunuzu içtikten 15 dakika sonra bir şeyler yiyebilirsiniz.)

- Yaklaşık 450-500 ml. limon ya da misket limonu suyunu öğleden sonra için. (450-500 ml su için yarım limon ya da misket limonunun suyunu sıkın.)
- Yaklaşık 450-500 ml. limon ya da misket limonu suyunu akşamüstü için.
- Her gece yaklaşık 450-500 ml. aloe vera ya da salatalık suyu için. (Nasıl hazırlanacağını görmek için bir sonraki bölüme bakın. Eğer tercihinizi salatalıktan yana kullanacaksanız bir miktar maydanoz ya da kişnişle birlikte suyunu çıkararak ya da çıkarmadan kullanabilirsiniz.)

Kaçınılacaklar:

- "Genel Yanlışlar ve Kaçınmak İçin Ne Yapmalı?" başlıklı 21. Bölüm'de yer alan faydasız yiyecekleri hayatınızdan çıkarın: yumurta, mandıra ürünleri (süt, kaymak, yoğurt, peynir, kefir ve manda yağı da dahil), gluten, kanola, mısır, soya ve domuz ürünleri.

Nasıl İyileşiyorsunuz?

Bu yöntem karaciğer, lenf ve bağırsağınıza destek olmanın yanı sıra EBV'yi uzaklaştırarak tiroit bezinize bir fırsat sunar.

Her ne kadar bağırsak sağlığınızın tiroit beziniz için önemli olmadığını düşünseniz de önemlidir: Midedeki hidroklorik asit (iyi asit) seviyesi düşük olduğunda, uyurken faydasız asitler yemek borusuna yükselme eğiliminde olur, bu da tiroit bezini etkiler ve iyileşmesini engeller. Kereviz suyu hidroklorik asit seviyenizi yükseltir, böylece kötü bakterilerden kaynaklanan faydasız asitler sıkışmış olur.

Kereviz suyunda ayrıca henüz keşfedilmemiş mineral tuzlar bulunur ve ona virüs önleyici bir özellik katar, EBV'nin kökünü kazır, aynı zamanda EBV'nin kofaktörü strepe karşı da virüs önleyici etki gösterir, böylece vücudunuzda bulunan virüs yükünün azaltılmasına yardımcı olur.

Burada sıvı desteği de önemlidir. Kronik olarak sıvı kaybediyor olabilirsiniz, çoğu insanda bu olur. Sıvı kaybı yaşıyorken vücudunuz kalıntıları dışarı atamaz, beyniniz tam kapasiteyle işleyemez. Listede yer alan içecekler dünyanın en çok sıvı desteği sağlayanlarıdır. Yaşayan su ve iz mineraller barındırırlar, bunlar da hücrelerinizi canlandırır ve karaciğeriniz ile lenf sisteminizin EBV ve onun atık maddelerinden arınmasını sağlar. Limon/misket limonu suyunun ayrıca safra kesesinde yer alan tortu ve taşların parçalanması gibi bir faydası daha vardır, karaciğerde safra üretimini artırır, bağırsakta hidroklorik asit seviyesini yükseltir ve reflüye sebep olan kötü asitleri azaltır. Eğer gün içinde yeterince su içmeyi unutan biriyseniz bu içecekleri hayatınıza almayı yenileyici bulacaksınız. Eğer gün içinde belli bir miktar su içmeyi âdet edindiyseniz kimi zaman bardağınıza su yerine bu içecekleri doldurmayı tercih edebilirsiniz.

Unutmayın, eğer hızla arınan bir yapıya sahipseniz bu değişiklikleri her seferinde bir adım ilerletebilirsiniz. Eğer arınma problemi yaşayan biriyseniz ya da size arınamadığınız söylendiyse (bu genellikle lupus veya Raynaud sendromuyla birlikte olur) bunun yüksek seviyede viral atık maddeye bağlı olarak kısmen tıkanmış karaciğer ye da lenf sisteminin bir işareti olduğunu bilmelisiniz. Bu ay alacağınız önlemlerle muayenehanede teşhis edilmiş olsun ya da olmasın bu tıkanıklığın önüne en iyi şekilde geçebilirsiniz. Bu adımlar, vücudunuzun filtre sistemlerini, arınmanın bedelini ödemeksizin, nazikçe ve sıvı desteğiyle özgürleştirmenin yoludur.

B SEÇENEĞİ: AĞIR METALDEN ARINMA AYI

Eklenecekler:

Yine hayatınıza aşağıda yer alan maddeleri ekleyecek ve öğünlerde ya da öğün aralarında onlarla sonuç alacaksınız. Her ne kadar bir kişilik püre bir öğün ya da atıştırmayı karşılasa da ***her gününüzü sadece bunları yiyerek geçirmek zorunda değilsiniz.*** Başka yiyeceklerle de enerji aldığınızdan emin olun ki aç kalmayasınız. Ayrıca nasıl bir yeme felsefesi izlerseniz izleyin, hızlıca ve etkili bir biçimde iyileşebilmek için bir önceki bölümde yer alan yiyecekler ve destekleri günlük hayatınızın bir parçası haline getirmeyi unutmayın.

- Her sabah, yaklaşık 450-500 ml. kereviz suyunu aç karna için. (Taze, katışıksız bir kereviz suyu olduğundan emin olun. Nasıl hazırlanacağını görmek için bir sonraki bölüme bakın. Eğer hassasiyet gösteriyorsanız ve 450-500 ml. size fazla geliyorsa daha az bir miktarla başlayın ve daha sonra artırın. Kereviz suyu tedavi amaçlıdır, kalorili değildir, bu yüzden size güç vermesi için sabah ayrıca kahvaltı etmeniz gereklidir. Kereviz suyunuzu içtikten 15 dakika sonra bir şeyler yiyebilirsiniz.)
- Her gün ağır metalden arınma püresi yiyin. (Bir sonraki bölümde yer alan tarife bakın. Bu harika bir kahvaltı seçeneğidir. Eğer tüm ağır metalden arındırıcı yiyeceklerin tadını bir arada sevmediyseniz gün içinde ayrı ayrı da kullanabilirsiniz. Eğer tadını sevmediyseniz spirulinayı tablet halinde de bulabilirsiniz.)
- Yaklaşık 450-500 ml. limon ya da misket limonu suyunu öğlen ya da öğleden sonra için. (450-500 ml. su için

yarım limon ya da misket limonunun suyunu sıkın.)

- Yaklaşık 450-500 ml. zencefil suyunu akşamüstü için. (Taze zencefil suyu hazırlamak için gerekli tarifi bir sonraki bölümde bulabilirsiniz. Eğer yolculuk ediyorsanız ve taze zencefil suyu hazırlayamayacaksanız zencefilli çay yapmak için yanınıza birkaç tane poşet çay alabilirsiniz.)
- Her gece yaklaşık 450-500 ml. aloe vera ya da salatalık suyu için. (Nasıl hazırlanacağını görmek için bir sonraki bölüme bakın. Eğer tercihinizi salatalıktan yana kullanacaksanız bir miktar maydanoz ya da kişnişle birlikte suyunu çıkararak ya da çıkarmadan kullanabilirsiniz.)

Kaçınılacaklar:

- "Genel Yanlışlar ve Kaçınmak İçin Ne Yapmalı?" başlıklı 21. Bölüm'de yer alan faydasız yiyecekleri hayatınızdan çıkarın: yumurta, mandıra ürünleri (süt, kaymak, yoğurt, peynir, kefir ve manda yağı da dahil), gluten, kanola, mısır, soya ve domuz ürünleri.
- Bu ay ayrıca tonbalığı, kılıçbalığı ve levrekten de uzak durun.

Nasıl İyileşiyorsunuz?

Bu ay, "Karaciğer, Lenf ve Bağırsak Rahatlaması Ayı"nın tüm iyileştirici faydalarını alacaksınız, zencefilin spazm ve virüs önleyici etkisini ekleyeceksiniz ve EBV'nin en sevdiği enerji kaynaklarından bazıları olan zehirli ağır metalleri vücudunuzdan atacaksınız.

Her birinden 24 saat içinde tüketildiğinde, toz haline getirilmiş arpa suyu özü, spirulina, kişniş, yabanmersini ve Atlantik denizyosunu gezegen üzerindeki en etkili ağır metalden arındırıcı metodu sunar. (Daha fazla etki yaratmak için karışıma dulavratotu da ekleyin.) Bunların her birinin ayrı güçleri vardır ve bu arınma sürecinde farklı roller üstlenirler. Arınma sürecinde metaller tekrar organlara dağılabilir. Bu noktada takımın diğer üyesi hızlıca metali saracak ve bitiş çizgisine doğru yoluna devam edecektir. Ben buna "futbolda paslaşarak ilerlemek" diyorum. Kendi başına hiçbir oyuncu yüzde 100 etkili değil, takım olarak ağır metallere karşı gizli silahınız durumundalar.

Eğer başka ağır metalden arınma yaklaşımlarını deneyip beğenmediyseniz unutmayın, "futbolda paslaşarak ilerlemek" yaklaşımı farklıdır. Diğer metotlarda metal yeniden vücuda dağılabilir ve bu da can sıkıcı belirtilere neden olur. Bu ayın ağır metalden arınma programı gerçekten farklı; insanların en hassası için tasarlandı, sıfır yan etkiyle çünkü bu besinlerin karışımı metalleri sararak vücuttan dışarı atarlar.

Ayrıca bu besinler size bir şey daha verir. Ağır metalleri vücudunuzdan atmanın yanı sıra bu güçlü besinlerin hepsi viral besinleri geride bırakır. Zehirli ağır metaller organlarınızda vakit geçirdikçe küçük, aşınmış boşluklar yaratırlar. Bu yiyeceklerdeki besleyici öğeler bu boşluklara dolarak güçlendirir ve yeniler.

Eğer her gün bu yiyeceklerin her birini beslenmenize dahil ederseniz –ağır metalden arınma püresi bunu yapmanın hızlı, kolay, lezzetli bir yoludur– vücudunuza EBV ile mücadele etmesi için sonsuz bir destek sunmuş olacaksınız, böylece tiroit beziniz yeniden hayat bulacak. Etrafında ağır metaller olmadan EBV gelişip çoğalamaz ve nörotoksinlerin üretimi kökten kesilir. Hatırlayın, EBV zehirli bakır, arsenik, kadmiyum, kurşun, nikel, cıva, alüminyum, çelik ve çeşitli alaşımlar gibi ağır metallerle beslendiğinde salgılanan nörotoksinler bu metallerle dolu oluyor ve "Belirtileriniz ve Durumunuz" başlıklı 5. Bölüm'de görmüş olduğumuz belirtilerin çoğundan sorumlu hale geliyordu. Ağır metalleri denklemin dışında bırakmak bu mahvedici nörolojik belirtilerin gelişimini durduracaktır.

Unutmayın, pek çok insanın vücudunun derinliklerinde, kimi zaman organlarda ve dokularda (tiroit bezi de dahil), bağdokularda ve hatta kemiklerde zehirli ağır metaller bulunur. Bunların hepsinden kurtulmak biraz zaman alabilir, bu yüzden sabırlı olun ve vücudunuza gömülü bu tabakaları atabilmek için olabildiği kadar bu ayın arınma programını benimsemeye çalışın.

C SEÇENEĞİ: TİROİT VİRÜSÜNDEN ARINMA AYI

Eklenecekler:

Diğer aylarda olduğu gibi, aşağıda yer alan maddeleri hayatınıza ekleyecek ve öğünlerde ya da öğün aralarında onlarla sonuç alacaksınız. Püre bir öğün ya da ara öğün sayılsa da veya sebzeleriyle birlikte bir kâse virüs önleyici çorba diğer bir öğünün temelini oluşturacak kadar doyurucu olsa da ***her gününüzü sadece bunları yiyerek geçirmek zorunda değilsiniz.*** Başka yiyeceklerle de enerji aldığınızdan emin olun ki aç kalmayasınız. Ayrıca nasıl bir yeme felsefesi izlerseniz izleyin, hızlıca ve etkili bir biçimde iyileşebilmek için bir önceki bölümde yer alan yiyecekler ve destekleri günlük hayatınızın bir parçası haline getirmeyi unutmayın.

- Her sabah, yaklaşık 450-500 ml. kereviz suyunu aç karna için. (Taze, katışıksız bir kereviz suyu olduğundan emin olun. Nasıl hazırlanacağını görmek için bir sonraki bölüme bakın. Eğer hassasiyet gösteriyorsanız ve 450-500 ml. size fazla geliyorsa daha az bir miktarla başlayın ve daha sonra artırın. Kereviz suyu tedavi amaçlıdır, kalorili değildir, bu yüzden size güç vermesi için sabah ayrıca kahvaltı etmeniz gereklidir. Kereviz suyunuzu içtikten 15 dakika sonra bir şeyler yiyebilirsiniz.)

- Her gün tiroit iyileştirici püre yiyin. (Bir sonraki bölümde yer alan tarife bakın. Bu harika bir kahvaltı seçeneğidir. Eğer bu karışımın tadını beğenmediyseniz içeriğindeki yiyecekleri gün boyu ayrı ayrı da yiyebilirsiniz.)
- Yaklaşık 450-500 ml. limon ya da misket limonu suyunu öğlen ya da öğleden sonra için. (450-500 ml su için yarım limon ya da misket limonunun suyunu sıkın.)
- Bir bardak zencefil suyunu günün herhangi bir saatinde için. (Taze zencefil suyu hazırlamak için gerekli tarifi bir sonraki bölümde bulabilirsiniz. Eğer yolculuk ediyorsanız ve taze zencefil suyu hazırlayamayacaksanız zencefilli çay yapmak için yanınıza birkaç tane poşet çay alabilirsiniz.)
- Günün herhangi bir saatinde bir bardak tiroit iyileştirici çay için. (Bir sonraki bölümde yer alan tarife bakın.)
- Günün herhangi bir saatinde ya da gece en az bir bardak tiroit iyileştirici çorba için. (Bir sonraki bölümde yer alan tarife bakın. Sebzeleri karıştırıcıdan geçirerek püre haline getirebilir ya da parçalar halinde bırakabilirsiniz.)
- Her gece yaklaşık 450-500 ml. tiroit iyileştirici meyve suyu için. (Nasıl hazırlanacağını görmek için bir sonraki bölüme bakın. Gerekirse meyve suyunu günün herhangi bir saatinde içebilirsiniz.)

Kaçınılacaklar:

- "Genel Yanlışlar ve Kaçınmak İçin Ne Yapmalı?" başlıklı 21. Bölüm'de yer alan faydasız yiyecekleri hayatınızdan çıkarın: yumurta, mandıra ürünleri (süt, kaymak, yoğurt, peynir, kefir ve manda yağı da dahil), gluten, kanola, mısır, soya ve domuz ürünleri.
- Bu ay ayrıca tonbalığı, kılıçbalığı ve levrekten de uzak durun.
- Aldığınız yağı yüzde 25 oranında azaltın. Eğer hayvan kaynaklı protein alıyorsanız bu muhtemelen pirzola, biftek, hamburger, tavuk ve benzer öğünleri azaltmanız anlamına gelecek. Tiroit virüsünden kurtulma sürecinde belki de günde bir öğün hayvan kaynaklı proteinle beslenmeyi dikkate alabilirsiniz. (Bu hayvan kaynaklı proteinlerin tümünden vazgeçmek anlamına gelmiyor.) Bitki kaynaklı protein alıyorsanız ya da vegansanız yağ, tohum ve sert kabuklu yemişleri azaltmak isteyeceksiniz. Hindistancevizi yağının, tohumların ve sert kabuklu yemişlerin bir önceki bölümde iyileştirici yiyecekler listesinde yer aldığına dikkat etmiş olabilirsiniz. Özel etkilerinden dolayı oradalar. Önemli olan iyileşme sürecinizde bunlardan çok

fazla yememeniz. Her öğün ve atıştırmayı bunlardan oluşturan vejetaryenler ya da veganlar gördüm. Her ne kadar bunlar sağlıklı yağlar olsa da başka iyileştirici yiyeceklere yer kaldığından emin olmalısınız.

Nasıl İyileşiyorsunuz?

A Seçeneği bir başlangıç ve B Seçeneği ilerlemeyse, o zaman C Seçeneği tiroit tedavisinin lüks modelidir, daha küçük önlemlerin yapamayacağı şekilde tiroit virüsünü zararsız hale getirir. Tiroit iyileştirme çayı, mineral bakımından zengin tiroit iyileştirici çorba, tiroit iyileştirici meyve suyu ve daha az yağla hepsini bir sonraki aşamaya taşıyacaksınız.

Bu ay virüsten arınmaya odaklandığınız için ağır metalden arınmayı biraz hafifleteceksiniz, ancak yine de Atlantik kırmızı denizotu, maydanoz, kesecikli deniz yosunu ve kişniş hayatınızda olacak. Eğer kendinizi buna hazır hissediyorsanız ağır metalden arınma püresinin tadını çıkarmanın ötesine geçebilir ya da içerdiği besinleri öğünlerinizde ayrıca yiyebilirsiniz. Hangi yöne giderseniz gidin hâlâ yabanmersini yediğinizden emin olmalısınız.

Bir önceki bölümde kekik, rezene tohumu ve melisanın faydalarını okudunuz; artık bunların virüsle savaşmak için ne kadar önemli olduğunu biliyorsunuz. Bu yüzden tiroit iyileştirici çayı hayatınıza aldığınız için kendinizi şanslı hissedeceksiniz. Günlük beslenme alışkanlığınıza tiroit iyileştirici çorbayı da dahil ederek vücudunuza sindirimi ve özümlenmesi kolay olacak biçimde virüsle savaşan besinleri almış olacaksınız. Tiroit iyileştirici meyve suyuyla günü sıvı alımıyla ve hayat dolu virüs önleyici besinlerle noktalayacak ve vücudunuza tiroit virüsünün vermiş olduğu zararı onarması için ihtiyaç duyduğu kaynakları sunmuş olacaksınız.

Peki, niçin düşük yağ oranı? Çünkü vücudunuzu en uygun arınmayla desteklemek istiyorsunuz. "Genel Yanlışlar ve Kaçınmak İçin Ne Yapmalı?" bölümünde gördüğümüz gibi kan dolaşımında yüksek yağ oranı oksijenin azalmasına sebep olur ve kan dolaşımında bulunan oksijen EBV ile savaşmada önemlidir. Sisteminizde ne kadar yüksek oranda yağ varsa, tiroit virüsüne karşı sizi koruyacak olan oksijen o kadar azdır. (Oksijen sizden yanadır ve EBV'nin Dördüncü Evre'de çok fazla miktarda yol açtığı oksitlenmeyle karıştırılmamalıdır. Oksitlenme vücudun organ dokusunun EBV gibi bir istilacıya karşı vermiş olduğu kimyasal bir tepkidir. Oksijeni engellemek için oradadır; yaşlanmaya yol açan bir süreçtir, bu yüzden oksitlenmeye karşı antioksidanlar yiyoruz. Diğer taraftan oksijenlenme ise kanınızın EBV gibi patojenlerle savaşırken ihtiyaç duyduğu oksijene kavuşmasıdır.)

Yağ, kanı kıvamlı bir hale getirir ve arınmayı yavaşlatır, ağır metaller gibi zehirlerin vücudunuzu terk etmesine engel olur. Bu şaşırtıcı gelebilir çünkü söylentiler tam tersi yönde çok miktarda protein ve yağ almanız gerektiği söyleniyor. Bu trend işe yaradı. Biliyorum ki bunu okuyanlar arasından çoğunuz bu yüksek yağ diyetini uyguladı ve işlenmiş gıdalardan uzak durdu ve sonuçlarını gördü. Sizinle gurur duyuyorum. Tüm yiyeceklerin temeline dönerek vücudunuza iyilik etmiş oldunuz.

Şimdi, eğer hâlâ bir kilo sorunu, tiroit sorunu, karaciğer sorunu veya diğer tiroit sorunu belirtilerini yaşıyorsanız iyileşebilmek için kanınızı seyreltme zamanı. Hâlâ tiroit sorunuyla mücadele ediyorken ne kadar çok yağ alırsanız virüs vücudunuzdan atılmaktan o kadar çok korunur. Protein açısından zengin besinlerle ya da vegan beslenme biçimini tercih ederek veya başka türlü besleniyor olabilirsiniz, eğer virüsten kurtulmak istiyorsanız yüksek miktarda yağ tüketmek, bu yağlar ne kadar sağlıklı olursa olsun, size fazladan iş çıkarır, bu da zaten zor olan EBV ve zehirlerini vücuttan atma sürecinde elde etmek istediğiniz şeyin tam tersidir.

EBV'den kurtulmak, tiroit bezini yeniden canlandırmak, ağır metallerden arınmak ve virüsü öldürmek için aldığınız yağı azaltmanız önemlidir. Bu, kanı inceltir, viral atıkların, virüsün kendisinin, bakterilerin ve zehirli ağır metallerin kan dolaşımınızdan çıkıp böbrekler ve incebağırsak yoluyla dışarı atılmasını sağlar. Bu, yağ tüketmeyi birdenbire bırakmanız gerektiği anlamına gelmiyor ancak sadece ***kısıtlayarak*** en iyi sonuçlara ulaşabilirsiniz.

C Seçeneği tümden bir vücut yenilenmesi anlamına geliyor. Tiroit bezinize yeniden canlanmak adına en iyi şansı elde sunarken bağışıklık sisteminize de virüsten kurtulması için inanılmaz bir destek veriyor. Eğer bu ay arınmanın gücünü artırmak isterseniz akşam yemeğine dek sadece taze ve çiğ yiyeceklerle (sebze ve meyveler) beslenebilir ya da ***Medikal Medyum***'da yer alan 28 Günlük Tedavi Edici Arınma bölümündeki bilgiler doğrultusunda Tiroit Virüsünden Arınma'yı deneyebilirsiniz.

Buğday ve soya gibi yiyeceklerden kaçınırken ve daha az yağla beslenirken meyvelerin sizin için en iyi kaynak olduğunu fark edeceksiniz. İçerdiği sağlıklı karbonhidrat ve hayati fitokimyasallara tutunan, beyin ve karaciğer güçlendirici glikozla meyve, hastalıklarla savaşmak için doğanın size sunmuş olduğu bir hediyedir. Ortalıkta dolaşan kirli bilgi sizi yıllar boyu meyveden uzak tutmuş olabilir. Artık bunu geride bırakma zamanı.

Meyve korkusunun büyük bir kısmı meyvenin çok fazla şeker barındırıyor olmasından kaynaklanmaktadır. Burada meyvenin içerdiği şekerin işlenmiş sofra şekeri veya mısır şurubunda yer alan yüksek früktoz ile aynı olmadığı göz ardı edilmektedir. Meyve öyle hızlı sindirilir ki içerdiği şeker dakikalar içinde midenizi terk eder, bağırsağınıza ulaşmaz bile, dolayısıyla sağlık trendlerinin söylediğinin aksine ***Candida*** gibi sorunları beslemez. Meyve şunlardan oluşmaktadır: etli kısmı, lif, su, vitaminler ve mineraller... Hepsi de iyileşme süreciniz için harikulade faydalıdır. Eğer meyve efsanesiyle ilgili daha fazla şey bilmek istiyorsanız, ilk kitabım ***Medikal Medyum***'da yer alan "Meyve Korkusu" isimli bölümde meseleye daha derinden değindim. Şimdilik şunu bilin ki meyve, özellikle de lifli yeşilliklerle bir arada, sahip olabileceğiniz en destekleyici arkadaşlardan biridir.

Bir sonraki bölümde, meyveleri ve diğer iyileştirici yiyecekleri kişisel tiroit tedavisi sürecinizde size destek olmaları için nasıl lezzetli, besleyici öğünlere dönüştüreceğinizi eksiksiz bir biçimde bulacaksınız.

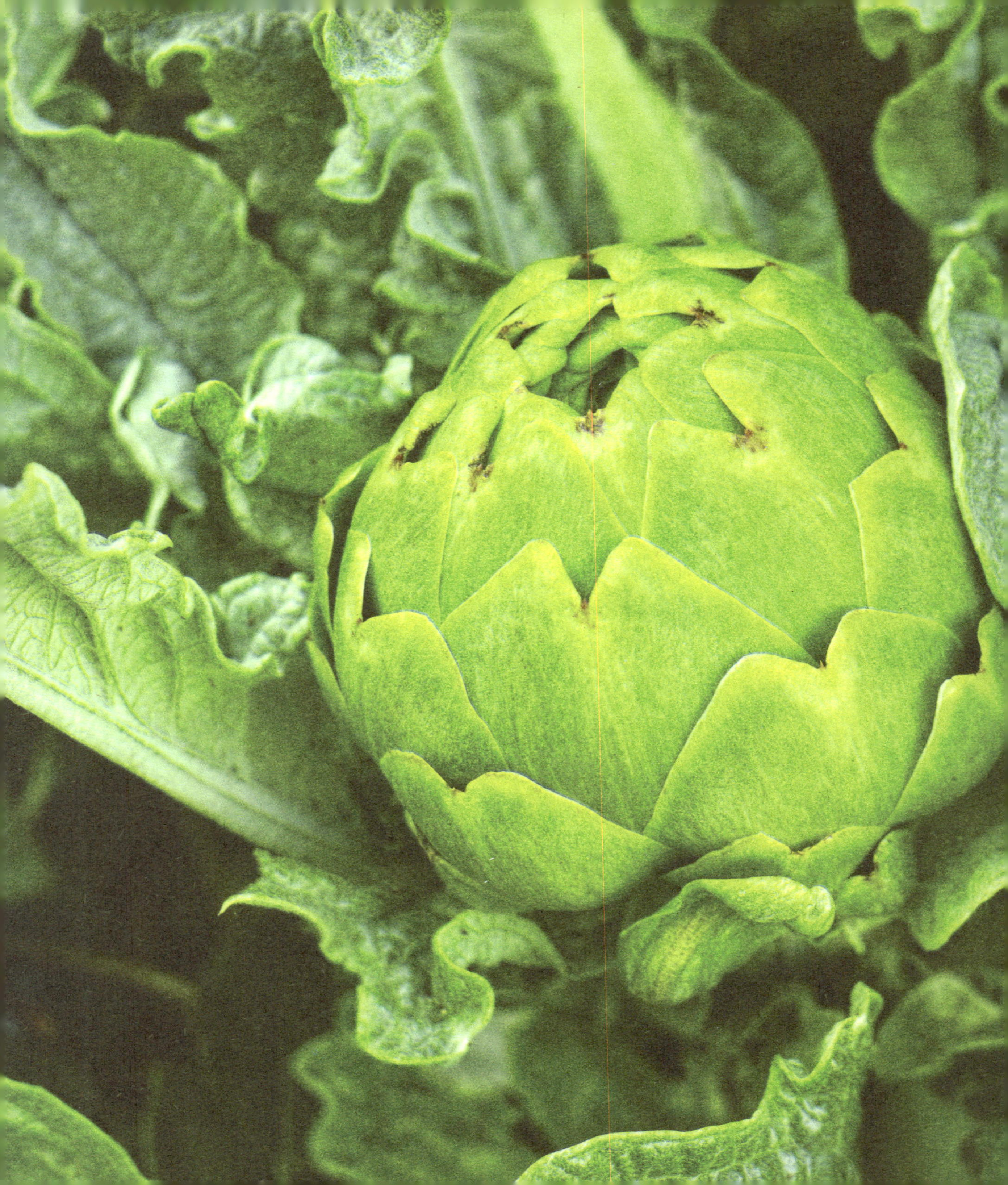

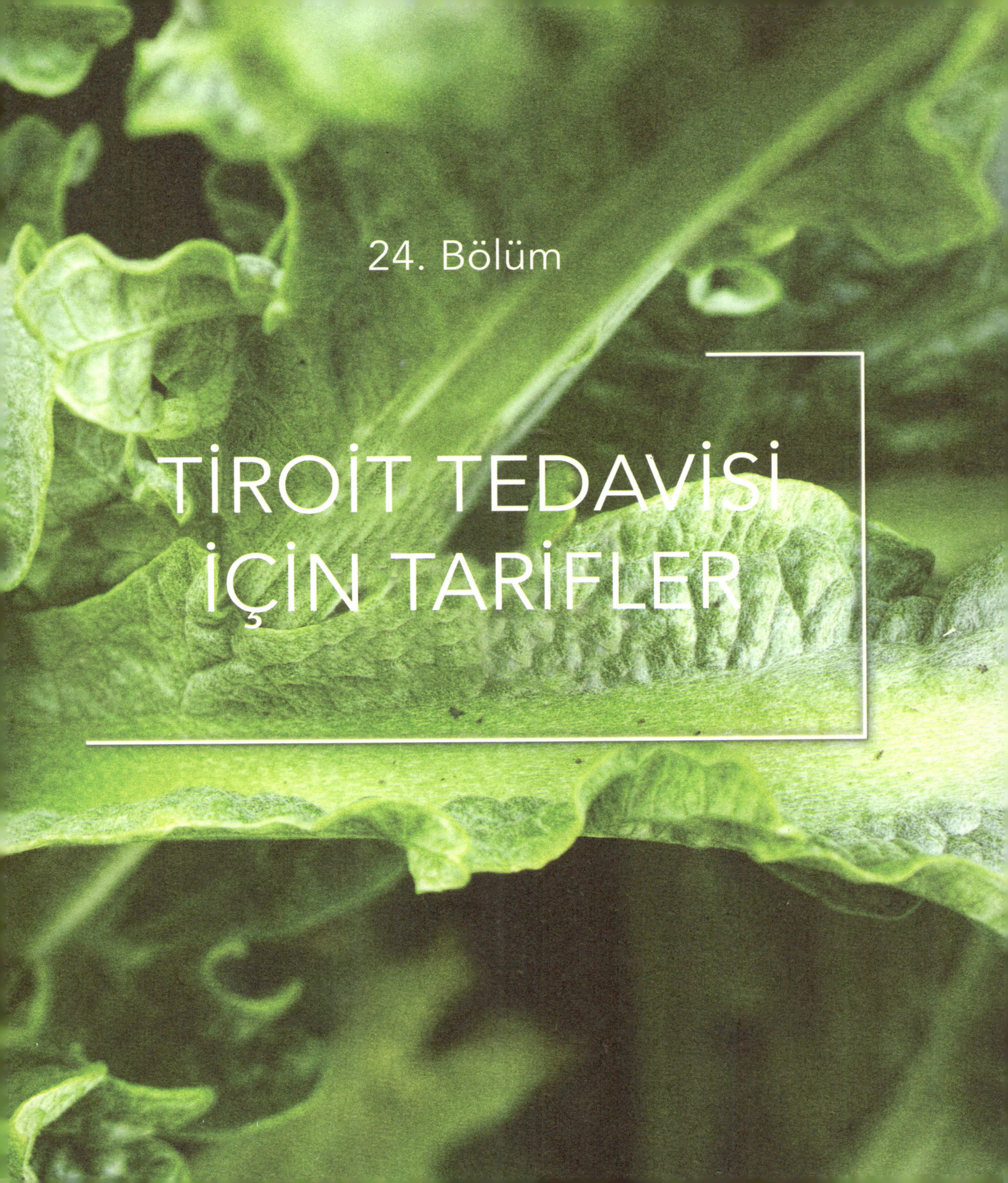

24. Bölüm

TİROİT TEDAVİSİ İÇİN TARİFLER

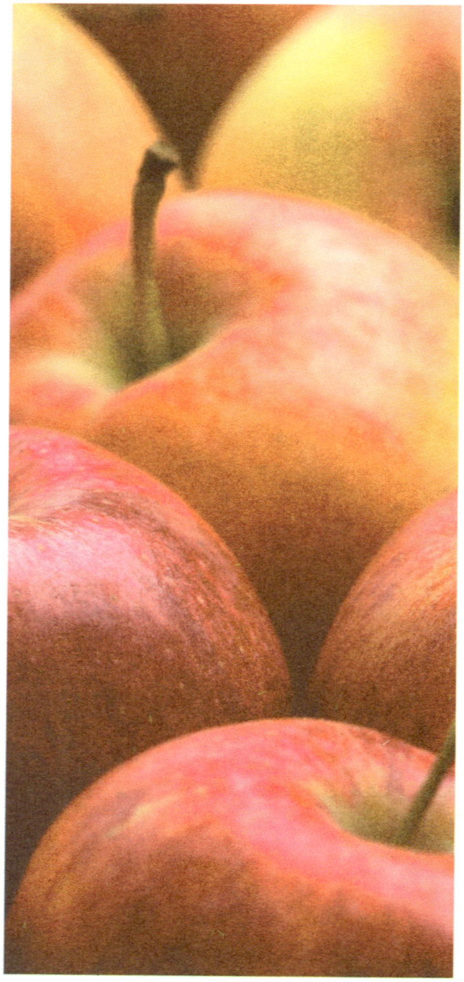
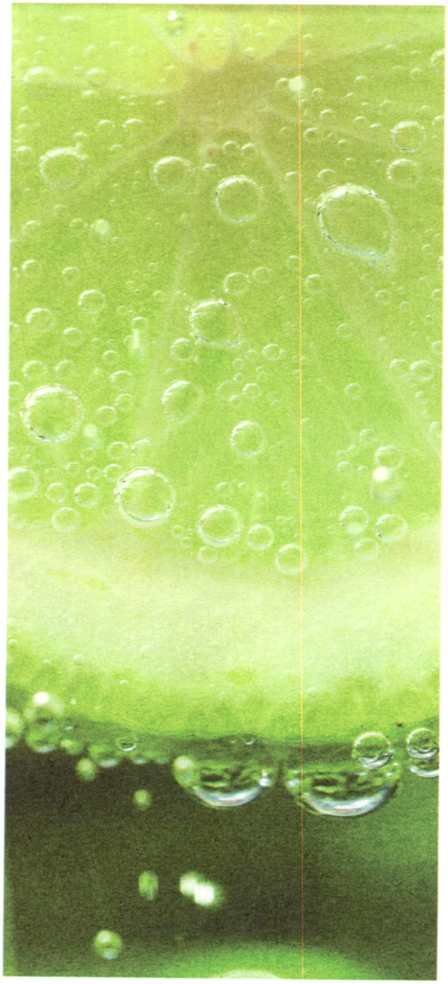
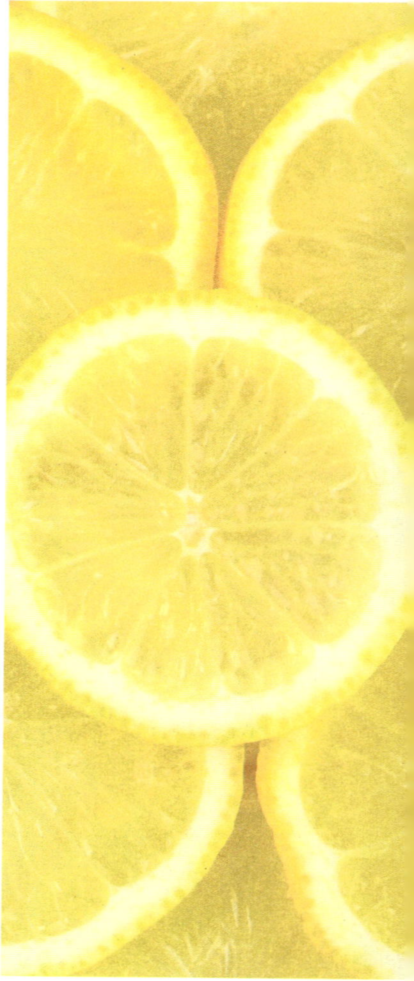

MEYVE SULARI, ÇAYLAR, ÇORBALAR

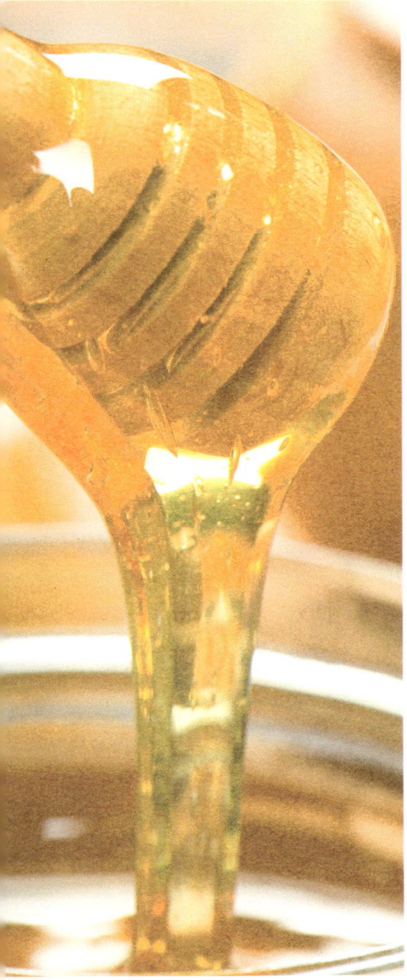
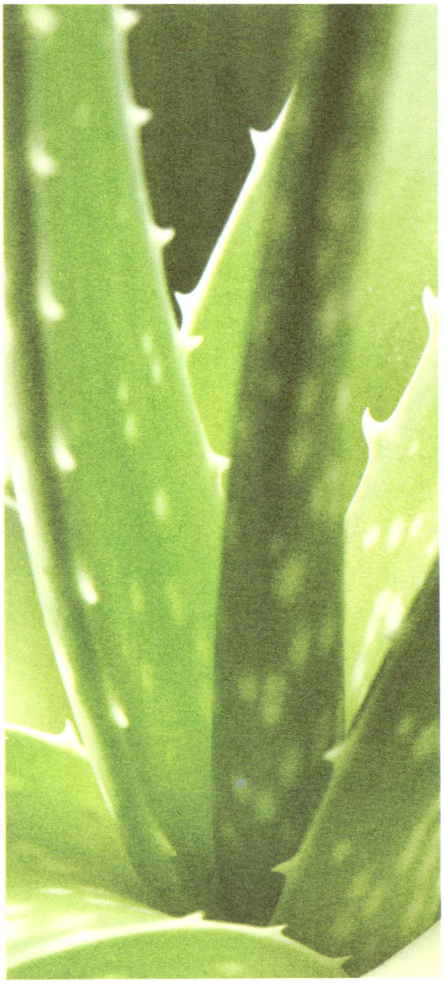
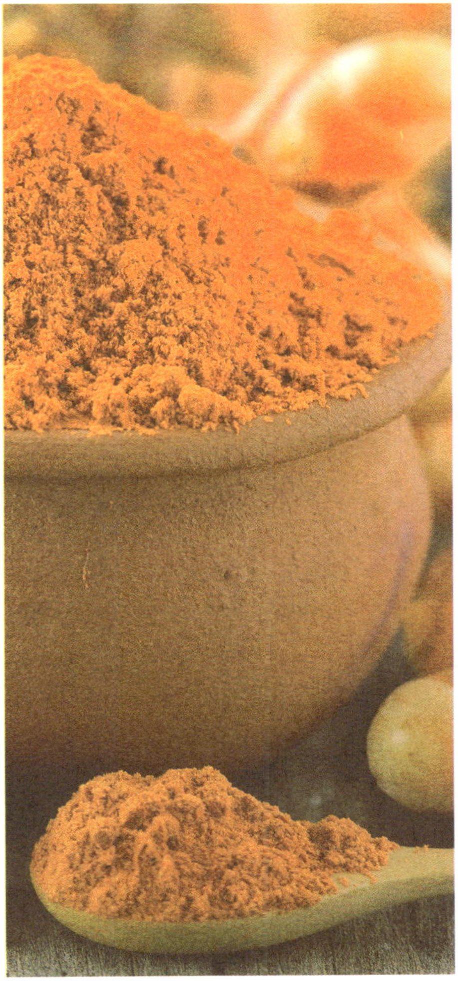

KEREVİZ SUYU

(1 kişilik)

Katkısız, taze kereviz suyu bize faydası olan en güçlü içeceklerden birisidir. Bu saf ve yeşil içecek güne başlamanın en iyi yoludur. Bu içeceği günlük hayatınızın bir parçası haline getirin, daha sonra onsuz bir gününüz geçsin istemeyeceksiniz!

- Bir sap kereviz

Kerevizleri yıkayın ve meyve sıkacağından geçirin. Vakit kaybetmeden için.

Alternatif olarak kerevizleri doğrayıp yüksek hızda, püre haline gelene kadar karıştırıcıdan geçirin. Süzün ve vakit geçirmeden için.

İPUÇLARI:

- **Mümkünse organik kereviz kullanın. Eğer geleneksel yöntemlerle yetiştirilmiş kereviz kullanıyorsanız iyice yıkadığınızdan emin olun.**
- **Kerevizin tadı size çok keskin geliyorsa her seferinde içine bir salatalık ve/veya bir elma karıştırabilirsiniz. Aromasına alışana kadar bu çok iyi bir seçenektir ancak tek başına tüketildiğinde kerevizin çok daha faydalı olduğunu unutmayın.**
- **Eğer bir seferde yaklaşık 450 gram içmek başlangıçta sizi zorluyorsa birkaç yudumla başlayıp zamanla artırın.**

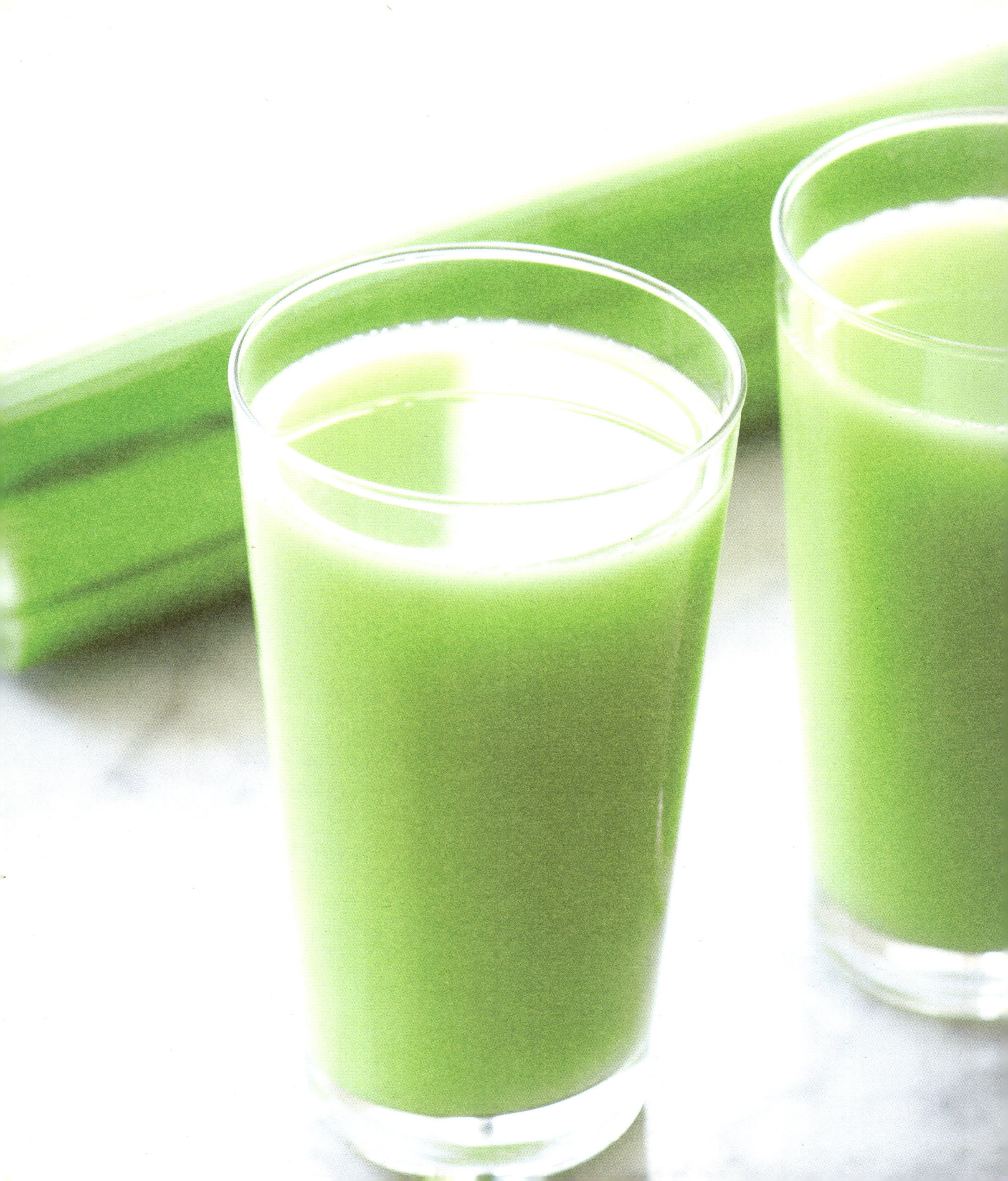

SALATALIK SUYU

(1 kişilik)

Salatalık suyu küçük bir bardağın içine çok fazla su sığdırmak gibidir. Daha doğrusu, yeryüzündeki en iyi canlandırıcı toniktir. Salatalık suyu hafif ve lezzetlidir, bu tada âşık olabilirsiniz.

- 2 büyük salatalık

Salatalıkları yıkayın ve meyve sıkacağından geçirin. Vakit kaybetmeden için.

Alternatif olarak kerevizleri doğrayıp yüksek hızda, püre haline gelene kadar karıştırıcıdan geçirin. Süzün ve vakit geçirmeden için.

İPUÇLARI:

- **Mümkünse organik kereviz kullanın. Eğer geleneksel yöntemlerle yetiştirilmiş kereviz kullanıyorsanız iyice yıkadığınızdan emin olun.**
- **Eğer sadece salatalığın tadı size çok keskin geliyorsa, alışana kadar birkaç elma ekleyebilirsiniz. Bu onu çok az daha etkisiz kılacaktır. Çok geçmeden canınızın sadece salatalık suyu istediğini göreceksiniz.**
- **Eğer bir seferde yaklaşık 450 gram içmek başlangıçta sizi zorluyorsa birkaç yudumla başlayıp zamanla artırın.**

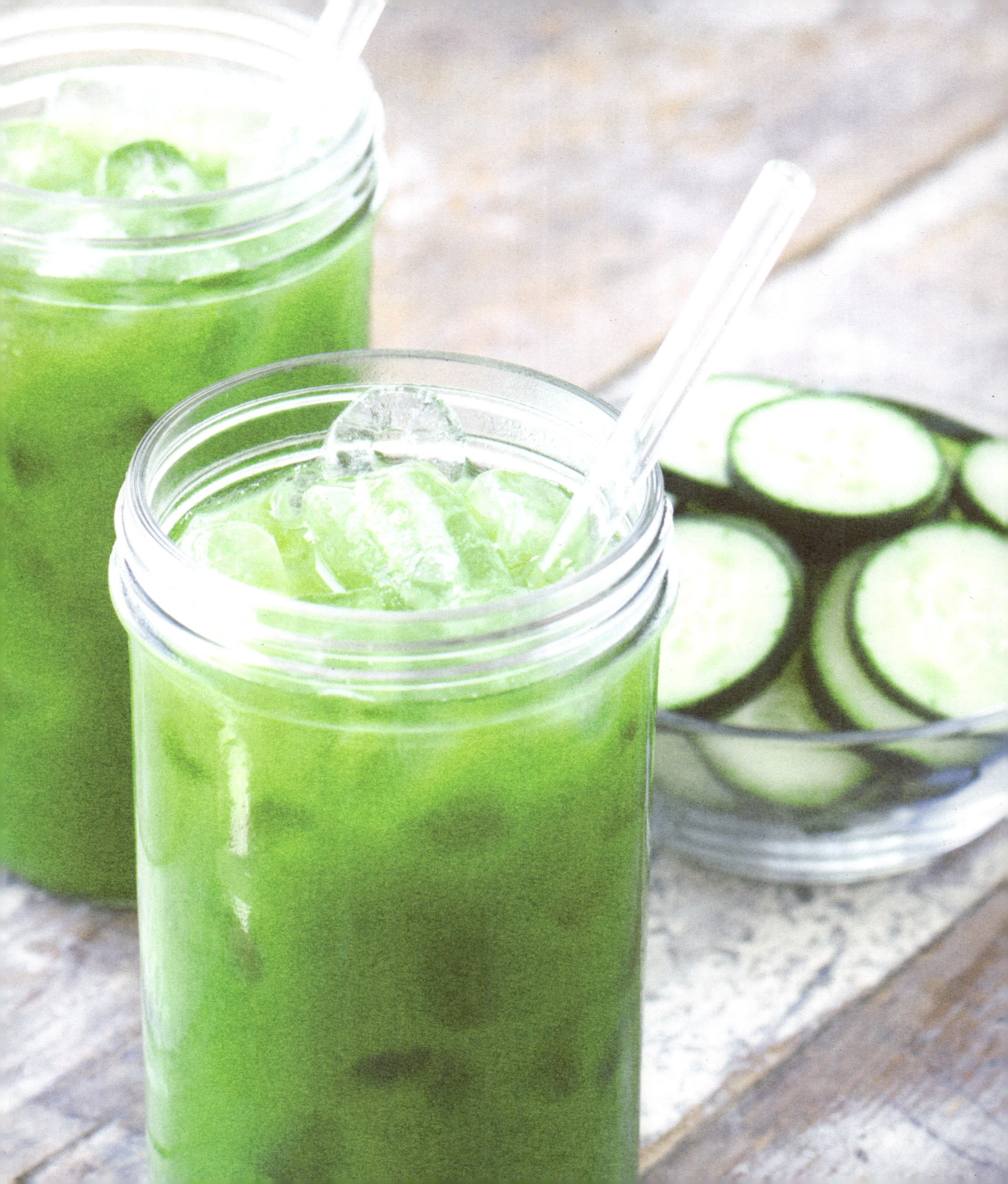

TİROİT İYİLEŞTİRİCİ MEYVE SUYU

(1 kişilik)

Bu karışım tamamen tiroit sağlığını destekleyici içeriklerden oluşmaktadır. En iyi tarafı tadını kendi damak zevkinize göre ayarlayabilmenizdir. Kereviz yerine salatalık veya kişniş yerine zencefil kullanmakta özgürsünüz. Nasıl olursa olsun, güçlü bir tiroit destekleyiciden koca bir doz almış olacaksınız.

* 1 sap kereviz
* 2 doğranmış elma
* 1 demet kişniş
* 5-10 cm uzunluğunda taze zencefil

Alternatif olarak kereviz ve elmaları parçalayın. Tüm malzemeleri yüksek hızda, püre haline gelene kadar karıştırıcıdan geçirin. Süzdükten sonra vakit geçirmeden için.

İPUÇLARI:

- **Yukarıda da belirtildiği gibi içeriği kendi damak zevkinize göre değiştirebilir, örneğin kereviz yerine 2 salatalık veya kişniş yerine bir demet maydanoz kullanabilirsiniz.**
- **Meyve sıkacağına bağlı olarak daha fazla ya da daha az zencefil gerekebilir. Damak zevkinize göre karar verebilirsiniz.**

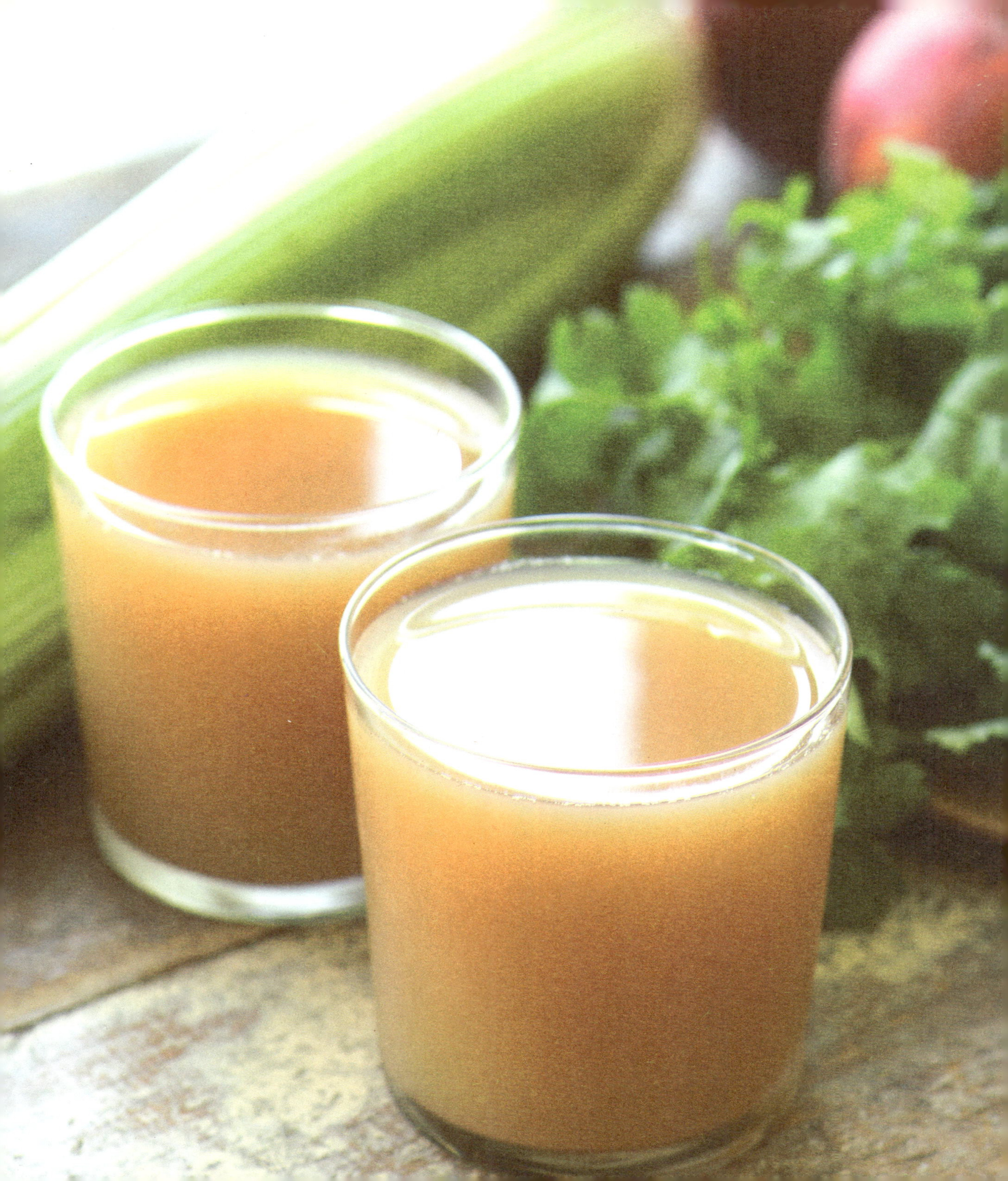

TİROİT İYİLEŞTİRİCİ ÇAY

1 kişilik

Çay günlük koşturmacaya biraz sakinlik eklemenin en iyi yoludur. Bu iyileştirici çay tiroit bezi ve vücudunuzun geri kalanına olduğu kadar ruhunuza da iyi gelecektir. İçerken bir an durun, kalbinizi ve zihninizi sakinleştirin. Bu iyileştirici gıdaların yeryüzünde bulunuyor olması ne büyük bir mucizedir.

2 bardak su

1 çay kaşığı kekik

2 çay kaşığı rezene tohumu

1 çay kaşığı melisa

2 çay kaşığı saf bal

2 bardak suyu bir tencereye koyun ve kaynatın. Daha sonra kekik, rezene tohumu ve melisayı ekleyin. Ocağı kapatın ve 15 dakika demlenmesini bekleyin. Süzdükten sonra bir bardak ya da kupaya doldurun. İsteğe bağlı olarak bal ekleyebilirsiniz, tadını çıkarın!

İPUÇLARI:

- **Malzemeleri açık olarak satın alma imkânı yoksa sallama poşetler de kullanılabilir. Birer poşet kekik, rezene ve melisa yeterlidir.**
- **Kekik ve melisa taze ya da kurutulmuş olarak kullanılabilir.**

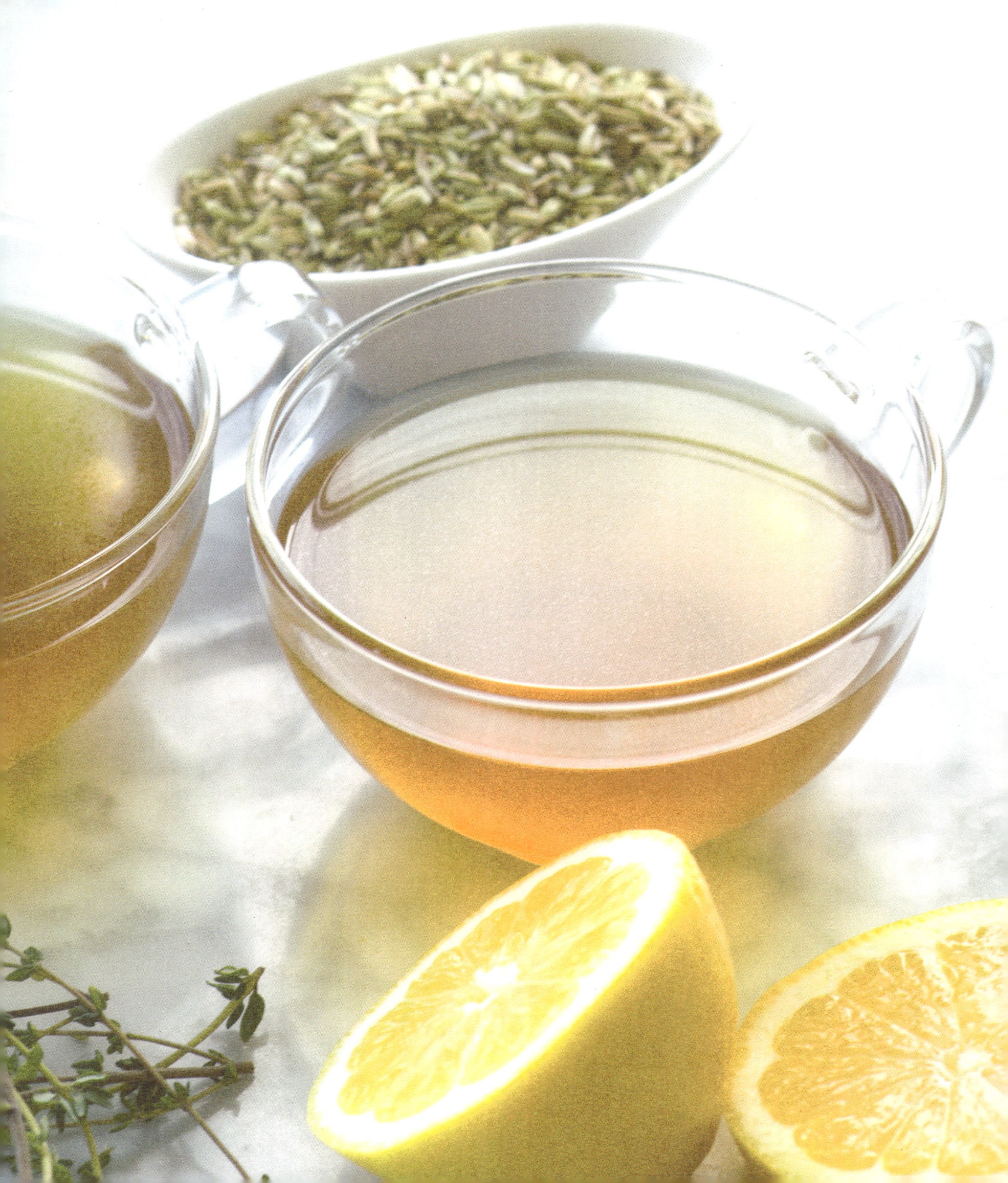

LİMON YA DA MİSKET LİMONU SUYU

1 kişilik

Bir büyük bardak limon ya da misket limonu suyu sıvı desteği ve arınma için en iyi yollardan biridir. 22. Bölüm'de okuduğunuz faydalarının ötesinde limon ya da misket limonu içme suyunu aktif hale getirerek vücudunuzdaki zehirlere daha iyi tutunmasını ve onları daha kolay dışarı atmasını sağlar. Bu iksiri içtiğinizde vücudunuzdaki her hücrenin iyileştirici nektarla dolduğunu hissedeceksiniz!

½ limon ya da misket limonu
2 bardak su

Yarım limon ya da misket limonunu suyun içine sıkın. Karıştırın ve tadını çıkarın!

İPUÇLARI:

- **Limon ya da misket limonu seyahat konusunda sorunsuzdur, evden ayrılacağınız zaman yanınıza birkaç tane almayı unutmayın, böylelikle evinizden uzaktayken de bu karışımın tadını çıkarabilirsiniz.**

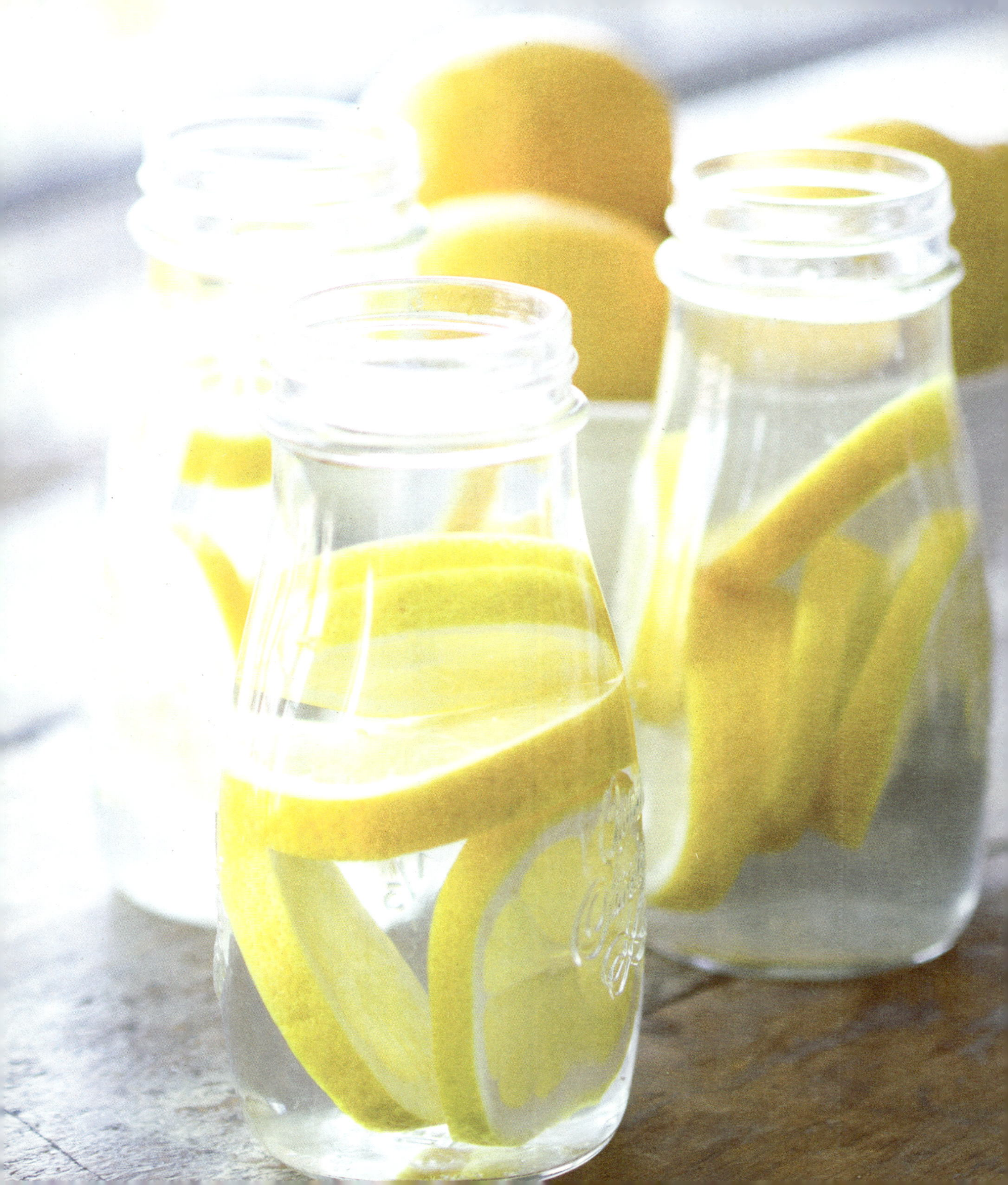

ZENCEFİL SUYU

1-2 kişilik

İster kahvaltıdan önce sıcak bir zencefil çayı olsun ister öğle yemeğinden sonra soğuk bir bardak zencefil suyu çok işinize yarayacak.

2,5-5 cm uzunluğunda taze zencefil
2 bardak su
1/2 limon (tercihe bağlı)
2 çay kaşığı saf bal (tercihe bağlı)

Zencefilli suyun içine rendeleyin ve yarım limonu ekleyin. En az 15 dakika bekleyin, ideal olanı daha uzun süre beklemenizdir. Buzdolabında bir gece bile bekletebilirsiniz. Suyu süzün. İsterseniz limon ve balı ekleyin ve gün içerisinde sıcak veya soğuk tadını çıkarın.

İPUÇLARI:

- **Alternatif olarak, zencefili rendelemek yerine küçük parçalara ayırın ve sarımsak ezicisinden geçirin: Minik bir meyve suyu sıkacağından geçmiş gibi olacaktır. "Posayı" eziciden çıkardığınızdan emin olun, ince doğrayın ve suya ekleyin.**
- **İstediğiniz zaman içebilmek için fazla miktarda zencefil suyu hazırlamanız iyi olacaktır. En iyi sonucu alabilmek için bal ve limonu içmeden hemen önce ekleyin.**

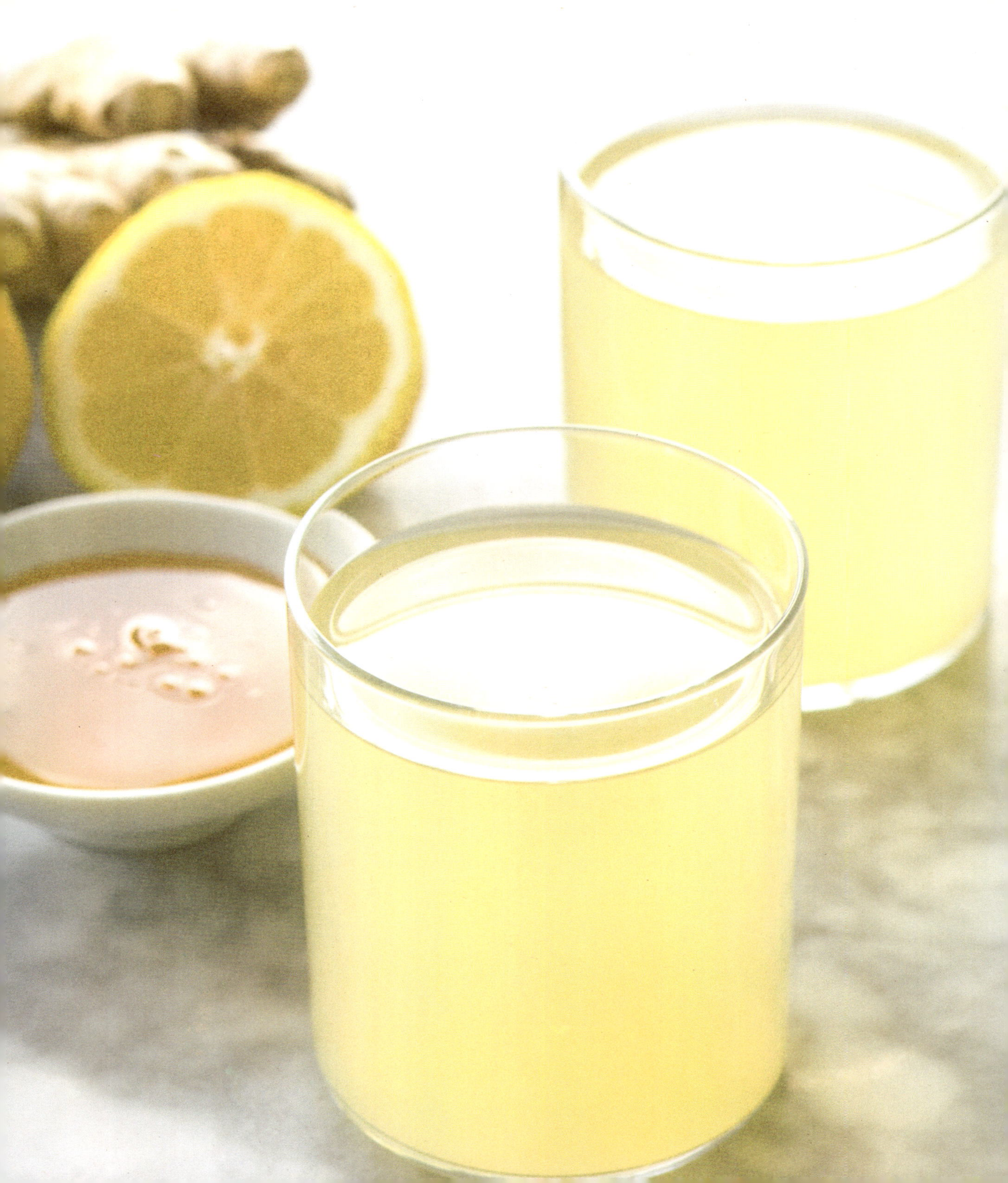

ALOE VERA SUYU

1 kişilik

Aloe vera suyuna alışmak biraz zaman alsa da bu çabaya değecektir. Aloe vera suyunuzu içerken karaciğeriniz, böbreküstü bezleriniz ve vücudunuzun geri kalanının bu harika iyileştirici gıdadan alacaklarını düşünün.

5 cm taze aloe vera yaprağı

2 bardak su

Bir çay kaşığı yardımıyla taze aloe vera yaprağının içini çıkarın ve suyla birlikte karıştırıcıya koyun. İyice karışmasını sağlamak için 10-20 saniye kadar karıştırıcıdan geçirin. En iyi sonucu alabilmek için açken ve vakit kaybetmeden için.

İPUÇLARI:

- **Taze aloe vera yaprakları süpermarketlerin manav reyonunda bulunabilir.**
- **Geri kalan aloe vera yaprağının kesik ucunu nemli bir bez ya da streç filmle kapatarak buzdolabında 2 haftaya kadar bekletebilirsiniz.**
- **Eğer ihtiyaç duyarsanız, aloe vera yapraklarını, tarifini verdiğimiz tiroit tedavi edici meyve püresine karıştırarak içebilirsiniz.**

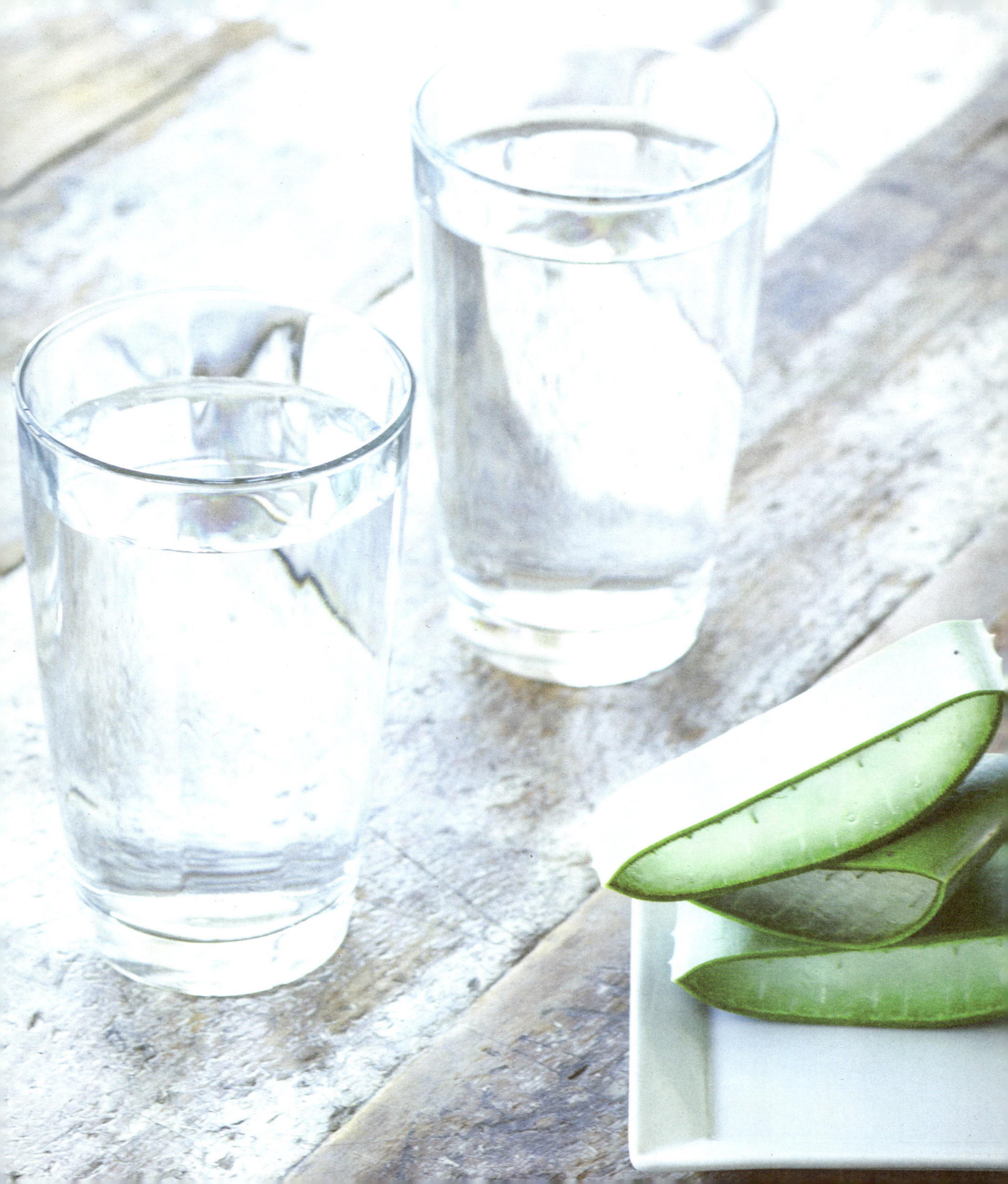

TİROİT İYİLEŞTİRİCİ ÇORBA

1-4 kişilik

Etrafınızdakiler faydasız yiyeceklerin keyfini çıkarırken daha sağlıklı beslenme yollarına tutunmak kimi zaman zorlayıcı olabilir. Bu virüs karşıtı ve mineral açısından zengin çorbayla -bir sonraki bölümde girecek olan Tiroit Virüsünden Arındırma Ayının önemli bir köşe taşı- kendinize besleyici ve lezzetli bir destek sağlayabilirsiniz. İsterseniz tüm gün yanınızda bir kâse bulundurun ve istediğiniz zaman doldurarak için.

2 tatlı patates, küp şeklinde doğranmış
2 kereviz sapı, dilimlenmiş
2 soğan, dilimlenmiş
6 diş sarımsak
2,5 cm zerdeçal kökü, soyulmuş ve kıyılmış
2,5 cm zencefil, soyulmuş ve kıyılmış
1 bardak iyice doğranmış maydanoz
4 dal kekik
2 yemek kaşığı Atlantik kırmızı denizotu
1 yemek kaşığı kesecikli denizyosunu tozu
8 bardak su

Tüm malzemeleri geniş bir tencereye koyun. Kaynattıktan sonra 1 saat kısık ateşte bırakın. Süzgeçten geçirin ve gün boyu içilebilecek, iyileştirici ve yenileyici çorbanın tadını çıkarın.

İPUÇLARI:

- **Sebzeleri suyun içinde bırakarak kıvamlı bir çorba şeklinde de içebilirsiniz.**
- **Alternatif olarak bu tariften basit bir püre de üretebilirsiniz. Bunun için bir el blender'ı ya da sabit karıştırıcı kullanabilirsiniz; el blender'ı tencerenin içine batırarak kullanabilirsiniz, sabit blender kullanacaksanız malzemeleri azar azar ekleyin. Sabit blender kullanacaksanız üstünde buhar için biraz boşluk bırakmayı unutmayın!**
- **Bu çorbayı fazla miktarda hazırlayıp hafta içi kullanmak üzere derin dondurucuda saklayabilirsiniz. Buz küpleri şeklinde dondurursanız çözülmeleri de kolay olacaktır.**
- **Çorbayı arkadaş grubunuzla paylaşmak isterseniz, sunmadan önce bir tutam tuz ve çok az hindistancevizi yağı ekleyebilirsiniz.**

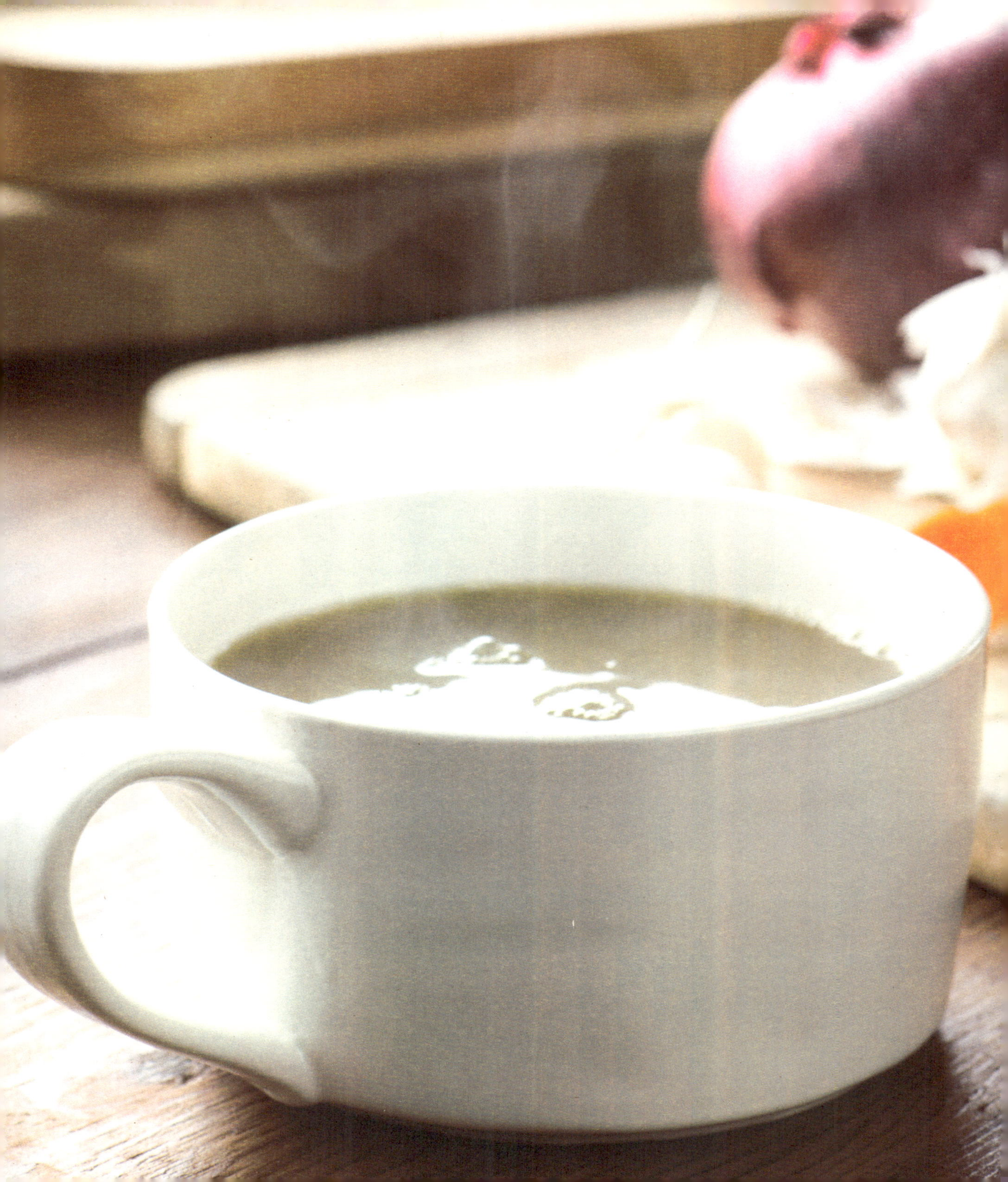

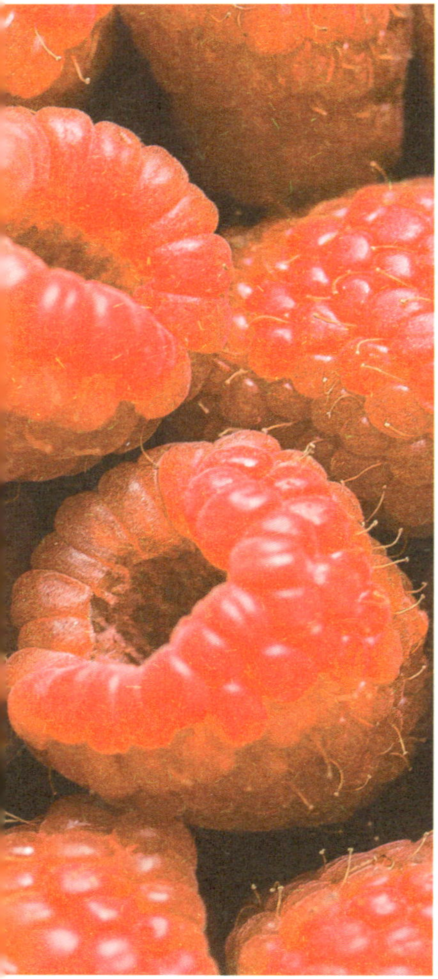
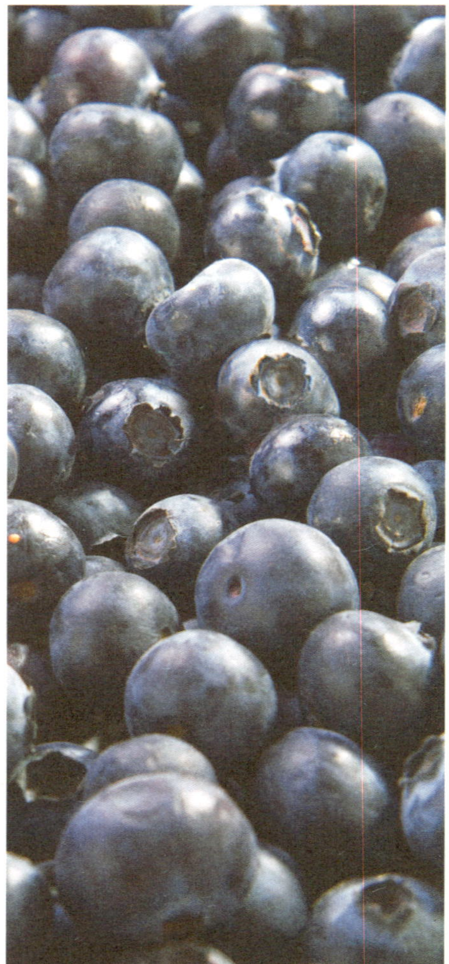
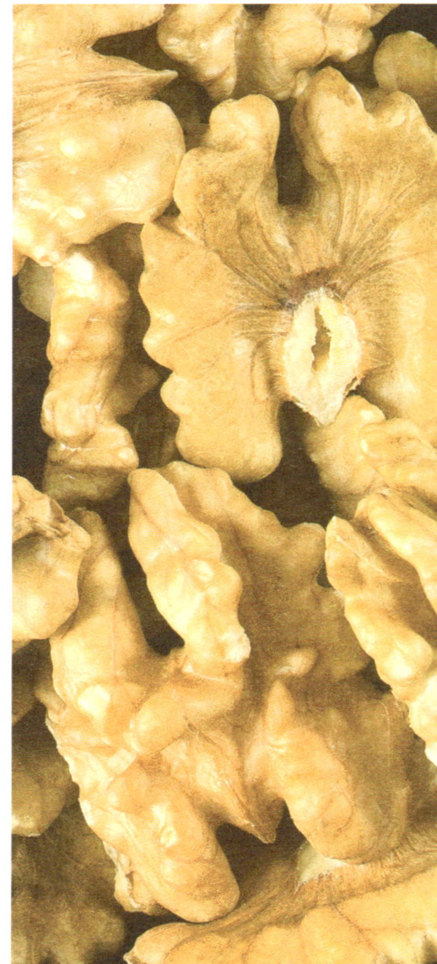

KAHVALTI

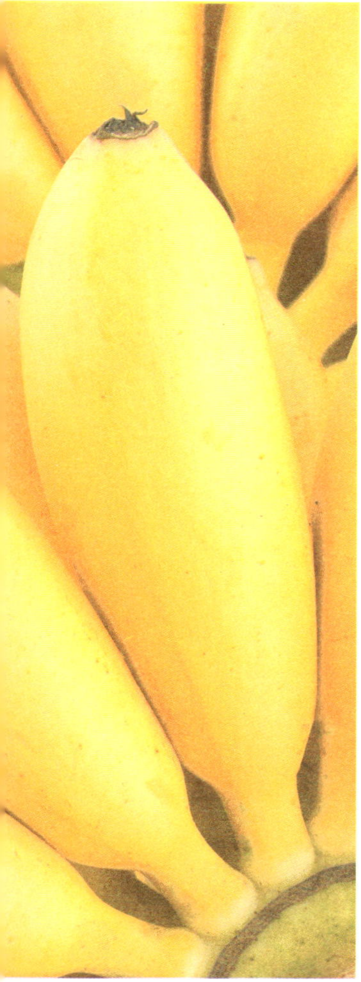
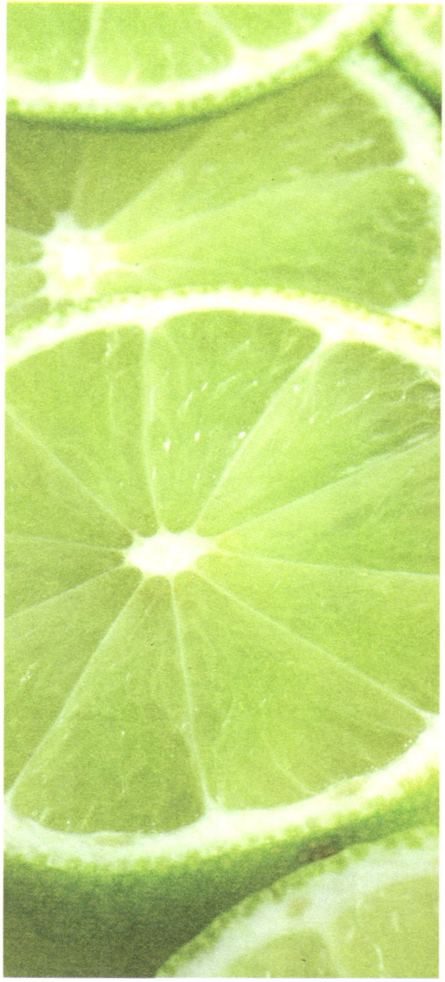
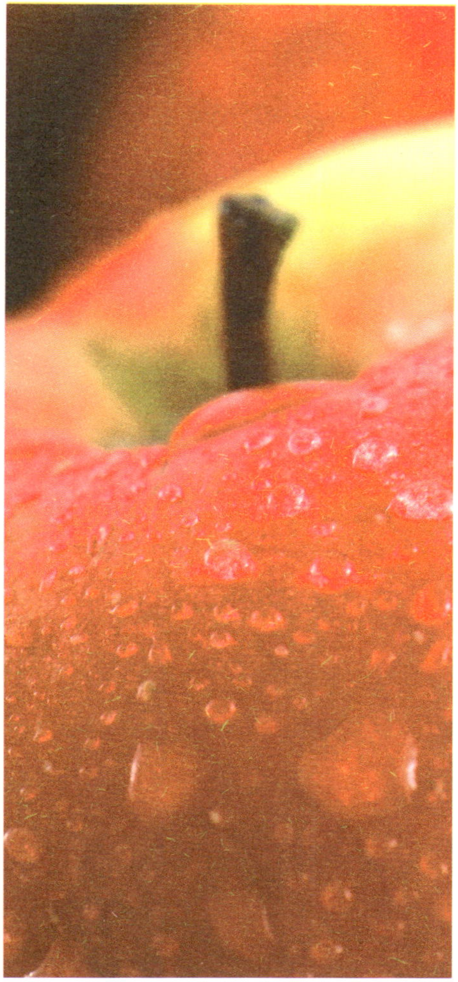

TARÇIN VE KURU ÜZÜMLÜ ELMA LAPASI

1 kişilik

İyileşmenize yardımcı olacak ve sade bir kâse içten güzellikle güne başlamanın lezzetli bir tarafı vardır. Bu tarifte tahılları atlayın ve bir kâse dolusu meyvenin zevkini çıkarın.

3 elma, dilimlenmiş

¼ çay kaşığı tarçın

1 tutam vanilya

2 hurma, çekirdekleri çıkarılmış

1 çay kaşığı saf bal (isteğe bağlı)

½ limon

¼ bardak kuru üzüm

2 yemek kaşığı ceviz (isteğe bağlı)

2 yemek kaşığı kıyılmış hindistancevizi (isteğe bağlı)

Elma, tarçın, vanilya hurma, bal ve limon suyunu doğrayıcıdan geçirin. Tüm malzemeler tam olarak birbirine karışıncaya kadar doğrayıcıyı çalıştırın. Karışımı bir kaba koyun ve kuru üzümler, cevizler ve hindistancevizini isteğe bağlı olarak karıştırın.

İPUÇLARI

- **Yaratıcı olmakta özgürsünüz, en sevdiğiniz sosu denemekten kaçınmayın. Farklı besinler ve aromalar elde etmek için her gün başka bir sos deneyebilirsiniz.**

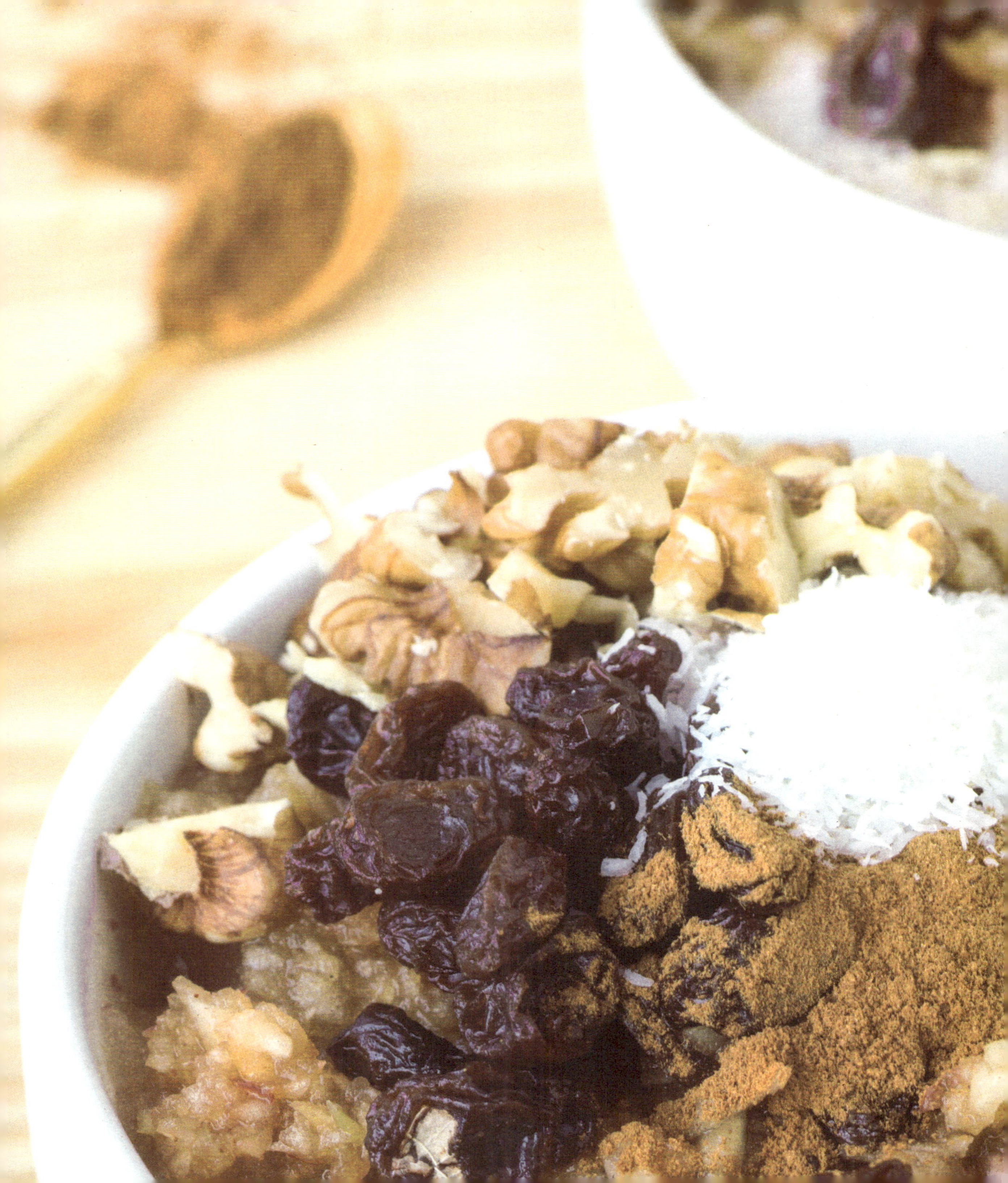

PAPAYA VE ÇEKİRDEKSİZ MEYVE KARIŞIMI

2 kişilik

Lezzetli bir kahvaltı çok güç olmamalı! Bu papaya ve çekirdeksiz meyve karışımı dakikalar içinde hazırlanabilir ve oldukça renkli ve lezzetlidir. Sıvı alımı için harikadır, sindirimi kolay besleyici bir kahvaltıdır ve güne iyi başlamanızı sağlar.

1 büyük Maradol papaya

2 muz, dilimlenmiş

3 bardak karışık çekirdeksiz, küçük sulu meyve [çilek, dut, böğürtlen, ahududu gibi]

1 misket limonu (isteğe bağlı)

Papayayı ortadan kesin ve çekirdeklerini çıkarın. İki dilim papayayı kesilen taraf üste gelecek şekilde tabağa yerleştirin. Muz parçaları ve küçük, çekirdeksiz, sulu meyveleri papayaların içindeki boşluğa yerleştirin. Eğer isterseniz misket limonu suyunu papayaların üstüne dökün ve tadını çıkarın.

İPUÇLARI:

- **Maradol papayalar birçok markette vardır. Eğer yeşil renkte ve olgunlaşmamışlarsa en azından kabuğu hafif sarı ya da portakal rengi olanları seçin. Tezgâhta bırakın, tıpkı olgunlaşmamış avokado gibi, bastırınca kabuğunu bıraktığı zaman olgunlaşmış demektir.**
- **Eğer papayanın tadına alışık değilseniz isteğe bağlı olarak listeye eklenmiş olan misket limonu suyu size çok iyi gelecektir. Papayanın üstüne damlatacağınız birkaç damla misket limonu suyu denemeye değer bir lezzettir.**

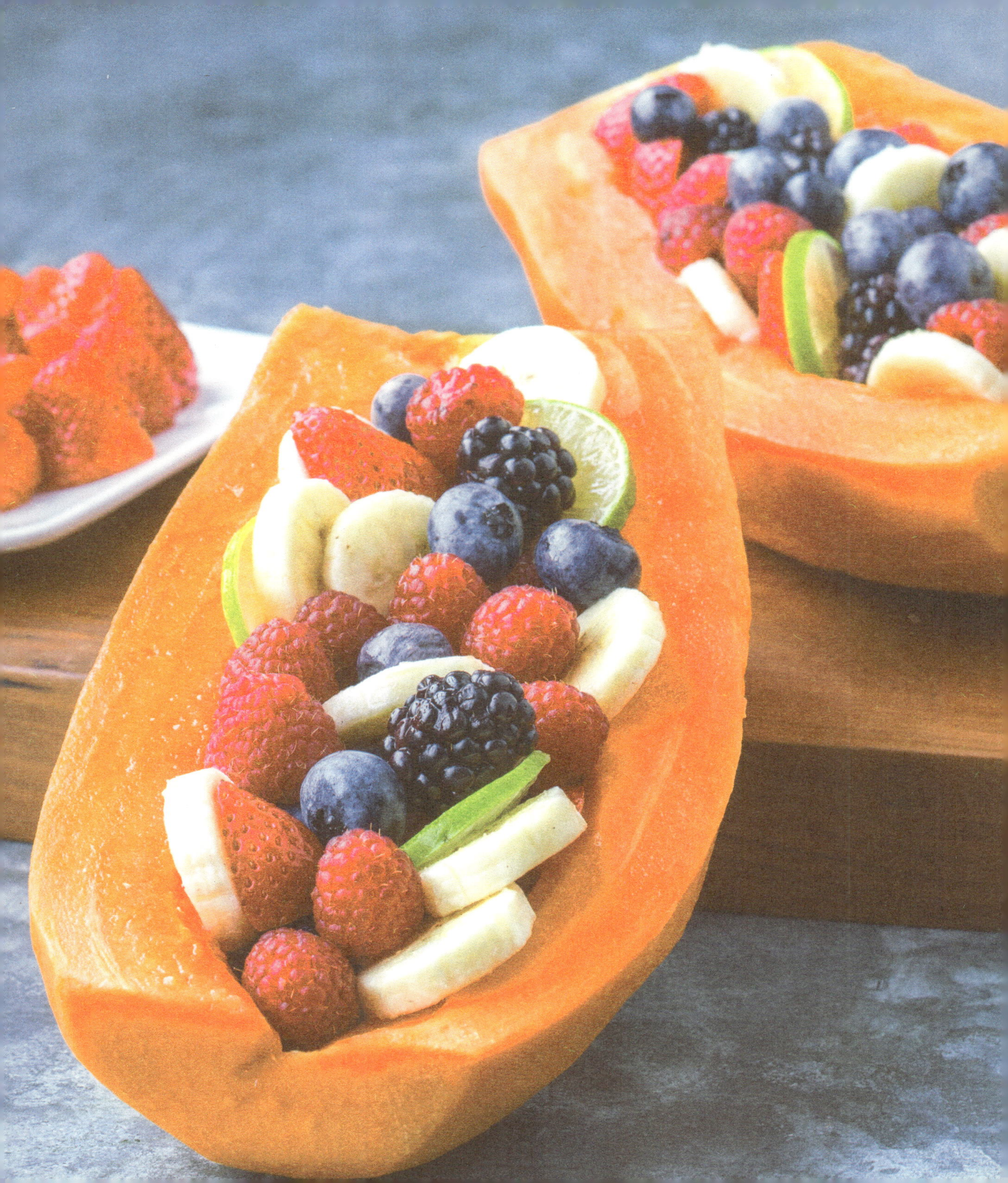

YABANMERSİNLİ KREP

4 kişilik

Krepleri kim sevmez, özellikle de en iyi malzemelerle doluysa? Bu lezzetli krepler aileniz ve arkadaşlarınızla tadını çıkaracağınız en sevdiğiniz yiyecekler olacak. Bu hamur, bilindik krep hamurlarından daha farklı tepki verecektir, o yüzden yönergeleri yakından izleyin ve sonucun tadını çıkarın!

2 olgun muz

4 yemek kaşığı saf bal

1 çay kaşığı hamur mayası

½ çay kaşığı deniz tuzu

½ bardak su

2 bardak öğütülmüş badem

¼ bardak patates nişastası

1 yemek kaşığı hindistancevizi yağı

1 bardak yabanmersini

½ bardak Akçaağaç şurubu

Hamur için muz, bal, maya ve deniz tuzunu püre haline gelene kadar suyla karıştırın. Öğütülmüş badem ve patates nişastasını ekleyin, daha kıvamlı bir hamur olana kadar karıştırın.

Tavada pişirmek için: Seramik, yapışmaz bir tavaya hindistancevizi yağını koyun ve orta-kısık ateşte ısıtın. Hamuru, yemek kaşığıyla le küçük krepler oluşturacak şekilde tavaya dökün. Üstüne birkaç yabanmersini serpin. Kaşığın arka tarafıyla hamuru tavaya yayın. 2,5-3 dakika kadar pişirin ve diğer tarafını çevirerek 4 dakika daha pişirin.

Fırında yapmak için: Fırını yaklaşık 160 derecede önceden ısıtın. Hindistancevizi yağıyla tepsilere serdiğiniz pişirme kâğıtlarını yağlayın. Yemek kaşığıyla yaklaşık 7 cm çapındaki hamuru yuvarlak bir biçimde yayın. 8-10 dakika arası, kenarları sarı bir renk alana kadar pişirin, daha sonra çevirin ve 2 dakika daha pişirin.

Akçaağaç şurubu ve geri kalan yabanmersinlerini orta ateşin biraz üstünde, iyice karışana kadar birbirine yedirin. Kreplerin üstüne sosu ekleyin ve tadını çıkarın!

İPUÇLARI:

- **Eğer tavada pişirmekte zorlanıyorsanız en iyi sonucu almak için fırında deneyin!**

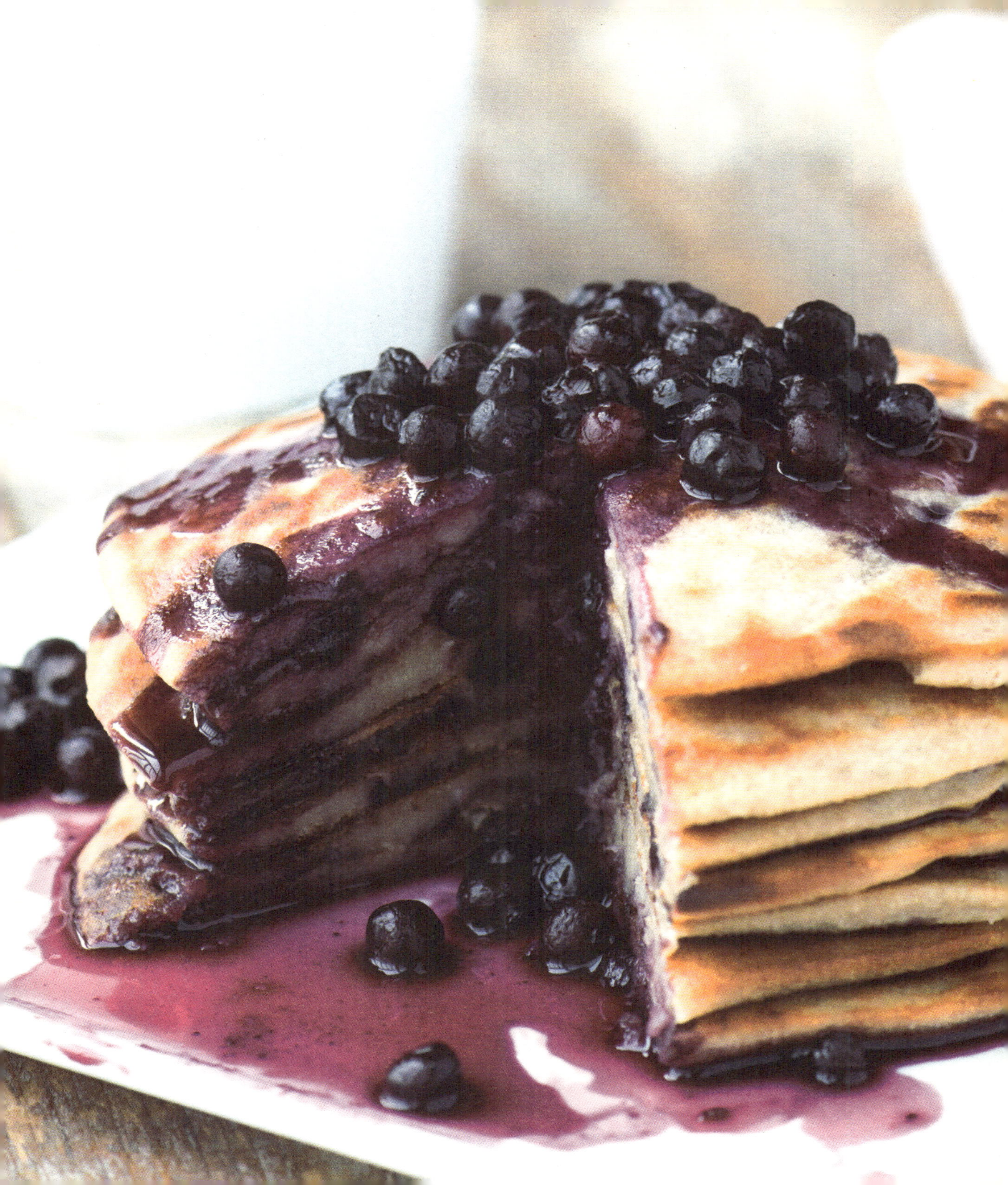

AĞIR METALDEN ARINDIRICI MEYVE PÜRESİ

1 kişilik

Bu püre ağır metallerden arınmak için mükemmel ve güçlü beş malzemenin karışımıdır. Bu kadar da değil: İnanılmaz lezzetlidir!

2 muz

2 bardak yabanmersini

1 bardak kişniş

1 çay kaşığı duvararpası otu suyu tozu

1 çay kaşığı Hawaii spirulinası

1 yemek kaşığı Atlantik yosunu

1 portakal

1 bardak su

Muz, yabanmersini, kişniş, duvar arpası otu suyu tozu, spirulina ve deniz yosununu püreleşinceye kadar portakalla birlikte karıştırıcıdan geçirin. Eğer çok kıvamlı geldiyse 1 bardak suyu ekleyin. Tadını çıkarın!

İPUÇLARI:

- **Eğer duvar arpası otu suyu tozu ve spirulinanın tadı size çok güçlü geliyorsa ikisini de daha az koyarak başlayın ve her sefer biraz daha arttırarak devam edin.**
- **Olgunlaşmış muzları mutfakta saklamak bir sanattır. Manav ya da marketten bir kasa henüz olgunlaşmamış muz isteyin (belki indirimli bile alabilirsiniz) hafifçe olgunlaşmaya başladıklarında dondurun. Böylelikle ihtiyacınız oldukça dondurucudan çıkarıp taze muz kullanma şansınız olur.**

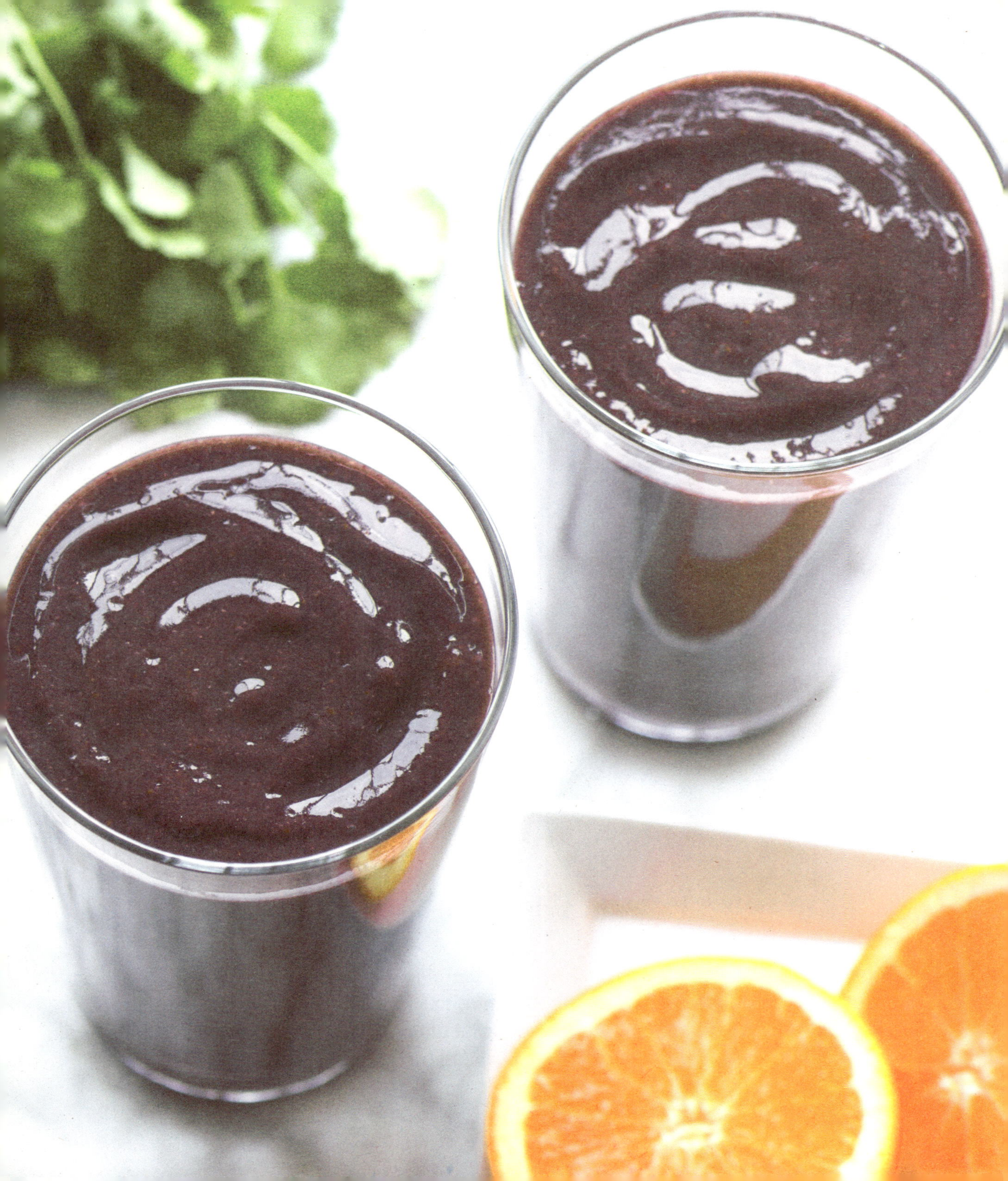

TİROİT İYİLEŞTİRİCİ PÜRE

1 kişilik

Püreler bir seferde birçok iyileştirici malzemeyi sistemimize almak için harika bir yoldur. Bu iyileştirici püreyi istediğiniz iyileştirici yiyecek ile birlikte yiyebilirsiniz, haftalık ya da aylık bir plan yaparak farklı besin ve aromalardan faydalanabilirsiniz.

2 bardak mango
(taze ya da dondurulmuş)

1 muz

1 bardak su

Önerilen eklemeler:

2 bardak ıspanak

½ bardak roka

1 çay kaşığı yosun tozu

1-1,5 cm soyulmuş zencefil

1 portakalın suyu

½ bardak kişniş

½ bardak aloe vera jeli

½ bardak ahududu

Mango ve muzu suyla birlikte karıştırıcıdan geçirin. Önerilen eklemeler listesinden istediğiniz malzemeyi ekleyin. Eğer maceraya açıksanız durmayın, hepsini birden ekleyin! Püre haline gelene kadar karıştırın. Tadını çıkarın.

İPUÇLARI:

- **Değişiklik olmasını isterseniz, üstüne dilimlenmiş muz ya da şeftali, küp şeklinde kesilmiş mango ya da papaya, dilimlenmiş armut, nar taneleri, dondurulmuş ya da taze çekirdeksiz ve sulu meyveler, kuru üzüm, hurma dilimleri, incir veya kuru kayısı ekleyerek daha hafif ama yine de tatmin edici bir püre haline getirebilirsiniz.**

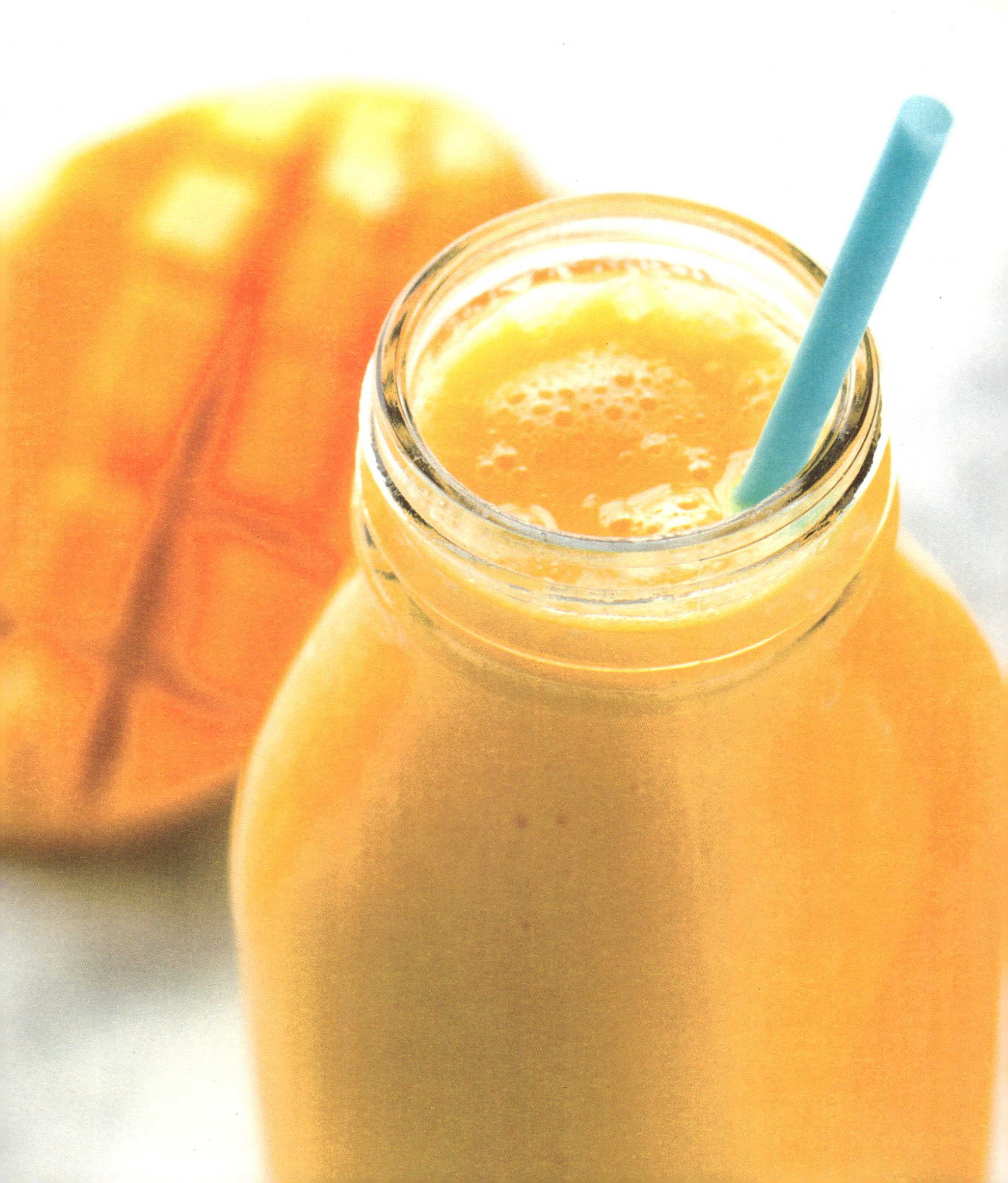

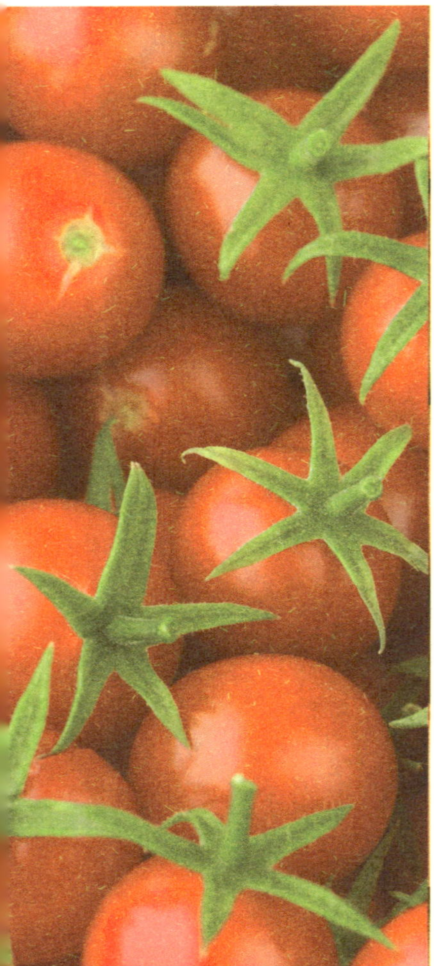
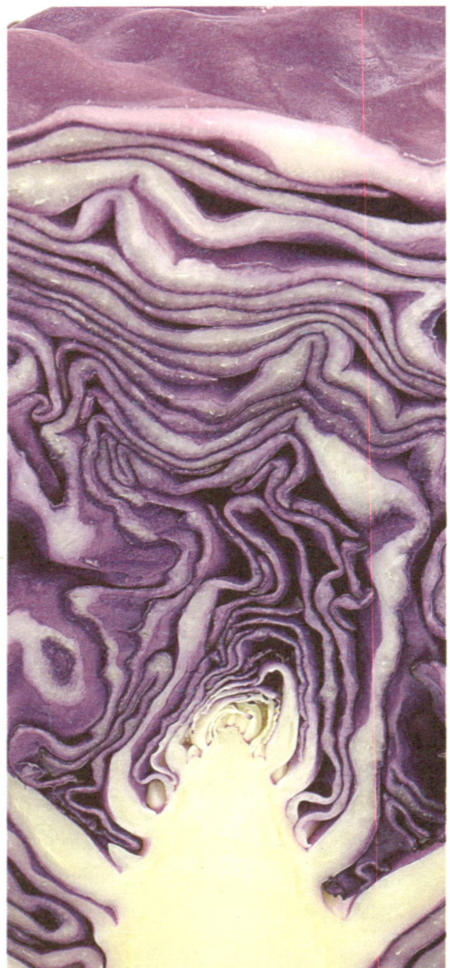
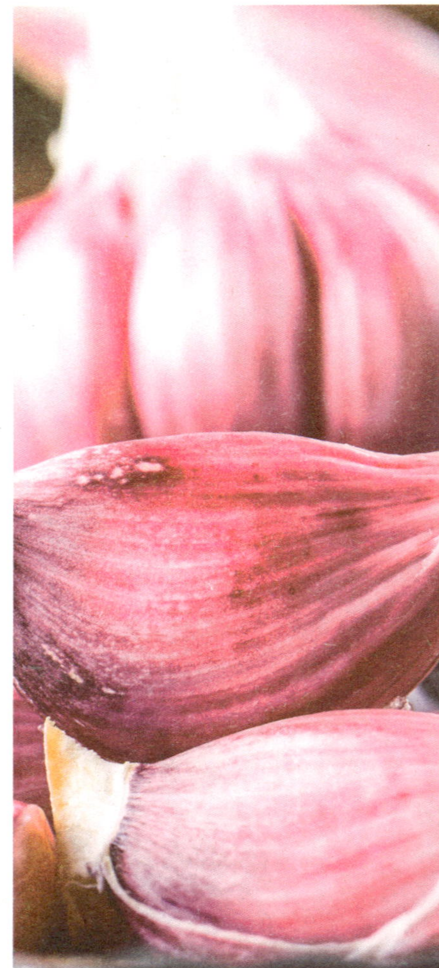

ÖĞLE YEMEĞİ

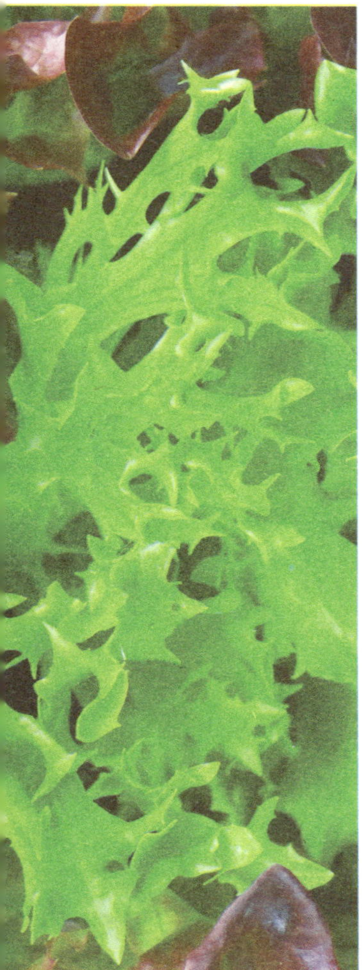
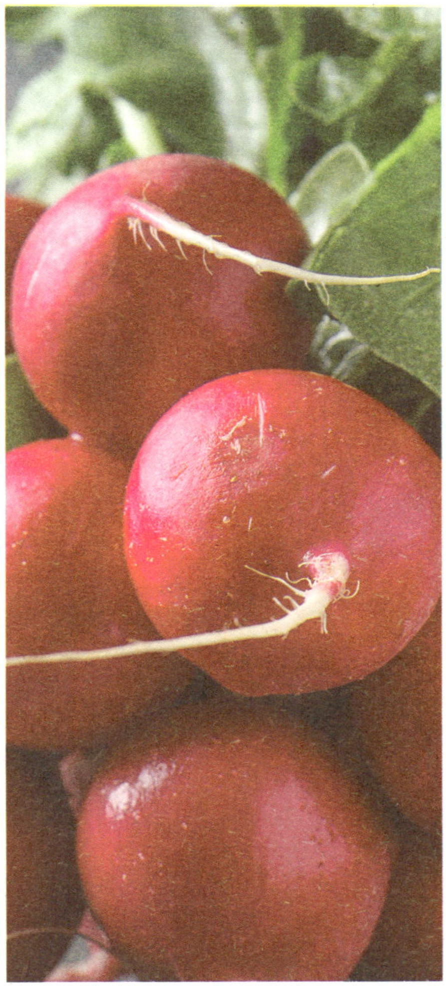
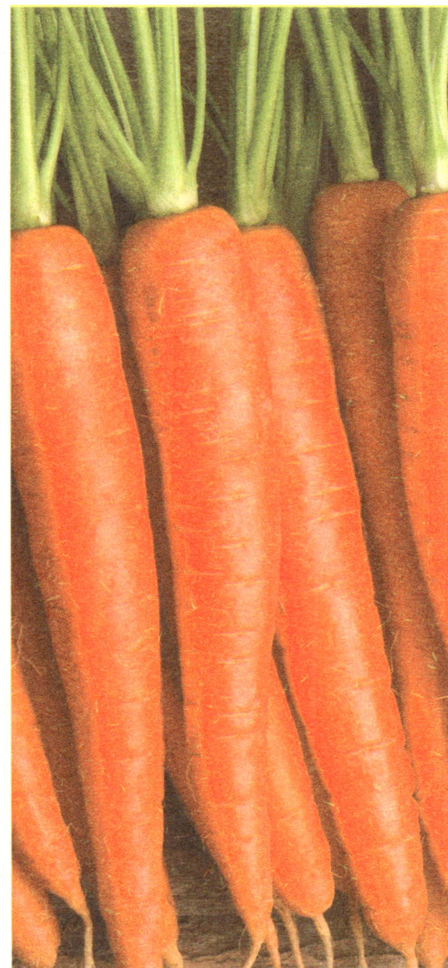

PESTO SOSLU KABAK

2 kişilik

Bu kabak dilimleri pek çok güzel malzemenin bir arada tadını çıkarabileceğiniz lezzetli ve muhteşem bir alışkanlıktır. Pesto sosunun tanıdık aromaları tatlı, küçük domatesler ve hassas kabak dilimleriyle birleşince ortaya hafif, doyurucu ve kolay hazırlanan, harika bir tabak çıkıyor!

2 orta boy kabak, soyulmuş

2 bardak sıkıştırılmadan paketlenmiş reyhan yaprağı

¼ bardak kenevir tohumu

¼ bardak ceviz

1 çay kaşığı zeytinyağı (isteğe bağlı)

½ hurma

2 diş sarımsak

¼ çay kaşığı deniz tuzu

1 limon

¼ bardak su

2 bardak küçük, tatlı domates

Kabakları spiral sebze dilimleyici ya da julyen soyucu yardımıyla dilimleyin. Büyük bir karışım kabına koyup kenara ayırın. Reyhan yaprakları, kenevir tohumları, ceviz, zeytinyağı, hurma, sarımsaklar, deniz tuzu ve limonu sos kıvamına gelinceye kadar suyla karıştırın. Sosu kabak dilimlerinin üstüne dökün ve iyice kaplayana kadar karıştırın. Kabakları iki tabağa paylaştırın. Üzerine dilimlenmiş küçük, tatlı domatesleri serpin. Tadını çıkarın!

İPUÇLARI:

- **İsteğe bağlı olarak kabak yerine yosun ya da salatalık da kullanılabilir.**
- **Bu öğün bir dahaki pikniğinize giderken yanınıza alabileceğiniz harika bir yiyecektir. Paylaşabilmek için iki kişilikten fazlasını hazırlayabilirsiniz.**

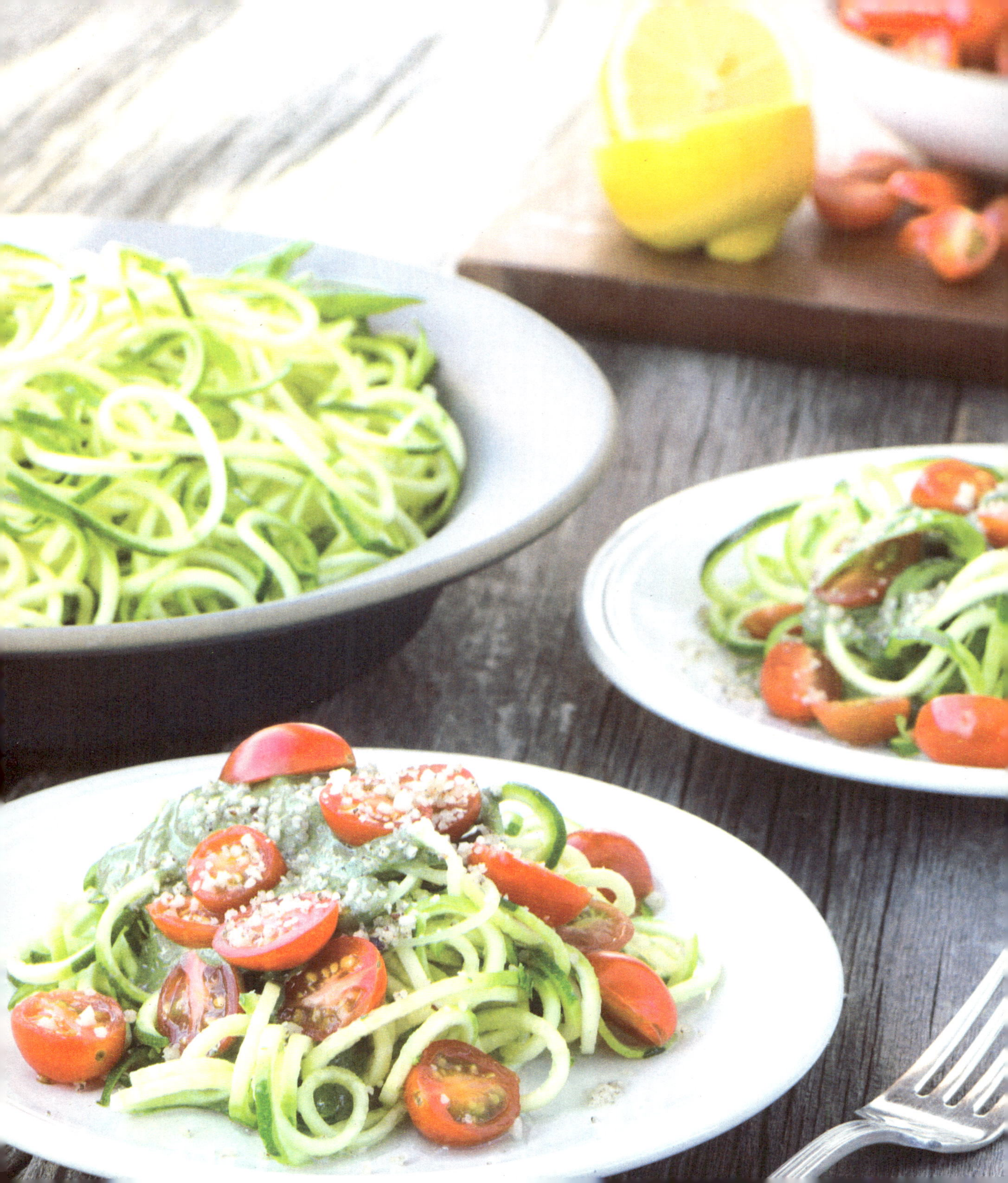

CAM KAVANOZDA SALATALAR

2 kişilik

Pek çok iyileştirici besinden oluşan bu salataları günlük beslenmenize dahil etmenin en iyi yollarından birisi önceden hazırlamaktır. Bu salatalar önceden hazırlanıp buzdolabında 3 gün dayanabilir. Her an yiyebilmek için elinizin altında hazır!

"Ranch" soslu karışık sebze salatası:

2 bardak ince kıyılmış kırmızılahana
2 bardak ince kıyılmış havuç
2 bardak doğranmış kuşkonmaz
1 bardak doğranmış turp
1 bardak doğranmış rezene
1 bardak doğranmış kereviz
1 bardak doğranmış kişniş otu
½ bardak doğranmış maydanoz
½ bardak doğranmış taze soğan
1 limon, ikiye kesilmiş
1 avokado, küp şeklinde doğranmış (isteğe bağlı)
8 bardak ıspanak ya da roka

Ranch sosu:
¼ bardak Brezilya fındığı
¼ bardak kaju
Yaklaşık 15 cm kereviz
1 diş sarımsak
1 yemek kaşığı kurutulmuş maydanoz
1 yemek kaşığı taze dereotu
½ yemek kaşığı sarımsak tozu
¼ çay kaşığı kereviz tohumu
¼ çay kaşığı deniz tuzu
1 limon
½ bardak su

Ispanak veya roka dışındaki tüm malzemeleri yaklaşık 1 litrelik cam bir kavanoza yerleştirin. Kavanozu buzdolabında üç güne kadar bekletebilirsiniz. Yeşillikler üstünde yer alan ve "ranch" sosla kaplı sebzelerin tadını çıkarın.

Brezilya fındığı, kaju, kereviz, sarımsak, kurutulmuş maydanoz, dereotu, sarımsak tozu, kereviz tohumu, deniz tuzu ve limonu püre haline gelene kadar karıştırıcıdan geçirin. ¼ ila ½ bardak suyu yavaş yavaş ekleyin, istediğiniz kıvama ulaştığınızda su eklemeyi bırakın. Sosu, küçük, cam bir kavanoza koyarak buzdolabında üç güne kadar bekletebilirsiniz.

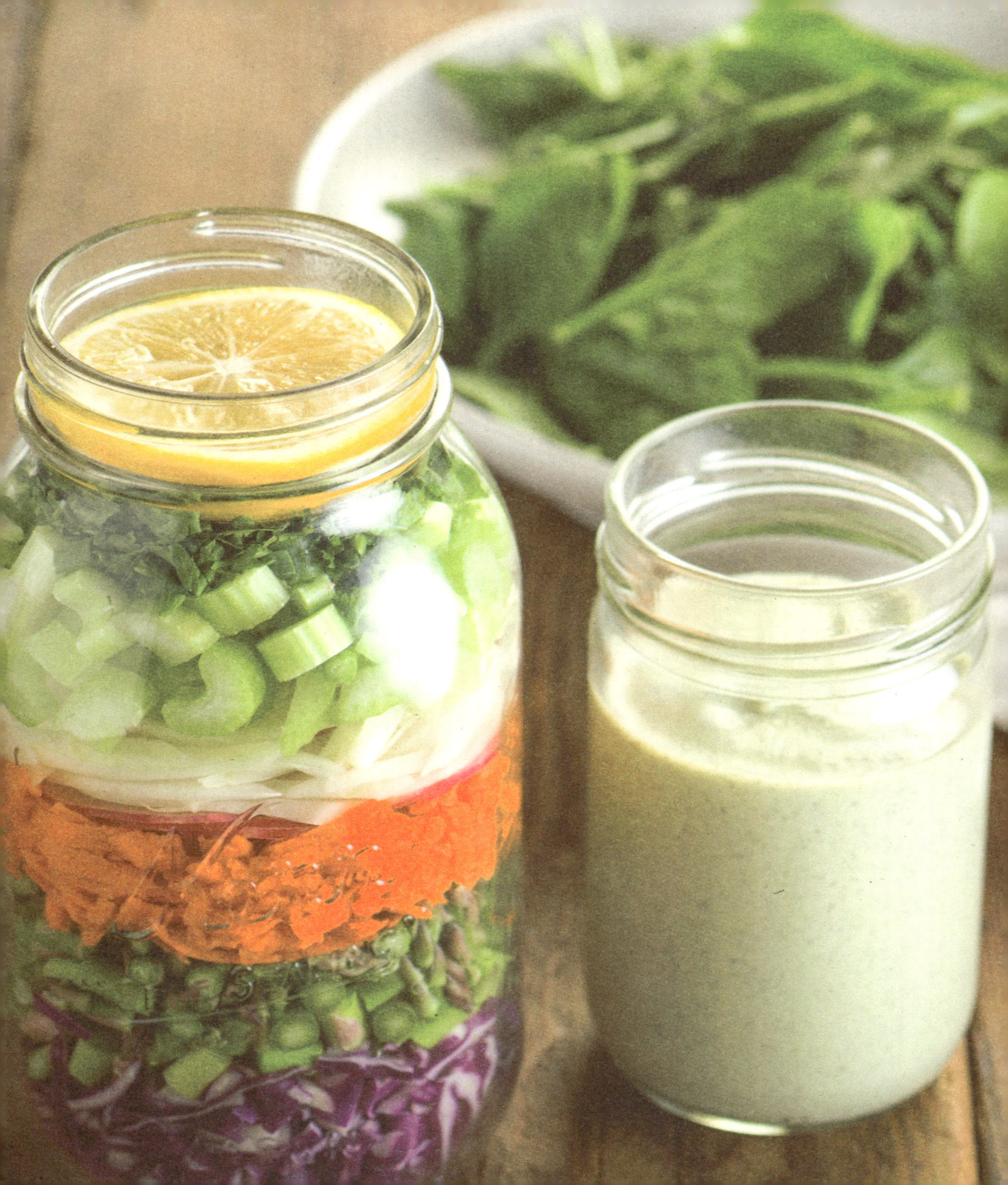

YEŞİLLİKLERLE MEYVE SALATASI

2 bardak portakal dilimi
2 bardak ahududu
2 bardak küp şeklinde doğranmış mango
2 bardak küp şeklinde doğranmış salatalık
1 bardak nar (tanelenmiş)
1 bardak kesilmiş kişniş otu
½ bardak kesilmiş reyhan
1 misket limonu
8 bardak yeşillik

Tüm meyveleri (yaklaşık bir litrelik) iki ayrı kavanoza yerleştirin. Misket limonunu dilimleyin ve kavanozda bulunan meyvelerin üstüne ekleyin. Kavanozları buzdolabında üç güne kadar saklayın. Yeşillikler üstünde, misket limonu soslu karışık meyve salatanızın tadını çıkarın.

İPUÇLARI:

- **Eğer elinizde cam kavanoz yoksa başka bir uygun kapta da saklayabilirsiniz.**
- **Eğer evden telaşla çıkıyorsanız salata kavanozunuzla birlikte önceden yıkanmış yeşilliklerinizi de yanınıza alın. Hiçbir şeyin sizi iyileşmekten alıkoymasına izin vermeyin, böyle durumlara hazırsınız.**

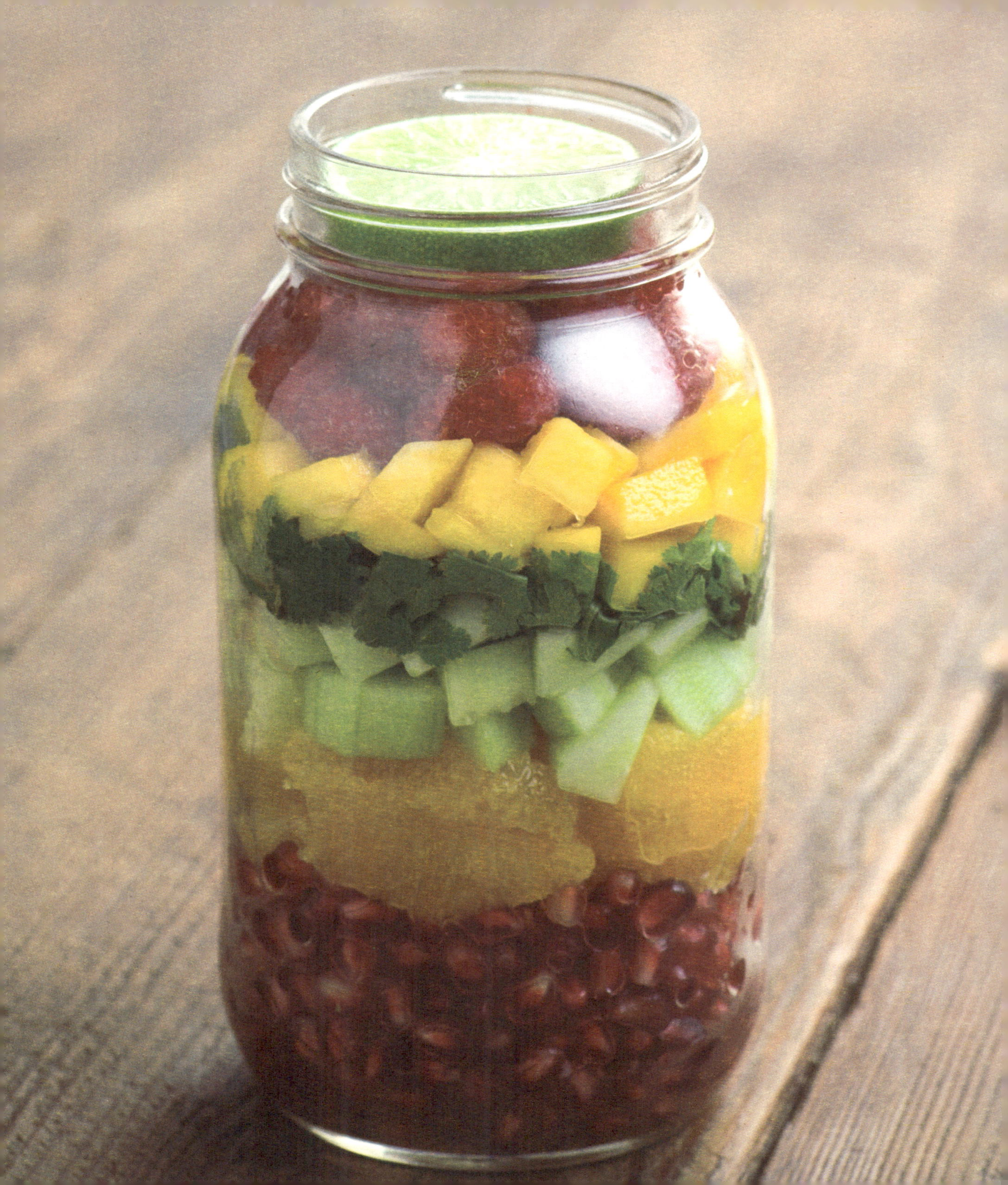

ISPANAK ÇORBASI

1 kişilik

Beslenme alışkanlıklarımıza daha fazla meyve ve sebzeyi dahil etmemizin en heyecanlı yönlerinden biri de tat alma duyumuzun değişmesi ve zamanla bu taze yiyecekleri daha çok ister duruma gelmemizdir. Kendinizi yeşillikler ve sundukları faydaları daha çok arzularken bulduğunuzda hazırlaması kolay ve zengin aromaya sahip, sindirimi kolay bu çorba günlük hayatınıza onları almak için harika bir yoldur. Ispanağın sağlamış olduğu mineral katkısıyla sağlığınıza hiç de faydası olmayan diğer yiyeceklere karşı olan isteğinizi ortadan kaldırmak daha da kolay olacak.

½ bardak üzüm domates
1 kereviz sapı
1 diş sarımsak
1 portakal
4 bardak körpe ıspanak
2 reyhan yaprağı
½ avokado (isteğe bağlı)

Domatesleri, kerevizi ve sarımsağı bir portakalın suyuyla püre haline gelene kadar karıştırıcıdan geçirin. Ispanakları tam olarak karışıncaya kadar tutamlar halinde ekleyin. Reyhan ve avokadoyu ekleyin (isterseniz) ve kıvamlı bir hale gelene kadar karıştırın. Vakit kaybetmeden tadını çıkarın!

İPUÇLARI:

- **Reyhan yerine ¼ bardak kişniş otu kullanabilirsiniz.**
- **Başlangıçta çorba size çok çekici gelmediyse birkaç hafta sonra bir kez daha deneyin. Damak zevkinizin değişmesiyle birlikte bu çorbayı beslenmenizin temel taşlarından biri yapacak kadar sevecek duruma geldiğinizi göreceksiniz!**

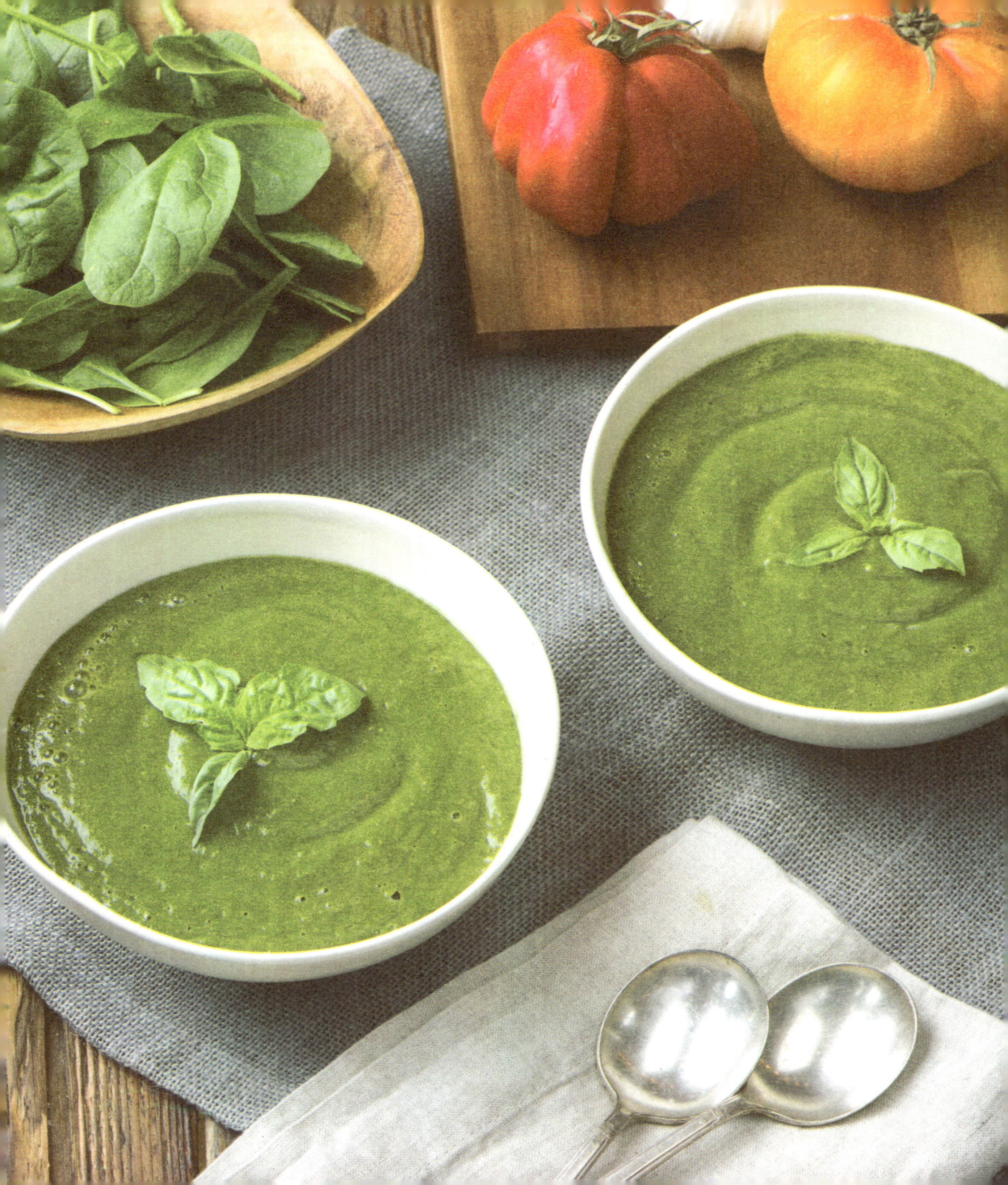

SEBZE KRUDİTELİ[27] GÜNEŞTE KURUTULMUŞ DOMATES VE ENGİNARLI DİP SOS

2 kişilik

Bu dip sosu hazırlamak saniyeler sürer ve harika aromalar barındırır. Güneşte kurutulmuş domatesler, sarımsak ve maydanoz körpe enginar göbekleriyle tamamen karıştırılır ve bu dip sosu yiyen bir daha ister!

2 bardak buğulanmış enginar göbeği (önerilere bakın)

¾ bardak yağsız, güneşte kurutulmuş domates, 5 dakika sıcak suda bekletilmiş

2 yemek kaşığı saf tahin

1 bardak bastırılmadan paketlenmiş maydanoz

2 diş sarımsak

1 limon

¼ çay kaşığı deniz tuzu

Tercih ettiğiniz sebzeler (biber, salatalık, karnabahar, turp veya kuşkonmaz)

Enginar göbekleri, güneşte kurutulmuş domatesler, tahin, maydanoz, sarımsak, limon suyu ve deniz tuzunu karıştırıcıya koyun. İyice karışana kadar çalıştırın. Enginarlı dip sosu istediğiniz sebzelerle birlikte servis edin!

İPUÇLARI:

- **Enginar göbeklerini hazırlamak için bu kitapta anlattığımız, enginarı bütün olarak buğulamayla ilgili yönergeleri izleyin. Enginarları soğumaya bırakın ve ardından sadece hafif sarı yapraklar kalana kadar bütün yeşil yaprakları koparın. Enginarı ikiye kesin ve boğazını (kadifemsi beyaz ve mor yapraklar ve altta bulunan ipliğimsi dokular) kaşıkla oyarak tamamen alın. Artık enginar göbeğiniz kullanıma hazır.**
- **Eğer saf tahin bulamıyorsanız onun yerine normal tahin de kullanabilirsiniz. Saf tahinin aroması biraz daha hafiftir, fırınlanmış tahinin daha kendine has bir aroması vardır. İkisi de kullanılabilir.**
- **Bu tarifin tadını açıklandığı gibi taze sebzelerle ya da her türden pişmiş sebzelerle çıkarın. Yaratıcı biriyseniz, patateslerin içini bile doldurabilirsiniz!**

27 Tipik olarak salata suyuna veya diğer soslara batırılmış, dilimlenmiş veya bütün çiğ sebzelerden oluşan geleneksel Fransız mezeleri. *–çn.*

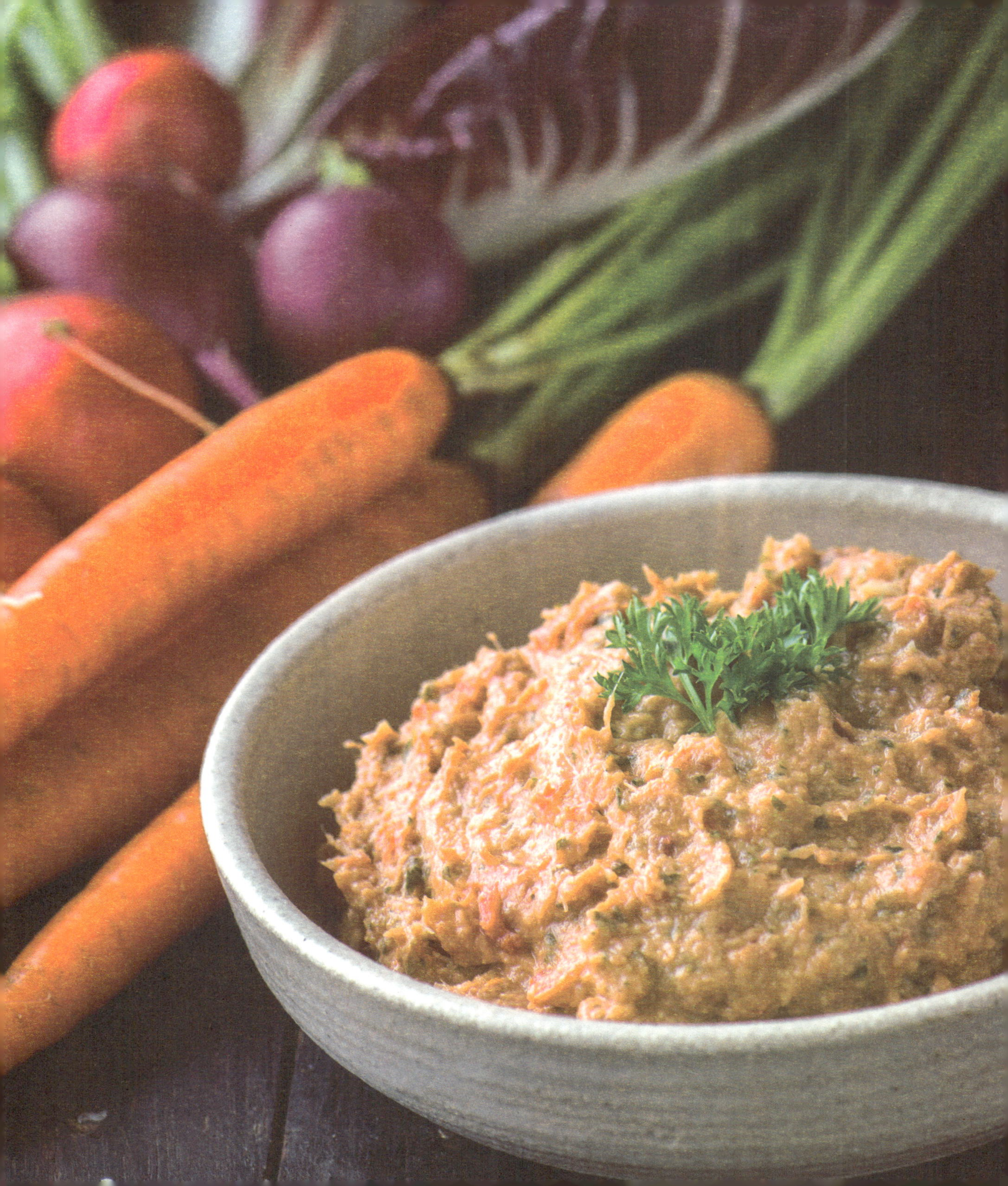

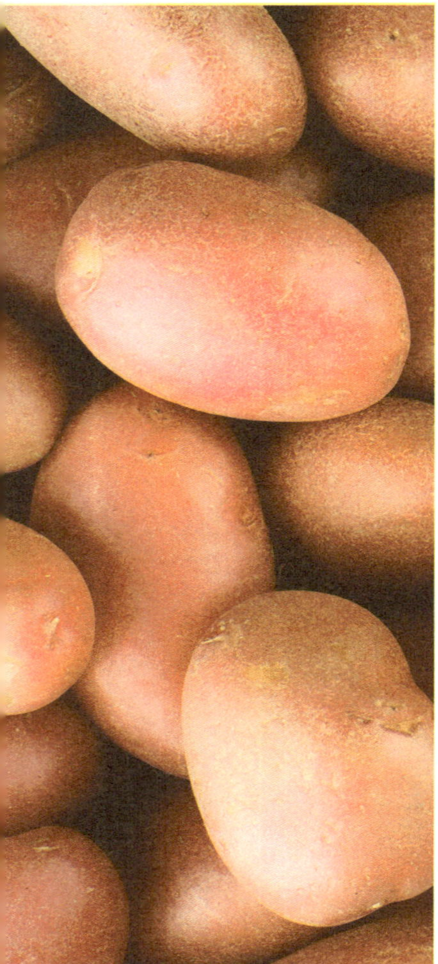
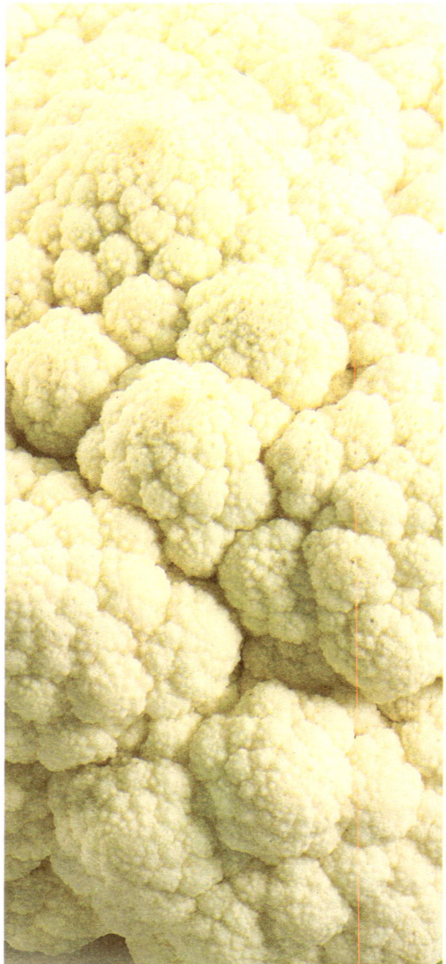
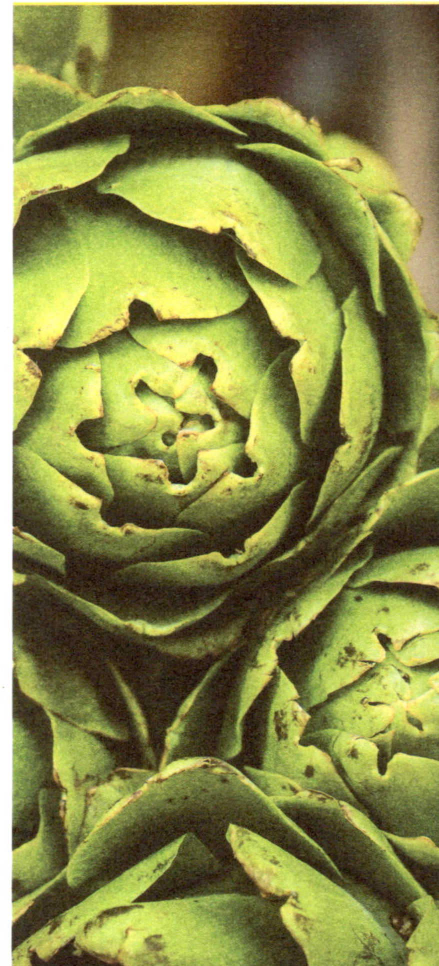

AKŞAM YEMEĞİ

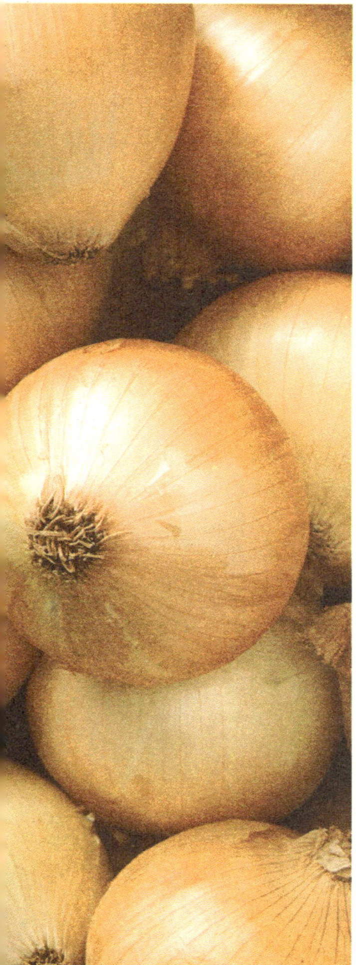
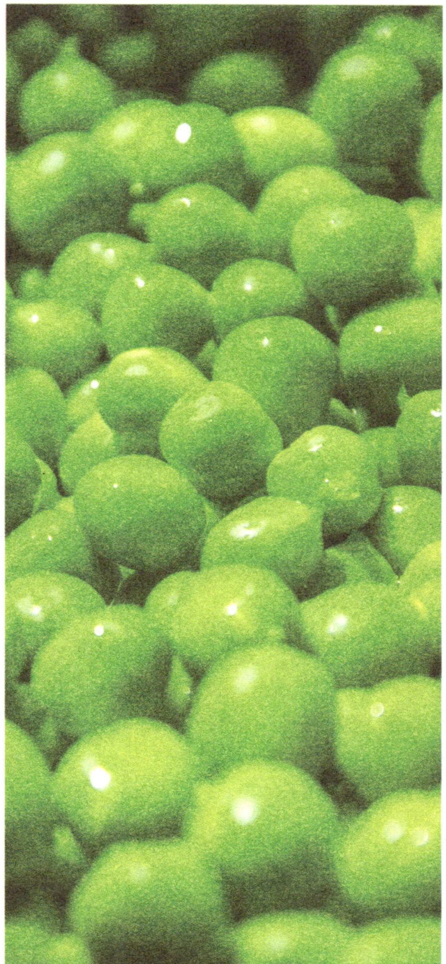
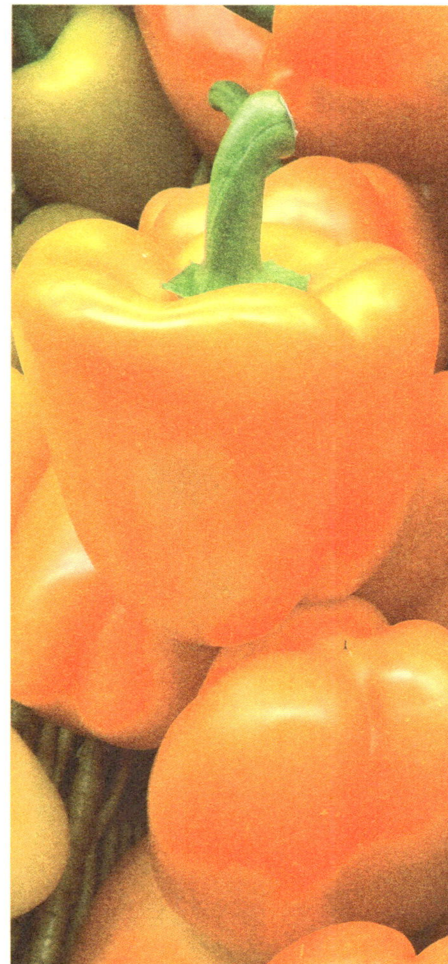

"NACHOS TARZI" FIRINDA PATATES

2-3 kişilik

Nachos tarzı cipsleri de içerebiliyorken bu yumuşak, altın sarısı yuvarlaklar arzulanacak başka bir şey bırakmaz. İçi yumuşak kalıp dışı kızarıncaya kadar fırında piştikten sonra avokado, domates, soğan ve kişniş otunun o bilindik aromalarıyla tatlanan bu patatesler hızlı bir şekilde bitecektir, belki iki seferlik yapmak isteyebilirsiniz. Üzerine Sarımsak Kaju Aioli[28] Sosu ekleyerek bu patatesleri daha da güzel bir hale getirebilirsiniz.

6 orta boy patates
2 çay kaşığı Hindistan cevizi yağı
½ çay kaşığı deniz tuzu
(iki farklı aşamada kullanılacak)
1 avokado, küp şeklinde doğranmış
1 bardak küp şeklinde doğranmış domates
1 bardak küp şeklinde doğranmış soğan
½ bardak kişniş otu, doğranmış
½ jalapeno, kıyılmış (isteğe bağlı)
2 misket limonu
¼ bardak Sarımsak Kaju Aioli Sosu
(isteğe bağlı)

Fırını önceden 190 derecede ısıtın. Patatesleri soyun ve ½-1 cm arası kalınlıkta dilimleyin. Hindistancevizi yağı ve ¼ çay kaşığı deniz tuzuyla karıştırın. Patatesleri pişirme kâğıdı serdiğiniz fırın tepsisine yerleştirin. Aralarında boşluk lamasına veya üst üste gelmemelerine dikkat edin. 20 dakika kadar pişirin, tersini çevirip 10 dakika daha çevirin.

Patatesler pişerken avokado, domates, soğan, kişniş otu, jalapeno ve iki misket limonunun suyunu bir kapta karıştırın. Patatesleri tabağa aldıktan sonra isterseniz üstüne avokado salsa sosu ve Sarımsak Kaju Aioli Sosunu ekleyin. Daha sonra geriye kalan deniz tuzunu üstüne serpin ve tadını çıkarın.

İPUÇLARI:

- **Farklı tat, doku ve besin değerleri için farklı patates türlerini deneyin.**
- **Anlık oyunlar yapabilmek için, patatesleri soyup dilimledikten sonra bir kâse soğuk suda buzdolabında saklayın. Üç güne kadar dayanırlar; sadece her gün suyu değiştirmelisiniz, istediğiniz zaman elinizin altında hazır bulunan patateslerin tadını çıkarın.**

28 Sarımsak, zeytinyağı ve yumurtadan yapılan bir sos. *–yhn.*

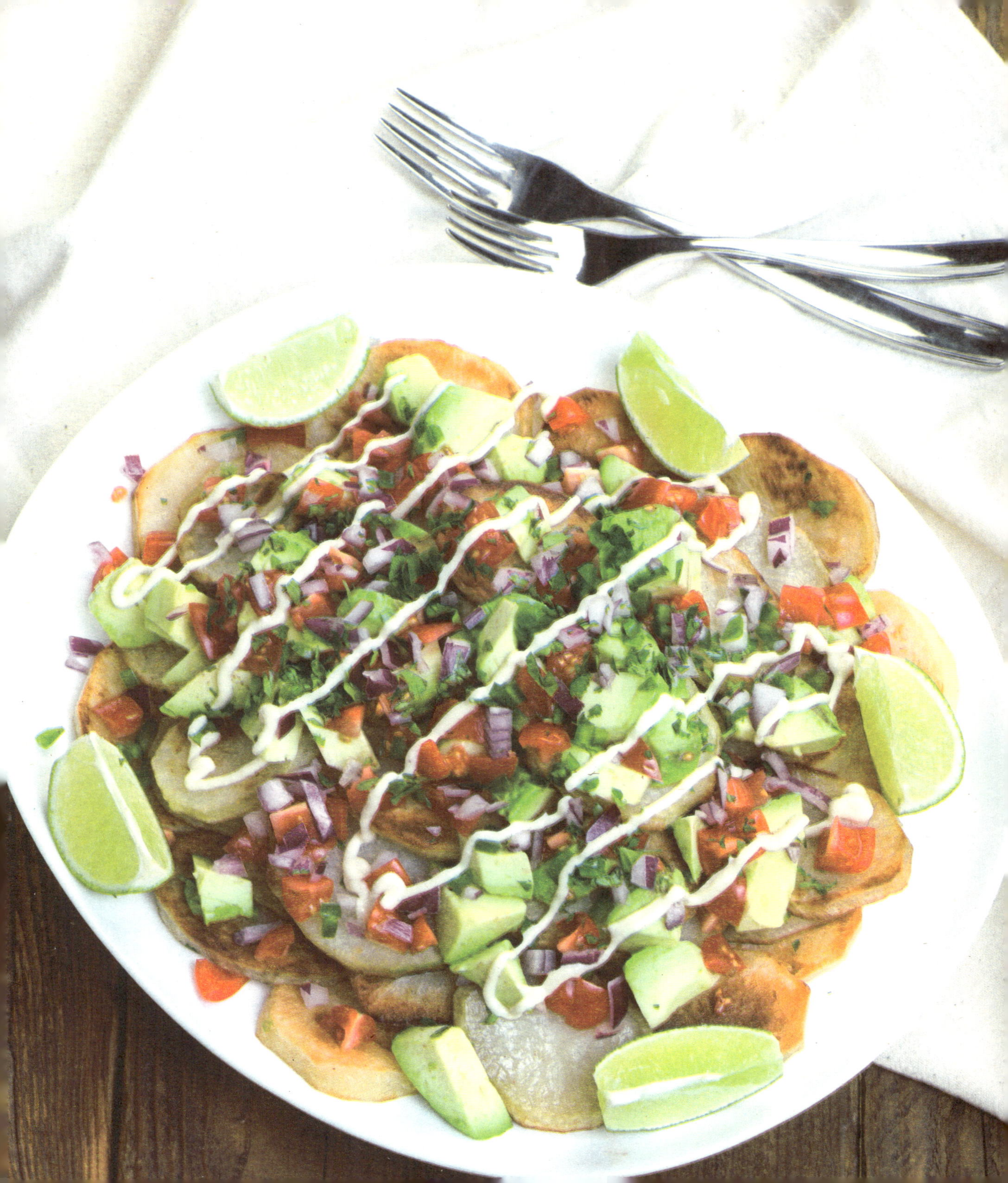

"PATLAK PİRİNÇ" KARNABAHAR

2-3 kişilik

İyileşmeye giden bu yolda karşımıza çıkan yoğun programlar veya sevdiklerimizin ihtiyaçlarıyla ilgilenmek zorlayıcı olabilir. "Patlak pirinç" karnabahar restoran kalitesindeki aroması ve hazırlama kolaylığıyla hayatınızı biraz daha kolaylaştırabilir. Bu tarifi çiğ ya da pişmiş deneyebilirsiniz, ayrıca ailenizin en sevdiği sebze veya bitkilerle birleştirmek kolay olacaktır.

1 orta boy karnabahar
(yaklaşık 6 küçük parçadan oluşması yeterli)

1 çay kaşığı hindistancevizi yağı

½ kırmızı soğan, küp şeklinde doğranmış

2,5 cm uzunluğunda zencefil, doğranmış

3 diş sarımsak, doğranmış

1 büyük havuç, küp şeklinde doğranmış

1 kırmızı dolmalık biber, küp şeklinde doğranmış

2 kereviz sapı, küp şeklinde doğranmış

1 bardak bezelye

1 çay kaşığı fırınlanmış susam yağı

2 yemek kaşığı hindistancevizi sosu

½ çay kaşığı saf bal (isteğe bağlı)

1 çay kaşığı deniz tuzu

½ jalapeno (isteğe bağlı)

1 bardak kişniş otu

¼ bardak badem, öğütülmüş (isteğe bağlı)

2 çay kaşığı susam

1 misket limonu

Karnabaharı küçük parçalara ayırarak mutfak robotuna yerleştirin. Karnabahar parçaları pirinçten biraz daha iri boyuta gelene parçalayın. Bir bez yardımıyla "patlak pirinç" karnabaharın suyunu süzün ve kenara ayırın.

1 çay kaşığı hindistan cevizi yağını ısıtın ve soğanı orta-yüksek ateşte pişirin. Yapışmayı önlemek için ihtiyaç oldukça yemek kaşığıyla su ekleyin. Zencefil, sarımsak, havuç, kırmızıbiber, kereviz ve bezelyeyi ekleyin ve soğanla birlikte sebzeler yumuşayıncaya kadar pişirin. Süzülen karnabahar, susam yağı, hindistancevizi sosu, bal ve deniz tuzunu da ekleyin ve iyice karıştırın. Karnabahar yumuşayıncaya kadar yaklaşık 5-7 dakika daha pişirin.

"Patlak pirinç" karnabaharı üzerine jalapeno (isteğe bağlı) ile birlikte kişniş otu, öğütülmüş badem, susam ve misket limonu suyu ekleyerek sunabilirsiniz!

Çiğ "patlak pirinç" karnabahar için: Karnabaharı "patlak pirinç" haline dönüştürmek için ilk yönergeyi izleyin ve kırmızı soğan, zencefil, 1 diş sarımsak, havuç, kırmızıbiber ve kerevizle birlikte bir kaba koyun. Susam yağı, hindistancevizi sosu, deniz tuzu ve jalapenoyu karnabaharın üzerine ekleyerek en az 15 dakika marine edin. Üstünü kişniş otu, öğütülmüş badem, susam ve misket limonu suyuyla süsleyerek servis edin.

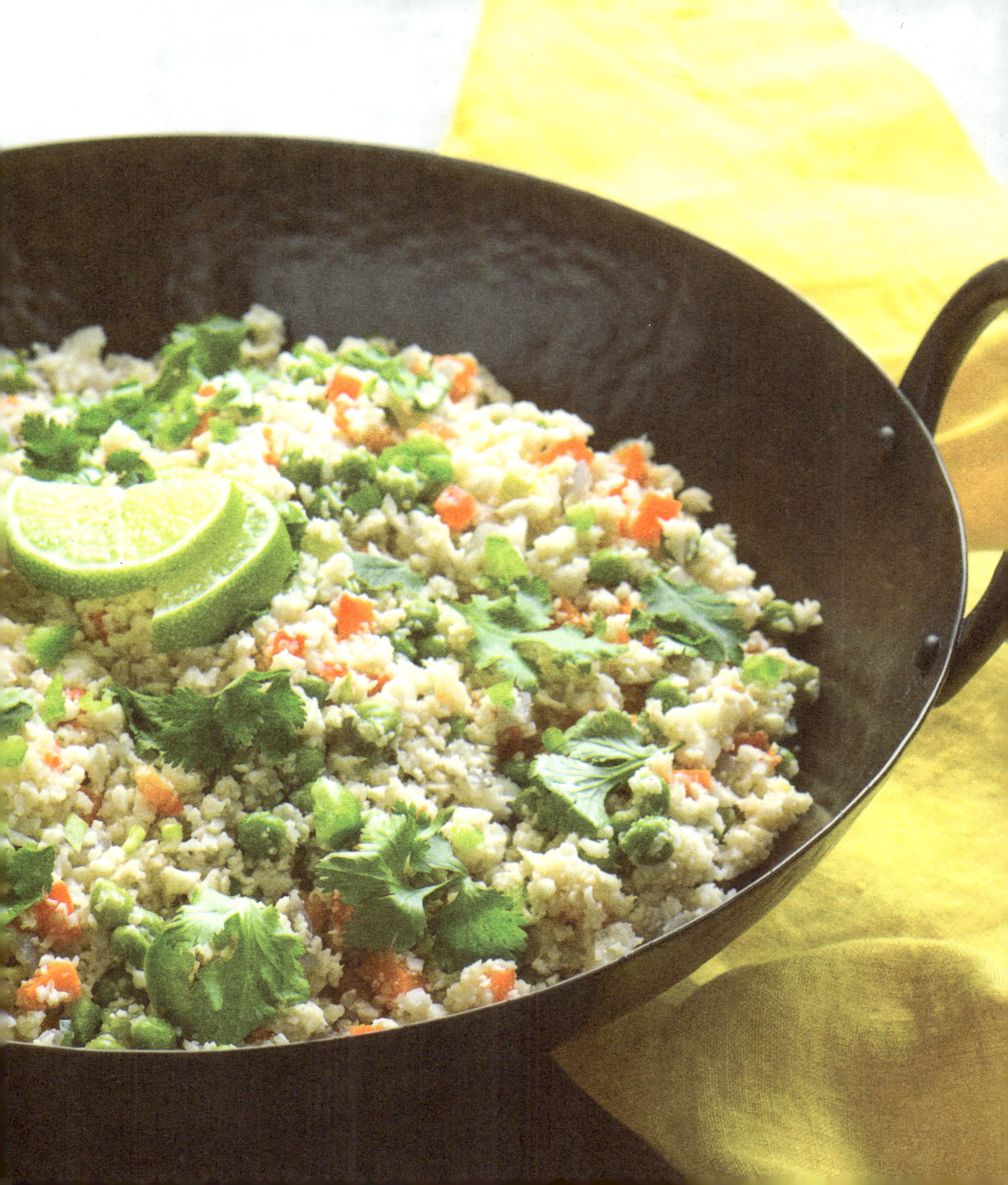

ENGİNAR BUĞULAMA

2 kişilik

Buğulanmış enginar sadece limon suyu ve deniz tuzuyla kendi başına lezzetle yenir, özellikle de tiroit bezinize getireceği faydaları bildiğinizde. Bu tarif enginarı sarımsak kaju aioli ile birlikte başka bir seviyeye taşıyor. Hazırlaması çok basit bir tarif ve bir dahaki sefere akşam yemeğine gelecek olan konuklarınızı şaşırtmak için güzel bir yol.

4 enginar
1 bardak kaju
2 yemek kaşığı zeytinyağı
3 diş sarımsak
2 limon
¼ çay kaşığı deniz tuzu
½ bardak su

Enginarı tepesinden ve sapından birer cm kesin. Geriye kalan yaprakların uçlarını da yaklaşık 1 cm kesin. Bir tencerede su kaynatın. Enginarları bir buğulama süzgeci yardımıyla tencereye, suyun üstüne oturtun. Enginarların boyutuna bağlı olarak yaklaşık 30-40 dakika buğulayın. Yaprak yumuşadığında ve kolayca kopmaya başladıklarında pişmiş demektir.

Kaju, sarımsak, iki limonun suyu ve deniz tuzunu ½ bardak suyla birlikte karıştırıcıdan geçirin. Kıvamlı bir hal alana kadar karıştırın. Daha az kıvamlı olmasını istiyorsanız ½ bardak su daha ekleyebilirsiniz.

Enginarı kaju aioli dip sosuyla birlikte servis ederken üstünü istediğiniz taze otlarla süsleyebilirsiniz.

İPUÇLARI:

- **Artan aioliyi "Nachos Tarzı" Fırında Patatesle ya da buğulanmış patates, brokoli gibi sebzelerle kullanmak için saklayabilirsiniz, belki de salata sosu olarak kullanabilirsiniz.**

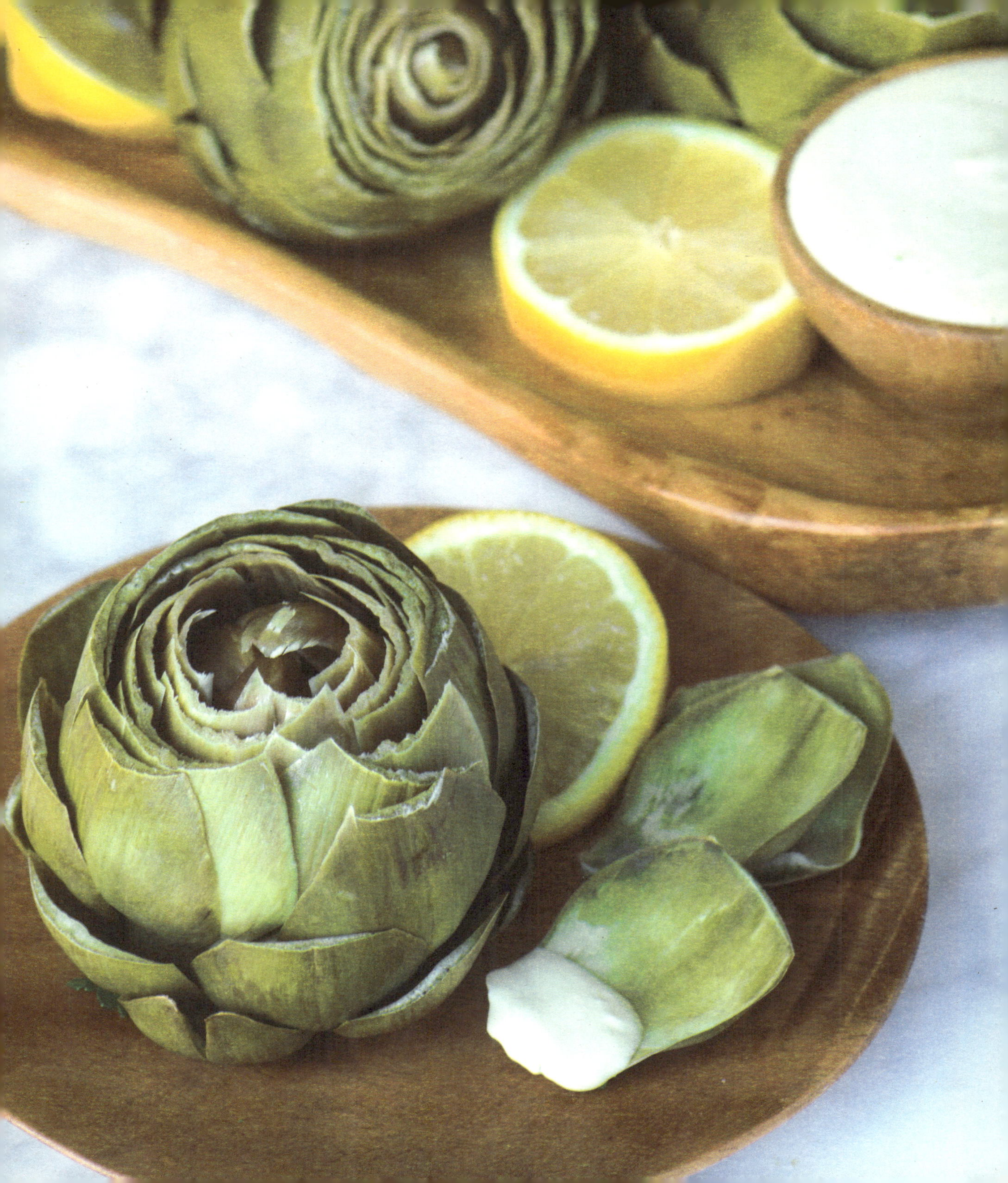

SPAGETTİ KABAK "BOLONEZ"

2 kişilik

Spagetti kabağın bu ismi almasının bir sebebi var. Bu yumuşak, sarı kabak şeritleri çubuk makarnaya çok benziyor, özellikle de zengin, iştah açıcı domates sosu ve biraz Fesleğenli Brezilya Fındığı "Parmesan" sosuyla. Aileniz ve arkadaşlarınız tarafından bir anda çok sevildiğini göreceksiniz, bundan dolayı fazlasıyla hazırlamak isteyebilirsiniz. Bir miktar sosu dondurarak saklayın, böylece aniden bastıran koca bir tabak dolusu spagetti isteğinizi, her an elinizin altında hazır bulunan sosla tatlandırabilirsiniz.

1 büyük boy spagetti kabak

2 bardak küp şeklinde doğranmış kırmızı soğan

4 diş sarımsak, doğranmış

2 bardak salkım domates

1 bardak dilimlenmiş mantar (isteğe bağlı)

1 çay kaşığı kırmızı toz biber

1 çay kaşığı tavuklu çeşni

1 çay kaşığı sarımsak tozu

¼ çay kaşığı toz köri

¼ çay kaşığı deniz tuzu

½ bardak güneşte kurutulmuş domates, 5 dakika sıcak suda bekletilmiş

¼ bardak Fesleğenli Brezilya Fındığı "Parmesan" sosu (aşağıya bakınız)

FESLEĞENLİ BREZİLYA FINDIĞI "PARMESAN"

¼ bardak Brezilya fındığı

¼ çay kaşığı deniz tuzu

¼ çay kaşığı kurutulmuş fesleğen

1 diş sarımsak

Fırını önceden 200°C'de ısıtın. Spagetti kabağı dikkatlice ikiye ayırın ve çekirdeklerini çıkarın. Fırın tepsisini yaklaşık 1-1,5 cm suyla doldurun ve yarım kabakları kesik tarafları alta gelecek şekilde tepsiye yerleştirin. Parmağınızla dışından bastırdığınızda bir oyuntu oluşana kadar yaklaşık 30-40 dakika pişirin. Kabakları fırından çıkarın. Elle tutulacak kadar soğuk hale geldiklerinde bir çatal yardımıyla iç taraftan "spagetti" şeritleri çıkarın. Şeritleri iki tabağa paylaştırın.

"Bolonez"i hazırlamak için, 2 yemek kaşığı suyla birlikte orta boy bir tavaya soğanları koyun. Orta-yüksek ateşte, soğanlar yumuşayıncaya kadar pişirin. Yapışmayı önlemek için gerekirse yine yemek kaşığıyla su ekleyin. Sarımsak, salkım domates, mantar, kırmızı toz biber, tavuklu çeşni, sarımsak tozu, köri, deniz tuzu ve güneşte kurutulmuş domatesleri tavaya ekleyin ve sık sık karıştırarak domatesler yumuşayıncaya kadar 5-7 dakika pişirin. Bir el karıştırıcısı kullanarak malzemeleri hâlâ tanecikli kalacak şekilde iyice birbirine karıştırın. Alternatif olarak sabit bir karıştırıcı kullanabilirsiniz ancak haznenin üst kısmında buharın çıkması için boşluk bırakmayı unutmayın.

Fesleğenli Brezilya Fındığı "Parmesan" sosu spagetti kabağın üstüne dökün ve tadını çıkarın!

Brezilya fındığı, deniz tuzu, fesleğen ve sarımsağı mutfak robotuna koyun ve tüm malzemeler iyice ufak parçalara ayrılana kadar karıştırın.

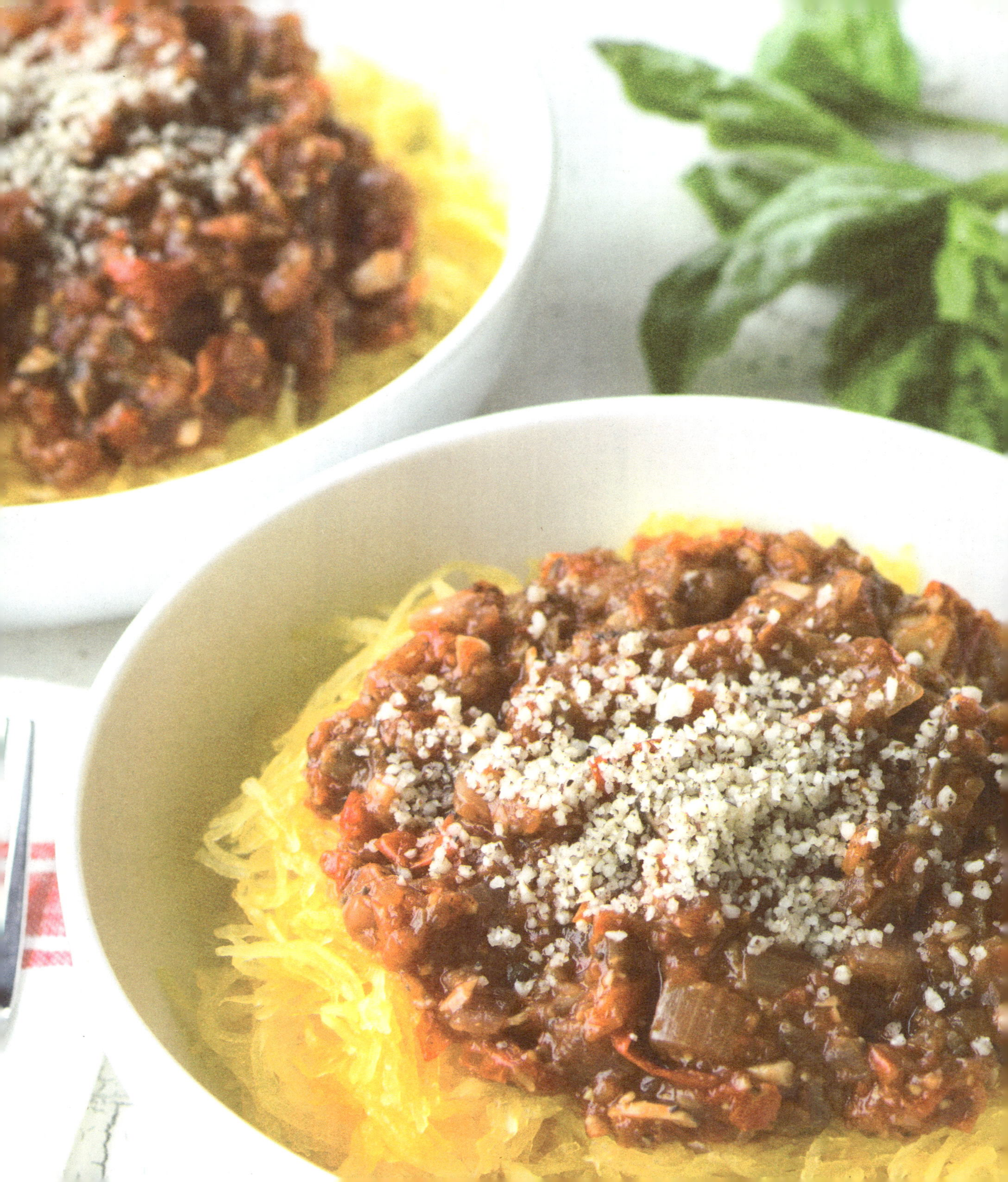

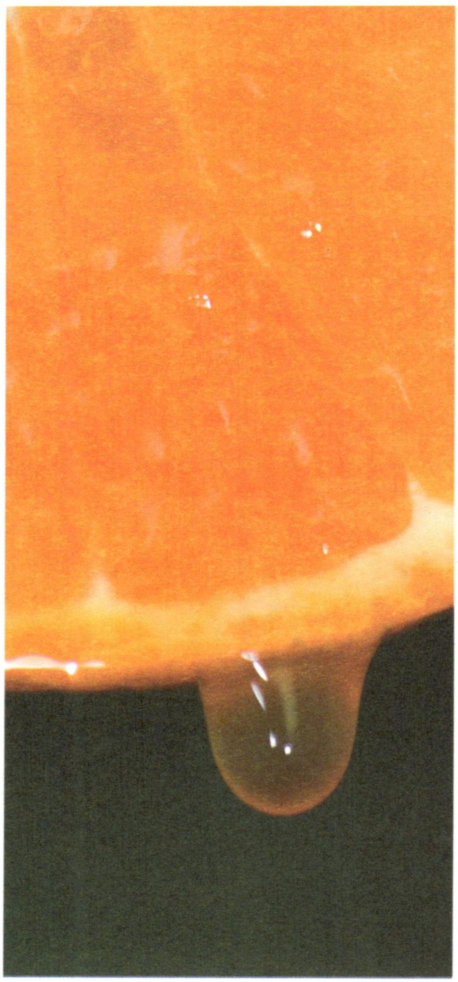
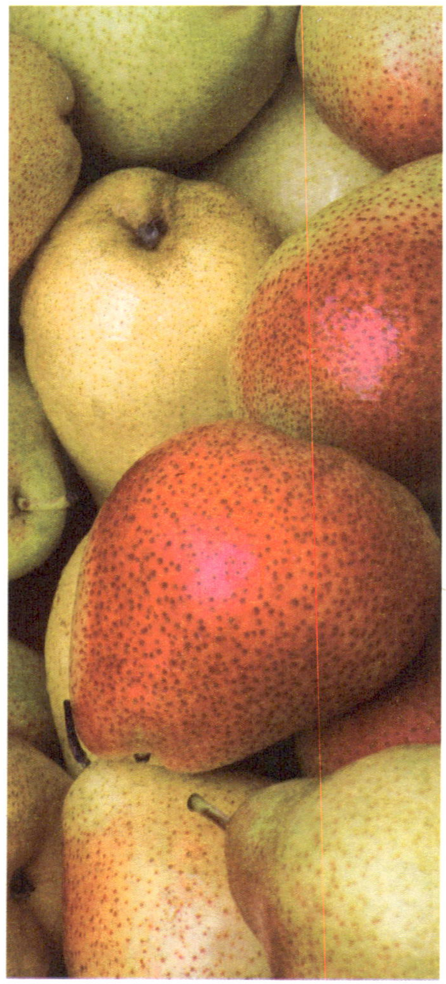
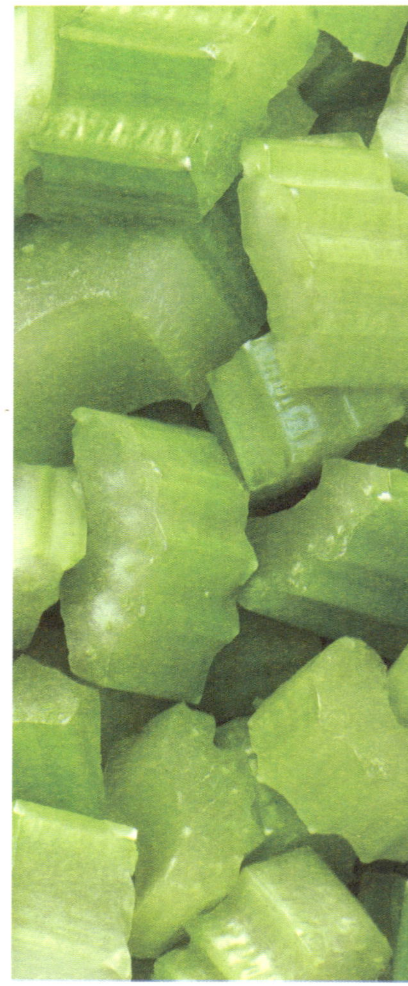

ATIŞTIRMALIKLAR

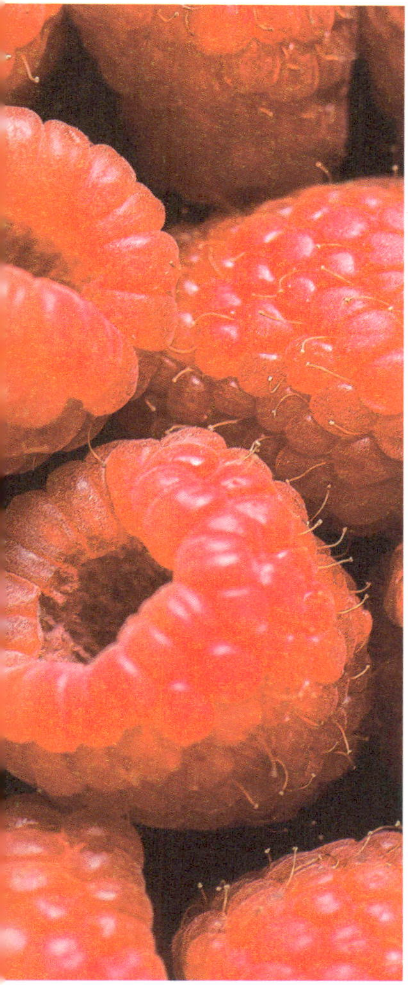
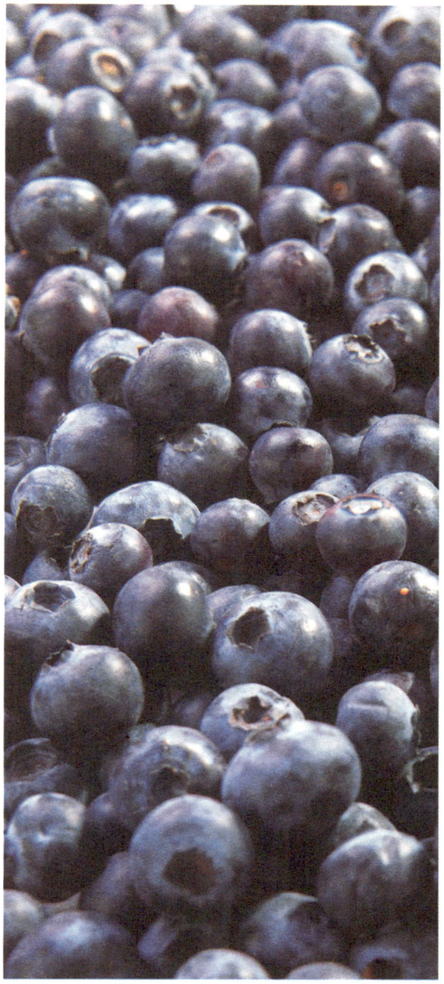
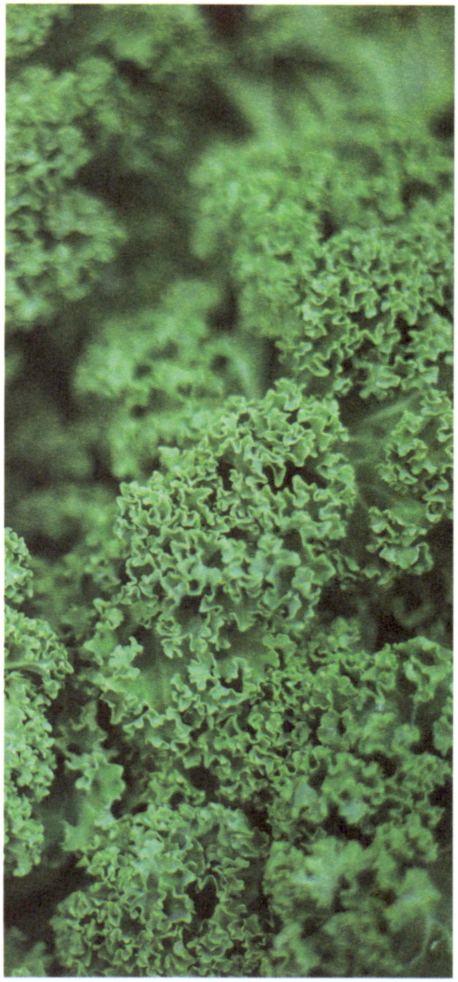

AVOKADO SOSLU TATLI PATATES CİPSİ

1-2 kişilik

Cipslerin kötü bir ünü var, çünkü marketten alınan cipsler çok fazla koruyucu içeriyor ve istenmeyen içerikler barındırıyor. Evde, kendi fırınınızda lezzetli ve sağlıklı cipsler yapmak mümkün! Aşağıdaki tarif farklı ve baskın aromalara sahip birçok baharatı içeriyor, yine de hiçbirini koymamakta özgürsünüz. Bu cipsler sadece bir tutam deniz tuzula veya ağız sulandıran avokado sosuna batırılarak da afiyetle yenebilir.

2 büyük tatlı patates

¼ çay kaşığı deniz tuzu

¼ çay kaşığı sarımsak tozu

¼ çay kaşığı kimyon

¼ çay kaşığı paprika

¼ çay kaşığı toz kırmızıbiber

¼ çay kaşığı acı kırmızıbiber (isteğe bağlı)

2 çay kaşığı Hindistan cevizi yağı (isteğe bağlı)

AVOKADO SOSU

2 avokado

½ limon

1 misket limonu

1 küçük domates, ince doğranmış

¼ kırmızı soğan, ince doğranmış

½ bardak kişniş otu, doğranmış

1 diş sarımsak, doğranmış

¼ jalapeno, doğranmış (isteğe bağlı)

¼ çay kaşığı deniz tuzu (isteğe bağlı)

Fırını önceden 120°C'de ısıtın. Bir dilimleme makinesi ya da bıçakla tatlı patatesleri çok ince dilimleyin, dilimler yaklaşık 1,5-2 mm kalınlığında olsun, mümkünse 3 mm'yi geçmesin. Düzgün ve ince kestiğinizden emin olun ancak saydam bir hale gelecek kadar ince olmasınlar. Patates dilimlerini kaynar suya atın ve orta-yüksek ateşte pişirin. 5 dakika sonra patatesleri alın ve suyu dökün.

Küçük bir kapta deniz tuzu, sarımsak tozu, kimyon, paprika, kırmızıbiber ve acı kırmızıbiberi karıştırın. İki fırın tepsisini hindistancevizi yağıyla hafifçe yağlayın. Patates dilimlerini üst üste gelmeyecek şekilde tepsilere yerleştirin. Dilimlerin üst taraflarını da hafifçe yağlayın. Baharat karışımını dilimlerin üstüne serpin.

Tatlı patatesleri 25 dakika pişirin. Tepsileri fırından çıkarın ve dışları gevrek bir hal almış olan dilimleri ters çevirin. 5 dakika sonra tepsileri tekrar çıkarın ve patates dilimlerinin diğer taraflarının da gevrek hale gelip gelmediğini kontrol edin. Gerekiyorsa, 3-5 dakika daha pişirin. Patates dilimleri fırından çıkar çıkmaz gevrek görünmeyebilir, soğudukça sertleşeceklerini unutmayın.

Patates dilimlerini avokado sosuyla ya da sade bir biçimde servis edin. En iyi sonuç için hazırladıktan sonra, kısa süre içinde sunumunu yapın!

Avokadoyu küçük bir kapta limon ve misket limonu suyuyla ezin. Domates, soğan, kişniş otu, sarımsak, jalapeno ve deniz tuzunu ezdiğiniz avokadoyla karıştırın. Tatlı patates cipsinin tadını çıkarın. Hazırlamış olduğunuz sosu herhangi bir yeşillik salatası veya istediğiniz sebze yemeklerinde de kullanabilirsiniz.

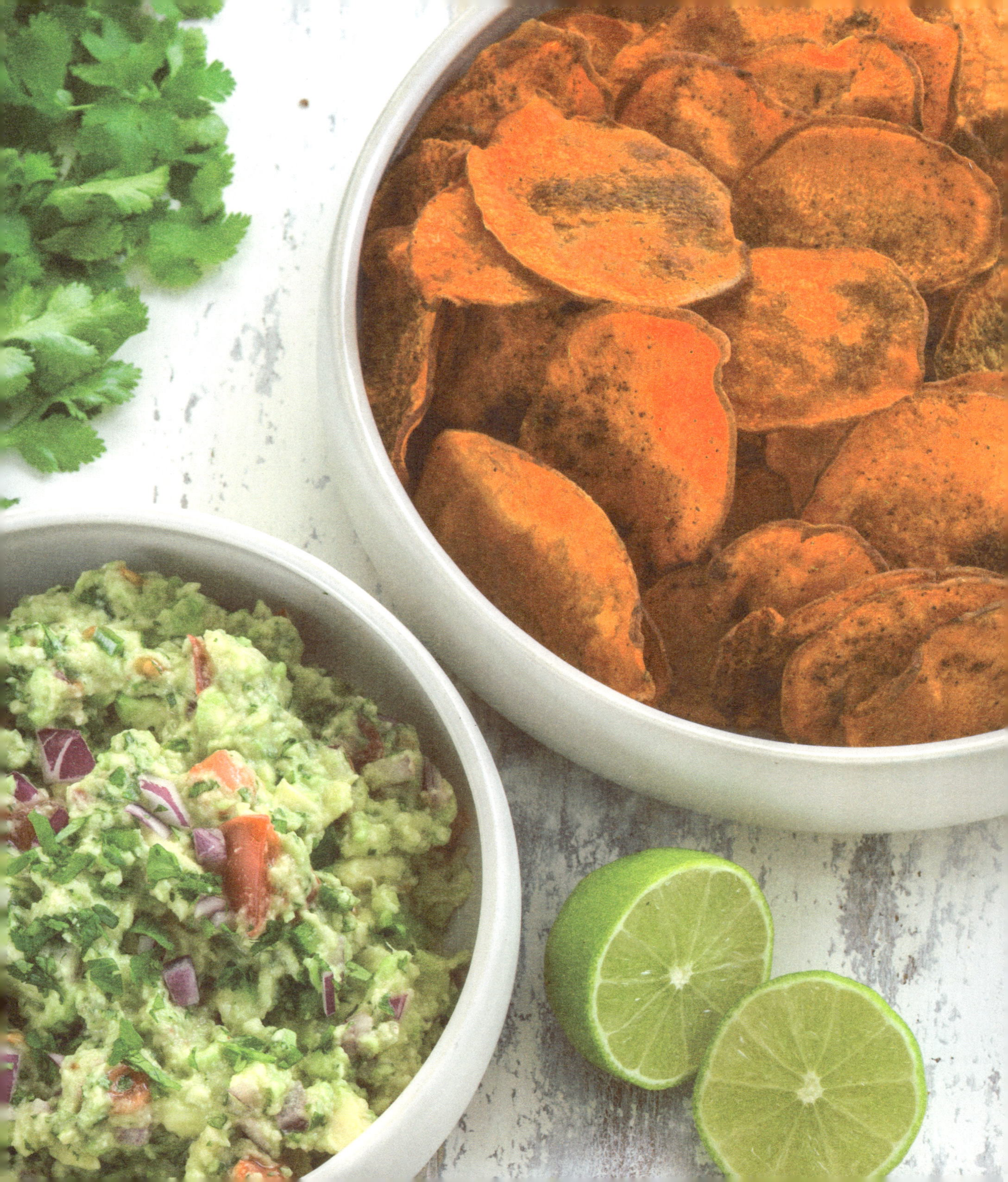

YABANMERSİNLİ MUZLU DONDURMA

2 kişilik

Bu dondurma ondan isteyeceğiniz her şeyi size sunuyor: kaymak gibi, tatlı ve soğuk. Onunla ilgili en iyi olan şey ise canınız istediği zaman iyileşmenize engel olduğunu düşünmeden tadını çıkarabilmeniz olacak. Kahvaltıda dondurma mı? Elbette! Akşam yemeğinde dondurma? Neden olmasın? Ayrıca harika bir atıştırmalıktır. Dondurmanızı ne zaman yerseniz yiyin tiroit beziniz ve tüm vücudunuz bu keyfin kendilerine sunduğu faydalar için size minnettar kalacak.

3 büyük dondurulmuş muz

2 bardak çözülmüş yabanmersini, iki farklı aşamada kullanılacak

2 çay kaşığı saf bal (isteğe bağlı)

1 bardak çözülmüş yabanmersinini suyuyla birlikte isteğe bağlı olarak balı da ekleyerek mutfak robotuna koyun. Sadece karışması için 5 kez çalıştırıp durdurun. Meyve parçacıklarının çoğu parçalanmadan kalacaktır. Bu karışımı bir kenara ayırın.

Muzları dilimleyin ve geri kalan yabanmersiniyle birlikte mutfak robotuna koyun. Dondurma kıvamına gelene kadar karıştırın. İsterseniz katılaşması için yemeden önce 2 saat derin dondurucuda bekletebilirsiniz.

Dondurmayı kaplara paylaştırın ve üzerine yabanmersini sosunu ekleyerek tadını çıkarın!

İPUÇLARI:

- **Bu dondurmayı istediğiniz meyvelerle süsleyebilirsiniz. İncir parçaları, sulu ve çekirdeksiz taze küçük meyveler, muz dilimleri, rendelenmiş hindistancevizi, kenevir tohumları veya parçalanmış kuruyemişler.**

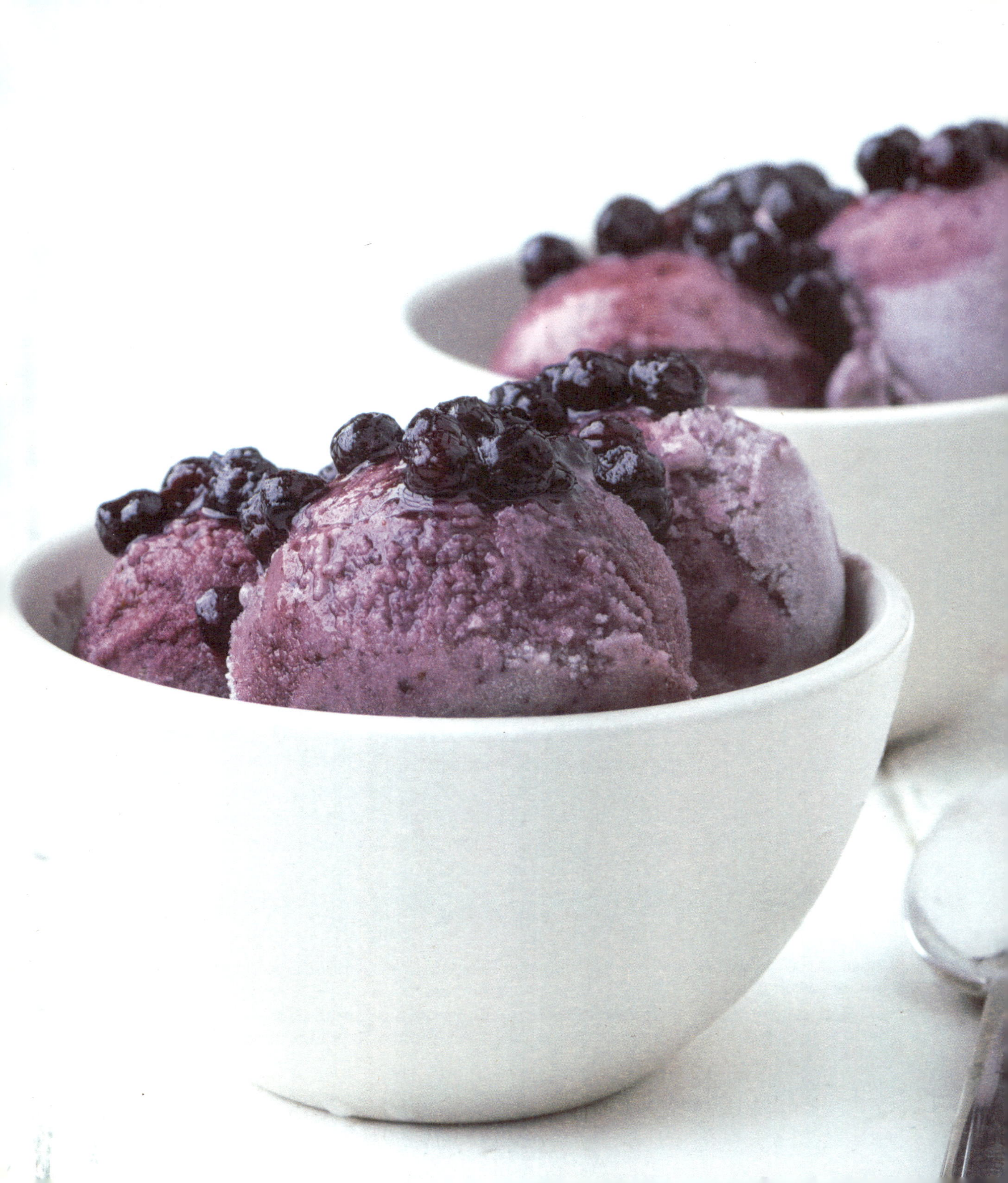

AHUDUDU SOSLU KURABİYE

4-6 kişilik

Tedavi olmak, canınız istediğinde tatlı bir şeyler yiyemeyeceğiniz anlamına gelmez! Ahududu soslu kurabiye marketten hazır aldıklarınız gibi zararlı maddeler barındırmaz. Zengin ve lezzetli hamurun üstünde parlak ahududu reçeli bu kurabiyeleri kendiniz için hazırladığınız gerçek birer hediye haline getiriyor.

1 bardak artı 2 yemek kaşığı toz badem

½ çay kaşığı karbonat

½ çay kaşığı deniz tuzu

½ bardak tahin

½ bardak hindistancevizi şekeri ya da akçaağaç şekeri

½ yemek kaşığı alkolsüz vanilya özü

½ bardak beyaz susam

½ bardak ahududu reçeli (aşağıdaki önerilere bakın)

Fırını önceden 175°C'de ısıtın. Toz badem, karbonat ve deniz tuzunu bir kapta çırpın ve kenara ayırın. Tahin, hindistancevizi şekeri ya da akçaağaç şekeri ve vanilya özünü iyice karışana kadar karıştırıcıdan geçirin. Toz badem karışımını da karıştırıcıya ekleyin ve iyice karıştırın. Eğer karışım kuru kaldıysa yumuşak bir hamur elde edene kadar yemek kaşığıyla su ekleyerek karıştırmaya devam edin.

Yaklaşık 2,5 cm'lik yuvarlak hamur parçalarını susama bulayın ve pişirme kâğıdı serdiğiniz fırın tepsilerine yerleştirin. Hamurların aralarında en az 5 cm boşluk kalsın. Hamur parçalarının üstüne başparmağınızla oyuklar açın ve tepsileri fırına yerleştirin. 8-10 dakika kadar pişirin.

Kurabiyeleri fırından çıkarın ve her birinin üstüne 1 çay kaşığı ahududu reçeli ekleyin. Kurabiyeleri fırının tel ızgarasının üstünde soğutabilirsiniz.

İPUÇLARI:

- **Eğer reçeli marketten almak durumundaysanız zararlı bir madde ya da koruyucu içermediğinden emin olun.**
- **Evinizde ahududu reçeli yapmak için taze, olgun (ya da dondurulmuşsa çözüldükten sonra) ahududuları saf bal ya da akçaağaç şurubuyla istenilen kıvama gelinceye kadar ezerek karıştırın.**

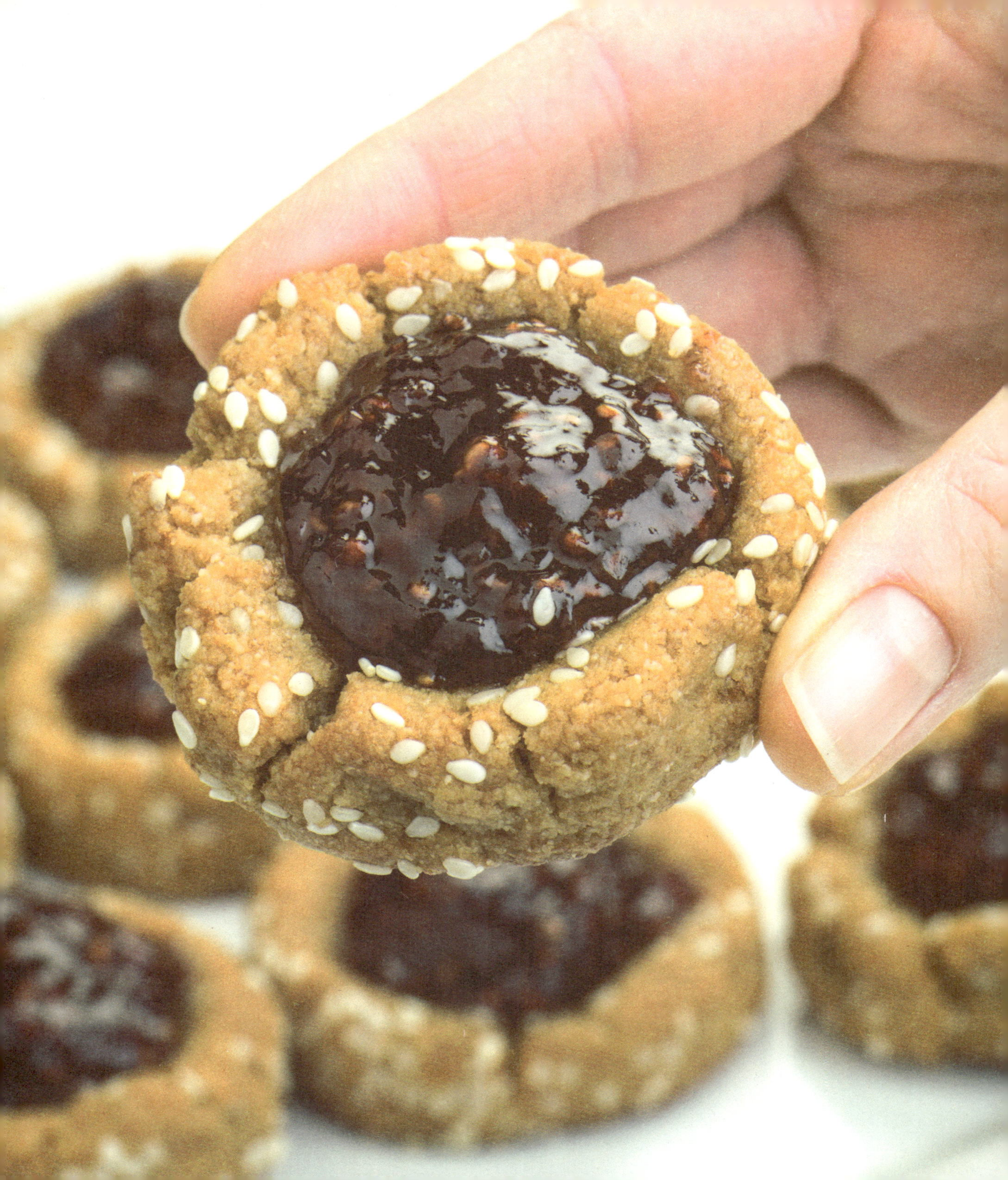

ANINDA HAZIR TİROİT İKİLİLERİ

Kimi zaman tek ihtiyacınız olan ya da ancak zaman bulabildiğiniz şey basit olandır. Eğer telaşla evden çıkıyor ya da tarifleri hazırlamak için fazlasıyla meşgulseniz, daha kolay olsun diye besin değerleri veya lezzetten ödün vermenize gerek yok. Bunun yerine, iyileşme sürecinizi özel olarak destekleyecek bu kolay ve çabuk ikilileri bir araya getirebilirsiniz. Hatta daha da iyisi, önceden malzemeleri bir arada bulundurursanız vaktinizin kıymetli olduğu zamanlarda sadece çıkarken yanınıza almanız yeterli olacaktır.

- Karnabahar parçaları + Elma dilimleri: Bu ikili tiroit bezindeki iltihaplanmayı azaltırken tiroit hücrelerinize yeni bir hafıza sunarak tiroit ilaçlarına bağımlı hale geldiği için yeterince çalışmayan bu hücrelere hiçbir şeye muhtaç olmadıklarını öğretecektir.

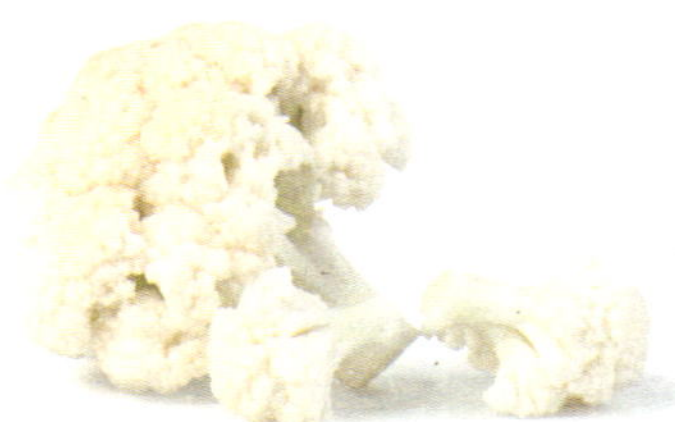

Karnabahar

+

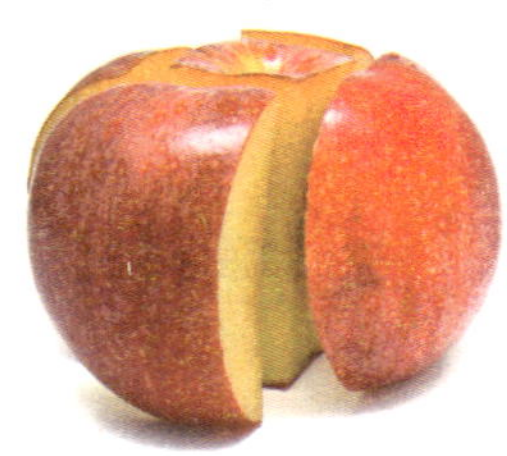

Elma

- Domates + Ispanak: Bir araya geldiklerinde bu yiyecekler karaciğeri güçlendirirken lenf sistemini temizler ve tiroit bezini hedef alan viral yükü vücuttan uzaklaştırması için bağışıklık sistemini geliştirirler.

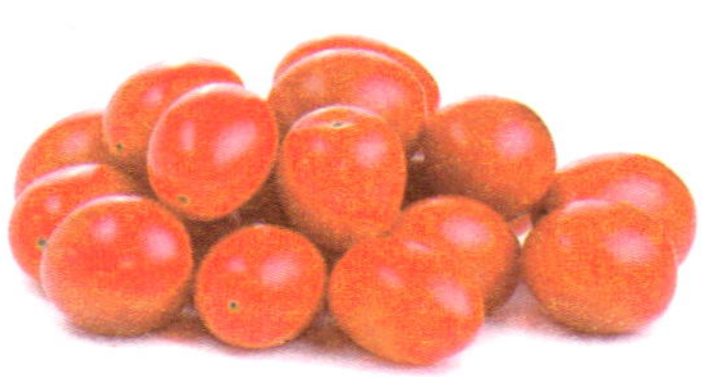

Domates

+

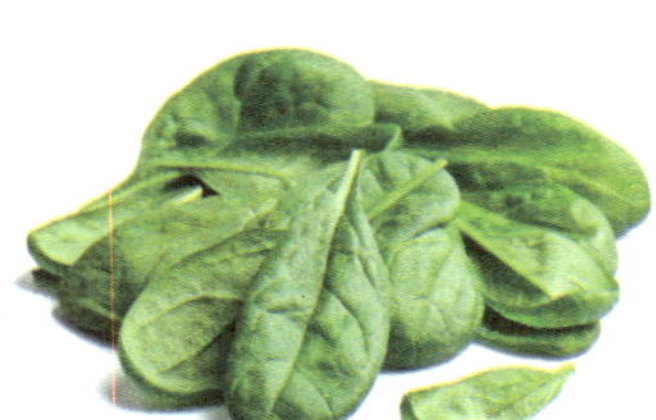

Ispanak

- Kereviz + Hurma: Yüksek kaliteye sahip, önemli mineral tuzlar ve biyo-uyumlu glikozu bir araya getiren bu güçlü ikili tiroit bezinize süper bir destek güç sağlayabilmek için böbreküstü bezlerinizi yeniler.

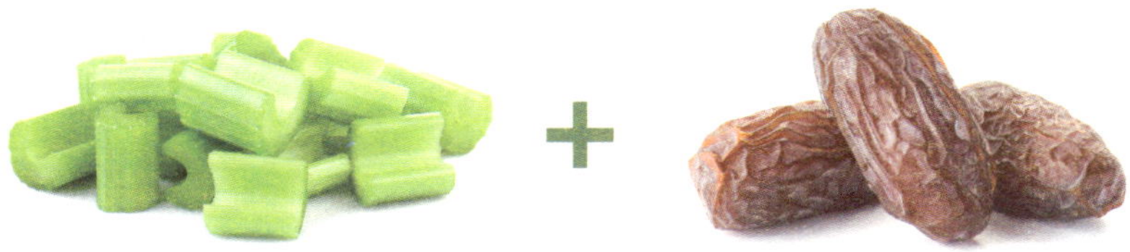

Kereviz Hurma

- Muz + Deniz yosunu: İyot, potasyum ve sodyumu bir arada bulunduran bu ikili endokrin sistem ve merkezi sinir sisteminin tümünü nörotoksinler ve onların hastalık yapıcı etkilerine karşı güçlendirir.

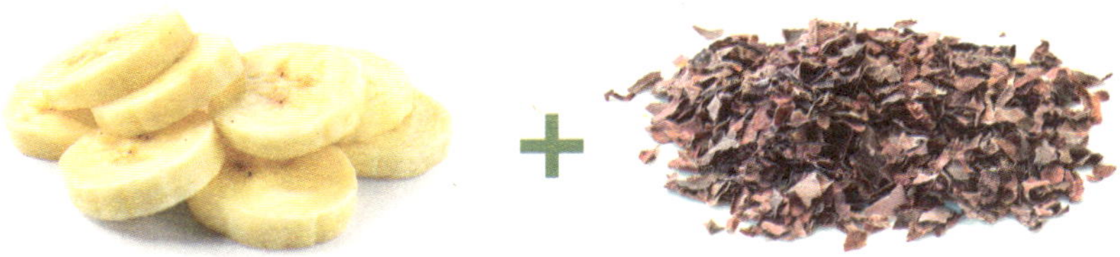

Muz Deniz Yosunu

- Kıvırcık karalahana + Mango: Alkaloit ve karotenin bir araya gelmesi tiroit bezine kolayca nüfuz etmelerini sağlar, burada kist ve nodüllerin büyümesini durdurmaya yardımcı olur.

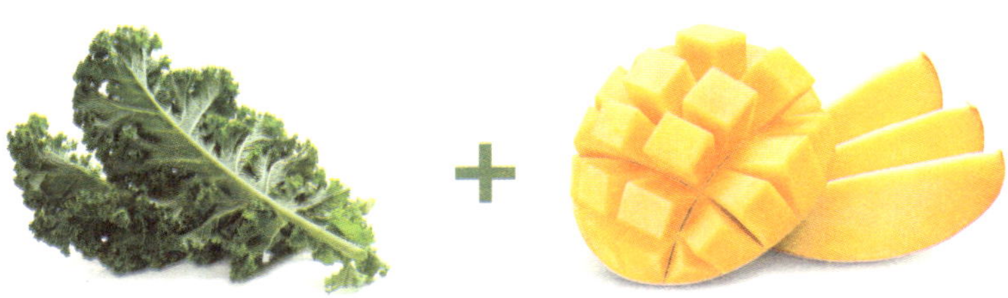

Kıvırcık Lahana Mango

- Armut + Roka: Tiroit bezini zayıflamak ve yıpranmaktan alıkoyma konusunda harikadır. Birlikte bu yiyecekler tiroit bezinin frekans yeteneğini geliştirirler.

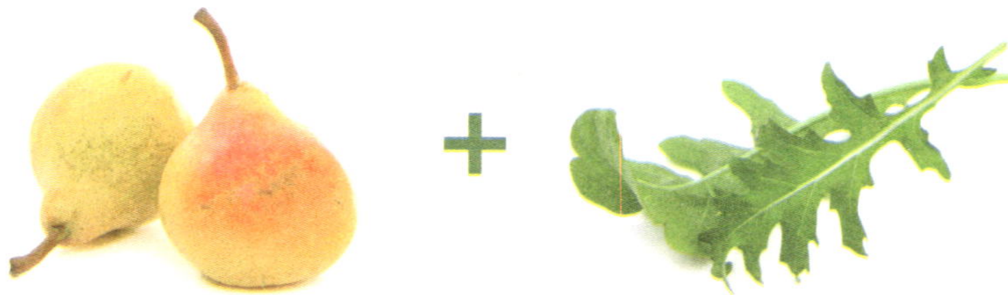

Armut Roka

- Yabanmersini + Papaya: (Hem iyi huylu hem de kötü huylu) Tiroit tümörlerini durduracak, azaltacak ve önleyecek savaşma gücünü sunar. Radyoaktif iyot tedavisi sonucunda bir bölümü hasar görmüş ya da cerrahi müdahaleyle bir kısmı alınmış tiroit dokusunu yeniler.

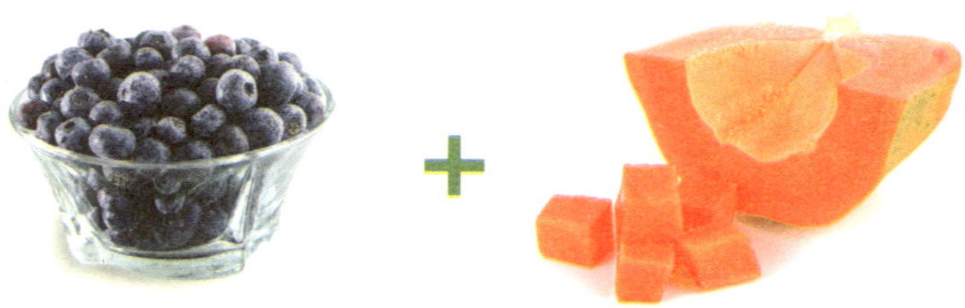

Yaban Mersini Papaya

- Mandalina + Ahududu: Takım halinde bu yiyecekler tiroit bezi ve vücudun geri kalan bölgelerindeki nodül ve kistlerde yer alan virüslerden kurtulmak için vücudun kalsiyum kaynaklarına baş vurmasından kaynaklanan kalsiyum kaybını önler. Osteoporozun önlenmesinde yardımcıdır.

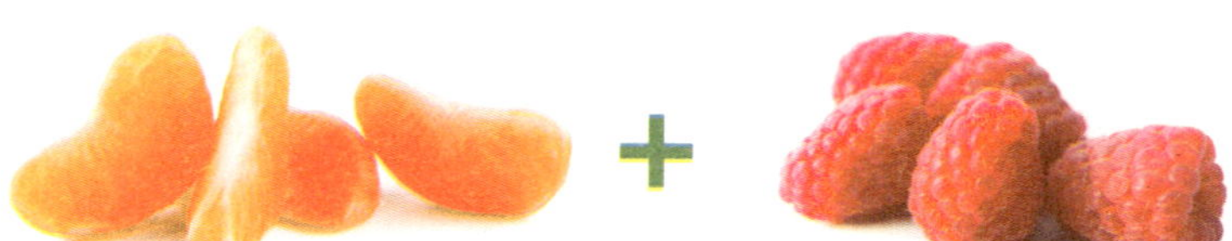

Mandalina Ahududu

25. Bölüm

Tiroit Tedavisi Teknikleri

Eğer bu kitaba kadar bir şekilde tiroit bezinizin sizi yarı yolda bıraktığı ya da vücudunuzun bir şekilde size karşı çıktığı düşüncesiyle geldiyseniz iyileşme sürecinde her bir gün vücudunuzun sizden yana olduğunu kendinize hatırlatmanız çok önemlidir.

Bu mesajı içselleştirmek için ne gerekiyorsa yapın. Banyoda aynanın üstüne bir not yapıştırın, her akşam günlüğünüze yazın ya da günlük hatırlatmanızı kurun. Yanlış hiçbir şey yapmadınız. Vücudunuz yanlış hiçbir şey yapmadı. Fiziksel, duygusal ya da ruhsal olarak daha iyi olma niyetinizle senkronize bir haldesiniz. Bu fikirlere gerçekten bağlandığınızda – düşünceleriniz ve duygularınızın asla sizi yarı yolda bırakmadığını, vücudunuzun asla size saldırmadığını anladığınızda– iyileşmeyi her düzeyde aktif hale getirmiş olursunuz.

III. Kısım, "Tiroit Bezinin Dirilişi"nde tiroit virüsünü iyileştirecek bilgi ve tekniklere eriştiniz. Bundan sonraki sayfalarda özellikle tiroit bezinizin iyileşmesini aktif hale getirmek için kullanabileceğiniz teknikleri bulacaksınız. Bunlar tiroit bezi için hem fiziksel hem de ruhsal bir yardım sunacak; çünkü tiroit bezinizin kendine has bir ruhu var ve bu ruh beslendiğinde tiroit bezi gelişir ve rahata kavuşur, tıpkı sizin ruhunuzun da beslenip özen gösterildikçe huzura kavuşması gibi.

IŞIKLI SU

İçme suyunuza iyileştirici ışık katmak bir tiroit sorunuyla mücadele ederken rahatlama ve destek sağlayacak güçlü bir tekniktir. Bunu yapmak için bir bardağa su doldurun ve önünüze koyun. Yumruğunuzu başınızın üstüne kaldırın ve beyaz ışıkla dolduğunu gözünüzde canlandırın. Şimdi parmaklarınız bardağa doğru gelecek şekilde yumruğunuzu açın ve gözünüzün önünde ışığın suya aktığını canlandırarak yüksek sesle, "Işık!" diyin. Bunu yedi kez tekrar edin: Yumruk yapın, ışığı toplayın, daha sonra yumruğunuzu bardağa doğru açın ve "Işık!" deyin. Etrafınızda bulunan melekler ne yaptığınızı görecek ve ışık yapmanıza yardımcı olacaklar.

Her tekrarda ışık suya daha fazla iyileştirici enerjiyle karışacaktır, suyun yapısı değişecek ve muhteşem, dönüştürücü bir hale gelecektir. Özellikle tiroit bezinize destek olması için yutmadan önce gargara yapın. Bunu yaparken suyun tiroit bezinizin içine aktığını ve dokuyu hedef alan EBV hücrelerini öldürerek dokuyu onardığını gözünüzde canlandırın.

Suyu ışıkla doldurmak ayrıca tiroit sorunuyla başa çıkmaya çalışan sevdiğiniz bir kişiye karşı yapılan merhamet dolu bir hareket olabilir. Yukarıda yer alan suyu ışıkla doldurma süreci yönergelerini izleyin ve daha sonra suyu eşinize, arkadaşınıza ya da ailenizin bir üyesine verin.

Suya ışığı katan siz de olsanız başkası da olsa ışıklı suyu tiroit tedavinizin bir rutini haline getirmek tiroit bezinize şefkat dolu bir battaniye gibi destek olacaktır. Ayı zamanda ışık tiroit bezinizin kendi bağışıklık sistemini de harekete geçirecek, yani özel lenfositlerini ve bu doku için enerji kaynağı görevi görecektir.

İlaveten tiroit hormonu desteği için suya önceden toz amino asit desteği L-tirosin ve biraz iyot ekleyin. L-tirosin şişesinin önerilen dozunun dörtte birini yaklaşık 250 ml suya karıştırdıktan sonra küçük bir damla iyot ekleyin. İyice karıştırın ve daha sonra yukarıda yer alan ışık katma yönergelerini izleyin.

GÜNEŞLENEN KELEBEK

Tiroit bezinin şeklinin kelebeğe benzetildiğini duymuşsunuzdur. Her iki yanda kanatlara benzer loblarıyla tiroit bezi gerçekten bir kelebeğe benzer. Çok az kişi bunun görünüşte öteye geçtiğini bilir.

Aslında tiroit bezi bu kanatlarla tıpkı bir kelebek gibi güneş ışığını toplar. (Ayrıca kelebekler uçar ve tiroit bezinin yaptığı gibi radyo frekansına benzer dalgalar üretirler.) Güneşlendiğinizde, özellikle de boynunuzun ön tarafından güneş aldığınızda, birkaç dakika bile olsa, tiroit beziniz adeta iki güneş paneli gibi güneş ışınlarını toplar. Güneş ışınları tiroit bezini güçlendirir, hormon üretimini dengeler, EBV'nin çoğalmasını engeller, tiroit bezinize ait bağışıklık sistemi ve genel bağışıklık sisteminizi güçlendirir ve canlandırır, böylelikle virüsün tiroit bezine zarar vermesi engellenmiş olur.

Tiroit beziniz ayrıca vücudunuzun güneş ışını deposu gibi çalışır. Günler, haftalar, hatta aylar boyu yeterince güneş alamazsanız bile bağışıklık sisteminiz tiroit bezini ve vücudunuzun geri kalanını EBV gibi istilacılara karşı korumak için tiroit bezinizde yer alan bu güneş ışını deposundan faydalanır.

Tiroit bezinizin iyileşmek için güneş ışını toplama sürecini artırmak için şu meditasyonu deneyin:

Güneşin altında otururken tiroit bezinizi kayanın üstünde dinlenen bir kelebek gibi gözünüzde canlandırın. Her lobun –ya da kanadın– yelpaze gibi sıcağa açıldığını hissedin. Şimdi güneş ışınlarının her bir kanada nüfuz ettiğini görün ve hissedin: İyileştirici enerjisini hücrelerinize kadar gönderiyor.

Tüm bunları yaparken derin ve düzenli nefes alın. Hava ile birlikte boğazınızdan ışığın da geçtiğini hissedin. Konuştuğumuz gibi, yeterince oksijen almak tiroit virüsüyle savaşmanın önemli bir bölümüdür, derin nefes aldığınızda kanınızdaki oksijen miktarı çoğalır, bu da sizi EBV'den korumaya yardımcıdır.

Tiroit bezinizin bir kısmı ya da tamamı alındıysa şunu bilin ki, kelebek kırık bir kanatla da uçabilir, bunu dünyanın frekansı tarafından sağlanan enerjiyle gerçekleştirir. Daha önce gördüğümüz gibi, tiroit beziniz alındıysa ya da görevini yapmıyorsa bile vücudunuz sanki o hâlâ oradaymış gibi işlemeye devam eder, dolayısıyla bu teknik de hâlâ çalışmaktadır. Bu, tiroit beziniz son derece sağlıklıyken de işe yarayan bir egzersizdir. EBV'ye ve sağlık sorunlarınıza güle güle diyeli ve tiroit bezinizi yeniden hayata döndüreli uzun zaman geçmiş olsa bile bir şükran göstergesi olarak bu meditasyona devam edebilirsiniz. Sizi desteklemesi konusunda onu destekleyerek ve sizin için yapmış oldukları için ona şükranlarınızı sunarak geçirdiğiniz zamanlar sayesinde geriye dönüp ne kadar yol gelmiş olduğunuzu görme şansına da sahip olacaksınız.

İKİ TİROİT BİR TİROİTTEN DAHA İYİDİR

4. Bölüm "Tiroidinizin Gerçek Amacı"nda gördüğümüz gibi tiroit bezinin radyo frekansına benzer dalgaları vücudun geri kalan bölümleriyle iletişim kurmayı bırakmaz. Bu frekanslar ayrıca diğerlerinin tiroit bezlerine de ulaşır, yani birbirlerine yakın durduklarında sağlıklı bir tiroit bezi rahatsız bir tiroit bezini destekleyebilir.

Bu şöyle gerçekleşir: Tiroit bezi virüsten dolayı zarar görmüş olan biri, daha sağlıklı bir tiroit bezine sahip biriyle yan yana geldiğinde tiroit bezleri radyo dalgalarına benzer frekanslar aracılığıyla birbirleriyle haberleşir, rahatsız olan tiroit bezi bir yardım sinyali gönderir. Sağlıklı tiroit bezi bu sinyali tespit ettiğinde öncelikle hastalıklı tiroit bezini yardım almaya hazırlamak için bir başlangıç mesajı yollar. Yardıma ihtiyaç duyan tiroit bezi hazır olduğunda yardım edecek olan tiroit bezi diğer tiroit bezinin dokuyu korumak için kendine has bağışıklık sisteminin (o bölgedeki lenfositler) yeteneklerini artıracak ve aynı zamanda tiroit bezinin kendisini güçlendirecek ve ayrıca lenfositlerin yardımını alabilmesi konusunda onu destekleyecek bir frekans yayar. Tiroit beziniz alınmış olsa bile bu yolla yardım alabilir. 20. Bölüm "Tiroitsiz Bir Hayat"ta gördüğümüz gibi, ne olursa olsun, tiroit beziniz hâlâ varlığını koruyordur.

Tiroit bezinin yaydığı frekanslar çok güçlüdür, balinalar ve yunusların okyanusta birbirleriyle haberleşmek için kullandıkları mesajlara benzerler. Tiroit bezinin frekansları o kadar güçlüdür ki eğer bir insan ilerlemekte olan bir tiroit kanserine sahipse, başka bir kişinin tiroit bezi kanserin ilerlemesini yavaşlatacak hatta durdurmaya çalışacak mesajlar yollayabilir. Tiroit bezlerinin iletişime geçebilmeleri için yakın olmak gerekir; iki insan en fazla bir kol uzunluğu mesafede olmalıdır. Tiroit bezinin yardım alabilmesi ya da yardımcı olabilmesi için kucaklaşmak çok iyi bir yoldur ancak tek yol bu değildir. Diğer insan bir kol mesafesi uzaklıkta durdukça tiroit bezlerinin frekansları birbirlerine ulaşabilir. Tiroit bezlerinin birbirine desteklemeleri diğer insanı sevmiyor hatta hiç hoşlanmıyor olsanız bile gerçekleşebilir. Bir toplantıda müdürünüzle yan yana oturuyor olabilirsiniz, sizi defalarca aşağılanmış olan müdürünüzle ve eğer onun tiroit bezinin yardıma ihtiyacı var ve sizinki de ondan daha iyi durumdaysa tiroit beziniz onun tiroit bezine yardımcı olacaktır ya da tam tersi.

Muhtemelen bu tiroit iletişimini ne olduğunu bilmeden deneyimlemişsinizdir. Herhangi bir kişiyle bir araya geldiğinizde açıklayamadığınız şeyler hissettiğiniz olmuştur. Belki bu hiç konuşmadığınız biri olabilir ve yine de, örneğin işyerinde çalışmaya ara verdiğinizde onunla yan yana duruyor olabilirsiniz; sıcak, rahat ve huzurlu hissedersiniz, hep onun yanında kalmak istersiniz. İnsanlar bu durumun tiroit bezinin yardım ediyor ya da yardım alıyor olmasından kaynaklandığını fark etmezler.

Şimdi bir de bu tiroitler arası iletişimin bilinçli gerçekleştirildiğini hayal edin. Böyle bir şeyi yapabiliyor olmanın bilinci bile tiroit bezinizi destekler ve güçlendirir. Tiroit bezinin yalnız olmadığının, etraftaki kişilerden yardım alabildiğinin farkında olmak yalnızlık ve umutsuzluğu hastalığın dışında bırakmaya yarayan sıra dışı bir tekniktir. Hayatınızdaki insanlar size yardım edemiyor olsalar bile tiroit bezleri sizin tiroit bezinizi iyileştirebilir. Tiroit bezlerimiz şefkat doludur. Koşulsuzca yardım sunar. Bir parçamızın böylesine koşulsuz bir merhametle işlediğini biliyor olmak kendimizi ve başka insanları anlamak konusunda bizi geliştirir, bize umut katar ve yapabildiklerimize gerçekten saygı duymamızı sağlar.

Eğer tiroit rahatsızlığı yaşayan birinin arkadaşı, aile üyesi ya da bakıcısıysanız bu teknik ona yardımcı olduğunuzu bilmeniz için size bir yol sunar. Sevdiğimiz birinin çektiği acıları izlerken çok kolay kendimizi güçsüz hissedebiliriz. Tiroit bezi rahatsız birine sadece yakın durmakla ona fiziksel bir destek sunduğunuzu bilmek size huzur katacaktır. Başka bir tiroit bezine yardımcı olabilmeniz için son derece sağlıklı, hatta hiç zarar görmemiş bir tiroit bezine sahip olmanız gerekmez. Siz hafif bir hipotiroidi yaşıyorken bile örneğin Hashimoto tiroiditinin ileri aşamasında olan birine onu iyileştirecek frekanslar yollayabilirsiniz. Önemli olan bir tiroit bezinin diğerinden biraz daha sağlıklı olmasıdır. Tiroit bezinin yardım alamadığı tek durum ona yakın durmakta olan diğer tiroit bezinin de tam olarak onunla aynı şartlarda olmasıdır ve bu çok az rastlanan bir durumdur. Genellikle benzer şekilde zarar görmüş tiroit bezlerinin bile farklılıkları bulunur. Bu da şu anlama geliyor, ne kadar rahatsız olursanız olun, sadece varlığınızla, sizden daha kötü durumda olan birine destek olabilirsiniz, bu da yardım alan kişi olmaktan yorulduğunuz zaman başkalarına yardım edebilmeniz için size bir yol açar. Bir tiroit bezinin diğerine yardım etmesinin etkileri günler, hatta haftalar boyunca sürebilir.

Tüm bunlar olurken sağlıklı tiroit bezi bir şey kaybetmez. Göndermiş olduğu mesajlar onu güçsüz bırakmaz; daha sağlıklı tiroit bezine sahip olan kişi yardım alan kişinin problemlerini kendine çekmez. 3. Bölüm "Tiroit Virüsü Nasıl İşler"de gördüğümüz gibi, EBV tiroit bezinde herhangi bir zarara sebep olduğunda artık bulaşıcı değildir, dolayısıyla rahatsızlanmış tiroit bezine sahip bir kişiye yakın durmak tiroit virüsüyle mücadele etmeyen kişiye bir zarar vermez.

Tıp araştırmaları ve bilim, bırakın dışını, vücudun içinde bile tiroit bezinin radyo dalgalarına benzer frekanslarından haberdar olmadıkları sürece, bir yüzyıl daha bu tiroitler arası iletişimi keşfedemeyecek. Bilim bu süreci anlamak için bu frekansları belirleyip gözlemleyebileceği testere ihtiyaç duyar ve bu testler henüz mevcut değildir. Şimdilik inancınızı koruyun. Şu an tüm uzmanlığınızla zaten iyileşmeye başladınız. Kendinizi daha iyi hissetmeye her zaman olduğundan çok daha yakınsınız. Artık kendinizi rahatsız hissetmenin nasıl bir şey olduğunu hatırlamadığınız günler çok yakında. Kalbinizi ferah tutun. Kendinize karşı şefkat ve merhamet dolu olun. Ve daima şunu hatırlayın: İyileşebilirsiniz.

26. Bölüm

"Sonunda İyileşti" – Bir Kadının Hikâyesi

Sally Arnold, henüz küçük bir kız çocuğuyken insanlara sağlık konusunda yardımcı olmak istediğinin farkındaydı, dolayısıyla genç bir hemşire olduğunda bu sadece bir kariyer değil aynı zamanda uzun zamandır arzuladığı bir şeydi. Deneyim kazandıkça ne almış olduğu eğitim ne de iş arkadaşlarıyla ilgili herhangi bir şüphe duymadı. Hastalarının daha iyi olmasını isteyen merhametli ve zeki insanlarla çalışıyordu.

Ayrıca kimi sağlık sorunları da yaşıyordu, 20'li yaşlarının başlarında bir rahim ameliyatı olmuş ve hormon tedavisi görmüştü. Sonraki 20 yılı ise bağışıklık sistemi hastalıklarıyla geçecekti. Bunların arasında uykusuzluk, aşırı yorgunluk, zihin bulanıklığı (her zaman saat sabahın üçü zannediyordu), kilo alma sorunu (uyguluyor olduğu kalori sınırlaması ve düzenli olarak yaptığı egzersizlere rağmen), sürekli olarak hırçın, aksi ve huysuz olma durumu, el ve ayaklarda üşüme, cildinde ufak şişkinlikler, eklemlerinde romatizma benzeri ağrılar, sürekli tıkanan burun problemi, düşük libido, bir yavaşlık hissi, haftada iki kez tuvalete çıkabilmeye dönüşen kronik kabızlık, ayak başparmağının gri-siyah bir renk almasına yol açan mantar, unutkanlık, karamsarlık, sebepsiz yere kaygılanma, ortada bir neden yokken birden dakikada 120'ye çıkabilen kalp atışları ve kimi zaman gece yarısı uykudan uyanmasına neden olan panik ataklar. Her zaman neşeli, canlı biri olduğundan dolayı tüm bu gizemli belirtiler başka birinde olsa çoktan depresyona yol açacağını düşünüyordu.

Ayrıca Sally'nin saçları da dökülmeye başlamıştı, öyle ki kafasında silgiyle silinmiş gibi parlak noktalar beliriyordu. Kuaföre gittiği zaman saçlarını nasıl tarayacağı ve saçsız bölgeleri nasıl kapatacağıyla ilgili öneriler alıyordu. Kaşları da dökülmeye başlamıştı. Sonunda kel kalacağından korkmaya başlamıştı. Sadece altı hafta arayla, iki kez labirentit[29] ve iç kulak iltihabı sorunu yaşadı, baş dönmesi öyle şiddetliydi ki hastaneye gittiğinde tekerlekli sandalyeyle acil servise götürülürken kusmuştu. Ayrıca kimsenin neden olduğunu bilemediği bir şekilde sırtının dörtte üçü isilikle kaplanmıştı; ilerlemesinden endişe ediyordu. Her şey çok büyümüştü, kendine acıyor ve savunmasız hissediyordu.

Yirmi yıl boyunca Sally asla kendisi gibi hissedemedi. Haftada beş kez egzersiz yapıyor, yediklerine dikkat ediyordu ancak neden hâlâ iyi hissedemediğine bir anlam veremiyordu. Hiçbir işe yaramamıştı. "Bir hemşire olarak,"

29 Hem denge hem de işitmeyle ilgili iç kulak organlarının iltihabına verilen isimdir. Denge siniri iltihabında (vestibüler nörit) olduğu gibi, bir üst solunum yolu enfeksiyonunu takiben de ortaya çıkabilir. Dengesizlik hissi her zaman işitme kaybıyla birlikte görülür. *–çn.*

diyor, "kendi sağlığım konusunda başarısız olduğumu hissettim. Kendi bedenimin içinde yapayalnızdım."

Tıbbın kendisine vermiş olduğu yanıtların eksik ve hatalı olabileceğine inanması için hiçbir sebebi yoktu. Şimdi ise, "Bilmediğiniz bir şeyi nasıl bilebilirsiniz?" diye soruyor. Bir doktor onun şikâyetlerini dinledi ve kartına şunları yazdı: "obez, orta yaşlı ve kadın". Ve ona hastalığının Hashimoto olduğunu söyledi. Sally yargısız infaz edildiğini düşünüyordu. Daha iyi hissetmesine yardımcı olacağı düşüncesiyle sentetik hormon tedavisine başladı. Ancak TSH değeri 0,24'tü. Hiçbir gelişme olmamıştı, ayrıca tiroit bezinde yedi tane de nodül oluşmuştu.

Daha sonra bütünleyici tıbba yöneldi. Laboratuvar testlerindense belirtiler listesiyle hareket eden yeni doktoru sorunlarının tiroide bağlı olduğunu belirtti ve domuz ürünlerinden elde edilmiş tiroit ilaçları kullanmasına karar verdi.

Hâlâ kendini iyi hissetmiyordu. Başka bir doktora gitti ve o doktor da yeniden sentetik hormon tedavisine dönmesini söyledi. Ancak uzun zaman önce bu tedaviyi bırakıp domuz destekli tedaviye geçmişti. Bu ilaçlar arası dans yıllar boyu sürdü, eğer bırakırsa olabilecek şeylerden korkuyordu, bu arada belirtileri iyice kötüye gitmeye başlamıştı, saçları hâlâ dökülüyor ve kilo almaya devam ediyordu. Farklı zamanlarda hipertiroidi, hipotiroidi veya Hashimoto hastası olduğu söylendi kendisine. Kimse bir yanıt bulamıyordu. Sally'nin bildiği tek şey doktorların bir şey bilmediğiydi.

52 yaşına geldiğinde Sally, "hasta ve yorgun hissetmekten yorulmuş ve bıkmış" durumdaydı. Geleneksel tıp yaklaşımını denemiş ve başarılı olamamıştı ve neden kendini böyle kötü hissettiğinin cevabını tıp alanında bulamayacağını anlamıştı. Benimle iletişime geçtiğinde hayatının tam bu dönemindeydi. Benimle konuşmanın biraz tuhaf olduğu hissine ve bir klinik hemşire olarak geçmişine olan inancının ötesine geçme duygusuna rağmen bir cevap bulabilmenin çabası içindeydi, ona neyin yanlış gittiğini söyleyip söyleyemeyeceğimi merak ediyordu.

Benimle telefonda görüşmeden önce Sally bana soracaklarının bir listesini hazırlamıştı. Öylesine şüphe içindeydi ki bana bunlardan hiç söz etmedi ve tüm konuşmayı benim yapmamı bekledi. Ruhu dinleyerek ve vücudunu tarayarak elde ettiğim bilgiler ışığında sorunlarının temelinde EBV olduğunu anladım. Ağrılardan huzursuzluğa, tiroit sorununa, iç kulak iltihabına, isiliğe, uykusuzluğa ve daha birçok şeye kadar hepsinin sebebi bu virüstü.

Ona sağlığı hakkındaki gözlemlerimi sıralarken, sanki önceden biliyormuş gibi, bana sormak için hazırlamış olduğu listedeki tüm maddeleri sırasıyla saydığımı söylüyor Sally. Taramamın sonunda sol memesinde bir sertleşme tespit ettim, 15 yıldır biliyormuş. Meme röntgeniyle belirlenmiş, sorun çıkarmamış, doktoru ve ailesinden başka kimse bunu bilmiyormuş. Bunu ortaya çıkardığım zaman ona sunduğum bu bilgilere güvenebileceğini anladı.

EBV'yi iyileştirmek için, bir süreliğine ona 21. Bölüm "Genel Yanlışlar ve Kaçınmak İçin Ne Yapmalı"da belirttiğim sorun çıkaran yiyecekleri yememesini önerdim. Onun yerine sebze ve meyveye odaklanmasını söyledim, özellikle de yabanmersini, karalahana ve kişniş otunu tavsiye ettim. Ayrıca L-lizin ve ağır gelmeyeceğini düşündüğüm için az miktarda iyot gibi desteklere de yönlendirdim.

Kendini daha iyi hissetmeye başladıkça, içinde tiroit ilacının da bulunduğu beş ayrı ilacı bırakma kararı aldı. Bir sonraki yılın ardından aldığı ilaçların dozunu yavaş yavaş azalttı çünkü bunu doğru bir biçimde yapmak istiyordu. İlaçları bıraktıktan birkaç ay sonra tiroit testine girdi. TSH seviyesi şimdi 1,52'ydi, normal sınırlar içerisinde. Ayrıca diğer laboratuvar ölçümleri de normal çıkmıştı; genç ve atletikken bile yüksek çıkan kolesterolü dışında. EBV'yi kontrol altına almak tiroit bezini yeniden sağlığına kavuşturmuştu.

Şimdi, ilk telefon konuşmamızın üstünden iki yıl geçti ve Sally hayat kalitesinin çok daha "hoş ve ahenkli" olduğunu söylüyor. İlk başta yeni beslenme alışkanlıklarına nasıl uyum sağlayacağını düşünüyordu, ancak şimdi bunun kolay ve normal olduğunu, büyütecek bir şey olmadığını anladı. Tüm süreç boyunca ona inanılmaz bir destek veren eşi, arınmak için sabahları kendisi için hazırladığı meyve püresinin rengine o zamanlar maalesef gülüyordu, şimdi her gün bir tane de kendisi içiyor. Yıllarca korkutulduktan sonra şimdi Sally meyve yiyebildiği için çok heyecanlı ve yediklerine, "Meyve ve sebzelerimi nasıl hazırlayacağım?" yerine, "Bugün renkli ve parlak neler yiyebilirim?" şeklinde yaklaşıyor.

Diğer gelişmeleri kademeli olarak yaşamasına rağmen bir şey anında değişti: kabızlığı. Telefon görüşmemizden bu yana her sabah tuvalete çıktı; yıllarca başına bela olan bu sorunun ortadan kalkmasının onun için son derece rahatlatıcı bir değişim olduğunu söylüyor. Ayak parmağındaki mantar daha yavaş iyileşiyordu ancak sonunda ondan da kurtuldu. Tiroit nodülleri yok oldu ve iki yıldır panik atak yaşamıyor.

EBV'nin virüs yükünü azaltmadan önce Sally'nin beli hiç iyi değildi, kimi zaman yürümesine bile engel olacak noktaya geliyordu. Bir kiropraktör [30]olan eşi bu sorunun kas ya da iskeletle ilgili olmadığını düşünüyordu fakat bunu diğer belirtilerle bağdaştıramıyordu. Sally şimdi bu problemin virüse bağlı ateş basmalarıyla ilgili olduğunu anlayabiliyor, bu protokolü uygulamaya başladığından beri beli sızlamıyor. Henüz değişmeyen tek şey fazla kiloları. Bunlardan kurtulmak ve iyileşmenin bir sonraki aşamasına geçmek için Sally artık su ihtiyacını karşılayacak ve sistemini arındıracak meyve sularına başladı. (İyi tarafından bakacak olursak EBV 'le mücadele etmeye başladıktan sonra kilosu sabitlendi. Eğer EBV'yi kontrol altına almamış olsaydık geçtiğimiz iki yıl boyunca daha fazla kilo almış olacaktı.)

Sally'yi en çok rahatlatan şeylerden biri de zihin durumundaki değişiklik. "Tükenmişken kendinize tutunmak çok zor," diyor ve şimdi yorgunluktan kurtuldu, uyuyabiliyor ve çabuk öfkeye kapılmıyor. Tepki vermekten çok sorumluluk almaya başladı ve mutlu bir şekilde uykuya dalıp mutlu uyanma dönemine geri döndü. İşi ve ailesi arasında bir denge kurabilecek enerji ve tutkuya kavuştu, iki kafe işletiyor ve yüreğindeki işi devam ettirebilmek için sık sık seyahat ederek hemşirelik geçmişinden yararlanarak nörobilim temelli seküler bilinç müfredatını paylaşıyor.

Sally'deki gerginlik ve karamsarlığın yerini bir huzur/barış duygusu aldı. Kendini öyle iyi hissediyor ki çaresiz ve savunmasız kaldığı günleri ve bunun bir aralar onun için normal olduğunu unuttu. Geçtiğimiz yaz, sırtında yaklaşık 20 litrelik bir çantayla, Kaliforniya'da beş günlük bir yürüyüşe katıldı. 18 yaşından beri sırt çantasıyla yürümemişti. Hayatını geri kazanmış gibi hissediyor. Yaşadığı bu dönüşüm umuda, sezgilerine, hedefine bebek adımlarıyla ulaşabileceğine ve içindeki pusulayı takip etmesine olan inancını güçlendirdi. "Değişim gerçekleşecek," diyor. "Vücutlarımızda bunun bilgisi var ve bunun yolunu biliyorlar."

30 Omur-sağaltım uzmanı. *Kiropraktik*: Omur-sağaltım, hastalıkların nedenini sinirlerin normal çalışmamasında arayan ve omurları/eklemleri düzelterek tedaviye çalışan sistem. *–çn.*

IV. KISIM

UYKUNUN SIRLARI

27. Bölüm

Uyku Bozukluğu ve Tiroit

Eğer dinlendirici bir uyku uyumakta güçlük çekiyorsanız bunun sebebi tiroidiniz değildir. Muhtemelen bunun tam tersini duymuşsunuzdur çünkü tiroit sorunlarının uyku bozukluğunu açıkladığına dair yaygın bir kanı var. Aslında öyle değil. Eğer gece boyunca yatakta bir taraftan diğerine dönüp duruyorsanız bunun suçlusu tiroit beziniz değildir.

Uyku, tıp camiası için başlı başına gizemini koruyan bir konu, bu yüzden niçin pek çok insanın uyku sorunları yaşadığı onlar için daha da anlaşılmaz bir hal alıyor. Bundan dolayı zarar görmüş bir tiroit bezinin –bir gizemli sağlık soru daha– uyku sorunlarına yol açtığına dair fikirlerle ortaya çıkan kimi teoriler bulunmakta. Tiroit bezini bu şekilde suçlamak yangın çıkmış bir eve girip hiçbir araştırma yapmadan suçun şöminede olduğunu iddia etmeye benziyor. Özenli bir incelemeyle dedektifler şöminenin yakılmamış bile olduğunu ortaya çıkabilirler. Ama sadece orada olduğu için sorunun ondan kaynaklandığı sanılıyor.

"Bir sorun olarak tiroit" meselesi hiçbir kanıt ya da anlayışa dayanmıyor. Sadece bir efsane. Ancak daha önce de söylediğim gibi efsaneler yeterince tekrar edildiklerinde kurala dönüşebilir. Uyku ile tiroit bezi arasında tek bir bağ bile yoktur. Sadece pek çok insanda tiroit bezi ve uyku sorunları bir arada görülmekte. Bundan dolayı, tıp camiası da ikisinin arasında bir bağ olduğuna dair yanlış bir inancına kapılıyor. Pek çok vakada hem tiroit hem de uyku sorunlarının sebebi Epstein-Barr virüs oluyor; eşzamanlı olmalarının gerçek sebebi bu.

Doğru, EBV yine oldukça yaygın bir sağlık probleminin suçlusu. Ancak tek suçlu o değil. Uyku sorunlarına yol açan birçok sebep olabilir ve aynı anda birden fazlasını yaşıyor olabilirsiniz. Örneğin EBV'nin nörotoksinleri uyku sinyalleri yollamak için ihtiyaç duyduğunuz sinir ileticilerini azaltıyor olabilir; aynı zamanda karaciğeriniz tıkanmış olabilir, bu da henüz yeni uykuya dalabilmişken sabahın erken saatlerinde bir ağrıyla uykudan uyanmanıza sebep olabilir. Tüm bunların üstüne, yıllar boyunca yiyeceklerinizde bulunan MSG [Monosodyum Glutamat] beyninizde birikmiş ve huzurlu bir uyku uyuyabilmek için ihtiyaç duyduğunuz nöronlarınızı yok etmiştir

Ya da belki EBV'nin nörotoksinlerinin sebep olduğu ağrı ve sızılardan dolayı uyuyamayacak haldesinizdir ve böbreküstü bezleriniz uyku sinyallerinizi güçlendirecek özel adrenalin karışımından yeterince üretemeyecek kadar çok çalışıyordur, ayrıca yıllar içerisinde sisteminize girmiş olan zehirli ağır metaller beyninizdeki uykuya bağlı sinirsel aktiviteyi engelliyordur.

Bu konu üzerinde daha fazla durdukça daha başka sebepler de çıkacaktır. Şunu bilmelisiniz: Bu gibi durumların hiçbirinde tiroit beziniz başlı başına bir sorun değil. Uyku tiroit hormonları tarafından yönetilmez. Ayrıca beyninizdeki aktiviteyi engel leyen, karaciğerinizi tıkayan, ağrılara sebep olan, böbreküstü bezlerinizi çok çalıştıran veya sisteminizi zehirle dolduran şey tiroit beziniz değildir. O masumdur. Tersini söyleyen yanlış yoldadır. Tiroit bezinizin uykunuzu açıklayacağını iddia eden teori iki yanlıştan bir doğru bulmaya çalışmak gibi iki tıbbi gizemi birbirine karıştırmaktır. Bu sadece iyi niyetli doktorların bir teoriye tutunması ve fikri ortaya çıkarmalarının ardından teorinin kendi kendine hayat bulmasından ibaret bir durumdur.

İşin aslı şu: Uyku tiroit bezinizi iyileştirmek ve EBVden kurtulmak adına önemlidir. Yanlış teorilerce yönlendirildiğiniz sürece uyku sorununuzun temeline inemeyeceksiniz ve uykunuzla ilgili neyin yanlış gittiğini anlayamadığınız için bu problemden kurtulmak çok zor bir hal alacak.

Uyku bozukluğu ya da insomnia kronik sorunlarınızdan biri olmasa bile uykunuzu nasıl kontrol edeceğinizi öğrenmek iyileşmenizin önemli parçalarından biridir. Bu kitapta, buraya kadar tiroit sorunlarının büyük bir çoğunluğunun arkasında bulunan virüsü keşfettiniz, sağlığını konusunda yaptığınız yanlışlar ve kaçınmanız gerekenleri öğrendiniz ve iyileşmenizi daha da ilerletecek kimi tekniklerle tanıştınız. Artık işin temel noktasına geldik: uyku.

Eksiksiz bir uyku olmadan eksiksiz biçimde iyileşemezsiniz. Uykunuzu tam aldığınızda ve uyanıkken de zihninizi nasıl huzur içinde tutacağınızı öğrendiğinizde EBV ile savaşmada ve tiroit bezinizi yeniden hayata döndürmede çok güçlü bir silahı elinizde bulunduruyor olacaksınız.

Bundan dolayı uyku bağışıklık fonksiyonu için önemlidir – vücudunuzun, tiroit bezinizin ve karaciğerinizin bağışıklık sistemleri için. Uyku en iyi yenileyicidir; (1) vücudu dengede tutan ve bir yandan da virüslerden arındıran tiroit bezini yeniden yapılandırmak için, (2) kendini EBV ve onun atıklarından arındıran karaciğerin güçlenmesi için ve (3) viral nörotoksinler tarafından işlemez hale getirilen sinir ileticilerinin kimyasallarının yenilenmesi için.

Uyku aynı zamanda harika bir koruyucudur. Örneğin EBV henüz İkinci Evredeyken doğru bir biçimde uyuyabilirseniz (ayrıca III. Kısım, "Tiroit Bezinin Dirilişi"nde görmüş olduğumuz destek gıdaları alır ve virüsü besleyen yiyeceklerden uzak durursanız) karaciğeriniz viral enfeksiyonla mücadele edecek gücü bulur ve virüs tiroit bezine kadar ilerleyemez.

Eğer uyku sorunları yaşıyorsanız bu sinir bozucu bir şeydir. Şöyle düşünüyor olabilirsiniz: ***Yeter artık, kabul ediyorum. Elbette ki uyuyabilsem uyurdum.*** Uyku problemlerine yol açan sorunların tedavisinde uykunun yardımcı olduğu ironisiyle kolayca uyuyamadığınız için endişelenebilirsiniz, böylesine kıymetli bir kaynaktan mahrum kalmışsınızdır. Kötü bir döngü içinde olduğunuzu hissettirebilir.

Endişelerinizi bir kenara bırakın. İlk başta, uyku sorununuzun arkasında yatan sebebi belirlediğinizde bu sorun artık üstünüzde bilinmeyen bir düşman gibi egemenlik kurabilecek gücü yitirmiş olur. İhtiyacınız olan uykudan sizi neyin alıkoyduğunu bulduğunuz zaman eliniz güçlenmiş olur ve uyku birdenbire daha ulaşılabilir bir hal alır. İkinci olarak, avantajı ele almak için kullanabileceğiniz uyku sırları mevcut, böylece iyileştirici faydaları ulaşılmaz değil.

Uykunun sırlarını kavradığınız zaman kötü döngü, doğru döngüye dönüşür. Daha kaliteli uyudukça uyku sorunlarından daha çok kurtulursunuz. Böylelikle, iyileştikçe uyku dinlenme kaynağınız haline gelir; amacınızın peşinden gitmek ve dünyayı daha iyi bir yer yapmak için bir sonraki güne canlılığınızı taşımanıza yardımcı olan, size özen gösteren, sizi yenileyen bir şey olur.

28. Bölüm

Uyku Pınarınız

Hepimiz dinlendirici bir uyku uyumayı isteriz. Hepimiz dinlendirici bir uyku uyumayı hak ederiz. Anne karnından çıkıp ilk nefesinizi almanızla birlikte uyumak size sunulur. O zamandan beri uyanıkken almış olduğunuz her nefeste daha fazla uyku kazandınız.

Yeteneğime ilk kavuştuğumda uyumakla ilgili sorunlar yaşadım. Bir çocuk ve genç olarak, tüm gecem, Ruh'un bana bildirmiş olduğu sağlık sorunları için endişelenmekle geçiyordu. Hâlâ her gittiğim yerde insanların sağlık problemlerini görüyordum. Akşam olup başımı yastığa koyacağım zaman hepsi gözümün önüne geliyordu. Diğer insanlar onca acıyı yaşıyorken benim uyumaya hakkım olmadığını düşünüyordum.

Uyuyabildiğim kısa zaman dilimleri ise cehennemim ta kendisiydi. Eğer uyku sorunları yaşıyorsanız ne demek istediğimi anlarsınız. Beni bu zor zamanlardan kurtarmak için Ruh bana uykunun kurallarını ve uyuyabileceğim en uzun uykuyu alabilmenin sırlarını öğretti. Bu, bana yeteneğimin zorluklarına ayak uydurabilmem için yardımcı olabilecek önemli bir bilgiydi, bu bilgileri diğer insanlarla paylaştığım zaman onlara da büyük bir rahatlık sunmuş oldum. Sizin de ihtiyacınız olan şey bu bilgiler.

Uykuyla ilgili çok fazla olumsuz mesaj var ortalıkta. "Öldüğünde uyuyabilirsin," lafını duyarız veya "Uyuyarak bir şey kazanan kimse yoktur." Diğer yandan, sekiz saat uyumadığımız takdirde yaşam potansiyelimize asla kavuşamayacağımız söylenir. Birbiriyle çatışan bu fikirler bizi bir bocalamanın içine iter, daha fazla mı uyumalıyız yoksa daha az mı hiçbir zaman emin olamayız, çok uyusak da suçluluk hissederiz, sekiz saatten az uyusak da. Uyuduğumuz uykunun "doğru" uyku olduğuna dair güvenimizi yitiririz.

Uyumak sadece fiziksel bir işlev değildir. Kutsal, metafizik bir haktır. İhtiyaç duyduğunuz kadar uyuduğunuz için kendinizi suçlu hissetmemelisiniz, vaktiniz olduğu için fedakârlık yaptığınız anlamına gelse bile. Bu iyileşmek ve bedenlerimiz ve ruhlarımızın uyum sağlayabilmesi için yaşamsal önem taşır. Ancak bu uyuyamadığınız için kendinizi eksik hissetmeniz gerektiği anlamına da gelmez. Bu sizin hatanız değil. "Kötü uyuyan" biri değilsiniz ve hayatın o tarafına saplanıp kalmadınız. Eğer uyku sorunları yaşıyor veya uykuda yeterince dinlenemiyorsanız okumaya devam edin. Bu bölümde sizlere hakkınız olanı nasıl alacağınızın ve elinizdeki en uzun dinlenme süresine nasıl ulaşacağınızın sırlarını vereceğim.

Tıp camiası hâlâ uykunun nasıl işlediğini kavrayabilmiş değil. Bu da midemize girdikten sonra besinlere ne olduğuyla birlikte, büyük kozmik gizemlerden biri. Kırık bir bacak ya da hastalıklı bir böbrekten farklı olarak bu daha soyut, daha ulaşılmaz bir konu. Bazen bilimin neden bütün cevapları bilemediğini düşünüp kafamız karışıyor. ***REM*** ve ***biyolojik saat*** gibi terimler duyuyoruz, beyin dalgaları ve uyku çalışmaları hakkında okuyoruz ve bildiklerimiz olandan biraz daha ilerideymiş gibi hissediyoruz.

Uyku hâlâ tıbbi bir tahmin oyunu. Hâlâ yaygın bir biçimde yanlış anlaşılıyor, bu da uyku sorunlarının da henüz yeterince kavramadığını gösteriyor. Günümüzde uyku şikâyetlerine getirilen çözümler uyumadan hemen önce içilen bir bardak ılık süt ile devrilip sızmanıza neden olacak bir yığın tehlikeli ilacı içmeniz arasında gidip geliyor. Araştırmalar uykunun bilimsel olarak nasıl işlediğini anlamaktan 500 yıl uzakta. Bilgisayarın ilk yılları gibi tıpkı: 1959'da, ev boyutlarında ve birkaç temel işlevi yerine getirebilen bilgisayarları kullanırken kendimizi dünyanın zirvesinde hissediyorduk. Şimdi hayatlarımızı idare eden bilgisayarları cebimizde taşıyoruz. Şimdi, geriye dönüp baktığımızda, ileride olduğumuzu düşündüğümüz o zamandan bu yana ne kadar ilerlemiş olduğumuzu fark ediyoruz.

Uyku hakkında tam yetkiye sahip olmak önemli çünkü insanların uyuyamamakla ilgili çok çeşitli sebepleri var ve hepsi de son derece gerçek. Endişe ve üzüntü var. Ekran karşısında fazla zaman geçirmekten kaynaklı aşırı uyarılma söz konusu, sağlık konulu makalelerde popürlerlik kazanan bir kavram. Son zamanlarda dikkat çeken bir başka konu ise uyku apnesi, gerçi kimi formlarına neyin sebep olduğu konusunda insanlar hâlâ çaresiz. Kaygı da uykuyla çatışmakta, gerçi neden ortaya çıktığı ya da nasıl engel olunacağı gibi soruların yanıtları henüz ortada yok. Ayrıca kimsenin uyku sorunlarına yol açabileceğini düşünmediği, altta yatan birçok konu var: Yeterince çalışmayan bir karaciğer, hassas bir bağırsak veya yorgun böbreküstü bezlerinden söz ediyoruz. Beyin ile sinir sinyallerini etkileyen yüksek düzeyde zehirli ağır metaller ve MSG'yi de küçümsememeliyiz. Son olarak, tabii ki, EBV gibi virüs hareketleri de mevcut. Daha önce de belirttiğim gibi uyku problemlerinin arkasında yatan sebep çoğunlukla bu oluyor. Gelecek olan sayfalarda hepsi ve daha fazlasını gözden geçireceğiz, uykusuz bir geceyle nasıl başa çıkılacağı ve kötü rüyaların aslında ne anlama geldikleri de dahil.

Ruh'un Çabuklaştırma adını verdiği –hayatın her zamankinden çok daha hızlı bir tempoda ilerlediği– şu zamana ayak uyduracaksak uykunun sırlarını biliyor olmak büyük bir önem taşıyor. Hepsinden öte, uyku iyileşmemizi ve şu çılgın dünyayla uyumlu olabilmemizi sağlayan kutsal bir birliktelik süreci. Uykuyla ilgili bir sorundan söz etmeden önce onu ne kadar hak ettiğinizi ruhsal boyutta anlamanız gerekiyor. Bu yüzden, gelin uykunun temel kurallarına bir göz atalım. Uyku cehennemini unutun. Uykuyu cennet haline getireceğiz.

UYKUNUN KURALLARI

İyi bir gece uykusunu ancak bunu hak ettiğiniz gerçeğini kabul ederek sağlayabilirsiniz. Nasıl oluyorsa, bazen bunu gözden kaçırıyoruz. Uykunun sadece şanslılar, ayrıcalıklı olanlar ve hak edenler için olduğunu düşünüyoruz. Ancak uyku hiçbir şeye bağlı değildir. Sadece insan olduğunuz için uyumayı hak edersiniz. Uykunun kuralları değiştirilemez. Uyuma hakkı herhangi bir sınıfa atanamaz ya da sadece belli insanlara özgü bir şey değildir. Aşağıdaki kurallara bakarken doğuştan gelen bu hakkınızın tadını çıkarabilirsiniz. Zamanla bu anlayış bir temele oturacaktır: Uyku sizin için vardır.

Uyku Pınarınız

Uyku borcu diye bir terimi sık sık duyarız. Bu terimin küçük bir iması bile bizi paniğe sürükleyebilir; gözlerimizi kapatıp geçireceğimiz birkaç saati yitirdiğimizde çok daha fazlasını yitirmiş olacağımızı düşünerek daha fazla stres yaşamaya başlarız, terimin kendisi bir stres kaynağı olarak yeterlidir.

Gerçek şudur ki, hepimizin bir ***uyku pınarı*** vardır. Uyanıkken almış olduğunuz her nefesle birlikte, istediğiniz zaman kullanmak üzere iki saniye uyuma hakkı kazanırsınız. Bu uykuyu, hayatınızın geri kalanı boyunca istediğiniz zaman elinizin altında bulunan pınara akan bir kaynak olarak hayal edin. Bu para değildir, bu yüzden birikenleri asla kaybedemezsiniz. Kutsal Kaynak ve Dünya Ana, Tanrı'nın sizinle birlikte yaratmış olduğu bu asla tükenmez pınarı korurlar. O sizin yaşam gücünüzün bir parçasıdır. Kuraklık asla ona erişemez. Asla zehir bulaşmaz. Sadece, uyumak istediğiniz zaman ona dalarsınız ve uyanıkken aldığınız her nefeste uyku zamanı kazandığınız için bu kaynağı her zaman yenilemektesinizdir. Uyuyamadığınız zamanlar, orada pınarın içindedir, onu kullanabileceğiniz zamanın gelmesini bekler, bu on yıl sonra olsa bile.

Bu evrensel hak sizden asla alınamaz. Kimse uykunuzu sizden çalma hakkına sahip değildir. Arkadaşınız, ailenizden biri ya da işyerinde bir kişiyle tartıştığınız için uyuyamadığınız gecelerde hak ettiğiniz uyku zamanları tükenmez. Kimse onu oradan çalmaz. Endişe bile kendi başına uykunuzu sizden çalamaz. Hatta sinir ileticilerinize zarar vererek hafif bir dokunuşla içine girebileceğiniz o pınardan sizi alıkoyan Epstein-Barr virüsün bile uykunuzu sizden çalabilecek gücü yoktur. Kaçırdığınız her uyku dakikası başka bir zaman uyuyabilmeniz için orada sizi bekler. Bu kirlenmiş veya klor ya da flor katılmış şebeke suyu değildir, kaynaklar tükendiğinde ya da faturayı ödemediğinizde kesilemez. Huzursuzluklar, hastalıklar, stres bir ya da daha fazla gece için uyku pınarınıza ulaşmayı zorlaştırsa bile, uyku yine de pınara akmaya devam eder, onu temizler, daha sonra kullanabilmeniz için saflaştırır, doğal ve ruhani bir hale getirir.

Kendimizi uykudan yoksun olarak düşünmeye bir son verme zamanı gelmiştir. Okul zamanlarındaki sabahlamalarınız, çocuklarınız daha bebekken geçen uykusuz aylar ya da hasta olduğunuzda yatağınızda bir o yana bir yana dönüp durduğunuz geceler boyunca kaçırdığınız tüm gece uyuma fırsatlarıyla birlikte yardımdan uzak bir halde daha da derinlere gömülmediniz. Hâlâ daha önceki bir zamanda kullanamadığınız uykunuza ulaşabilecek durumdasınız. Uyku açısından zenginiz.

Uyku İzniniz

Bir pınara sahip olduğunuzu bilmek bir şeydir; onu kullanmak için kendinize izin vermek başka bir şey. Kimi zaman insanlar kendilerine uyumak için izin vermezler. Bu, pek çok sebepten ötürü olur: onu hak ettiğinize dair olan güveni yitirmiş olmak; uyuyabileceğinize dair olan güveninizi yitirmek; onu hak etmek için yeteri kadar çalışmadığınıza dair olan inancınız ya da kâbuslardan veya etrafınızda olup bitene hâkim olmamaktan korkmak ya da uyanık dünyada olanları kaçırıyor olma duygusu. İnsanlar genellikle uykunun bir lüks olduğunu ve onu kazanmak gerektiğini düşünürler. Bir de yattığında diken üstünde olan yaratıcı tipler var, bir fikri kaybetmekten korktukları için zihinlerindeki ateş hâlâ yanmaya devam eder.

Eğer uykuya dalmakta zorlanıyorsanız kendinize bir uyku izni çıkarmanız önemlidir. Onu hak ettiğiniz bir kuraldır. Bu, ortaya koyulan sınırlar çerçevesinde sorumluluk alması beklenen bir çocuğun aldığı türden bir izin değildir. Bu daha çok, yok satan bir ürün bulmak gibidir, bu ürün durmadan size para kazandırır ve israf etmediğinizden emin olmak için her gün içinden belli bir miktarı harçlık olarak alırsınız. Her gün bu birikimden harçlığınızı alacak olduğunuzu bildiğinizden geleceğinizin yok olmayacağını anlar ve rahatlarsınız.

Uyku pınarınızdan almanızda hiçbir sorun yoktur. Gerçekten onu kullanmak ***hakkınız***. Bu yüzden her gece, yatağa girmeden önce küçük bir aktif meditasyon yapın, kendinize bir bardak su doldurun ve uyku pınarınızın içine aktığınızı hayal edin. Tıpkı musluktan akan su gibi, uyku da akmaktır. Tıpkı su olmadan yaşayamayacağınız gibi bu kaynaktan yararlanmak için kendinize izin vermediğiniz sürece devam edemezsiniz. Uyku, bitmesinden asla korkmayacağınız, size ait olan bir şeydir. Pınar, hayatınızın her gününde yeniden dolmaya devam edecek.

29. Bölüm

Uyku Sorunlarını Belirlemek

Bazen uykusuz geçen bir gecenin arkasında hiçbir gizem yoktur. Örneğin, çocuğunuz arkadaşlarıyla birlikte bir partideyse ve hâlâ eve dönmediyse uyumadan önce ışığı söndürmek yerine kafanızdan geçenlerden dolayı olabilir. Eğer sevdiğiniz kişiyle bir ayrılık ya da anlaşmazlık yaşadıysanız, yarınki sınav ya da toplantıyla ilgili endişeleriniz varsa, birini kaybettiğiniz için ya da güveniniz sarsıldığı için üzülüyorsanız ya da ertesi gün için heyecandan yerinizde duramıyorsanız uyku sorununuzun arkasında neyin bulunduğunu biliyorsunuzdur.

Ancak bazı geceler yukarıdakilerin hiçbiri olmaz ya da öyle geride kalmıştır ki ışığı kapatmanızla karanlığa gömülür giderler. Bu durum sizi gizemli uyku sorunları bölümüne dahil eder. Bazen en sıkıcı tarafı bu gizemdir, problemin arkasında ne olduğunu bilmemektir. Gün batarken ciddi bir kaygı sarmaya başlar, geceleyin olacakları kestiremezsiniz. Uyanma zamanı gelinceye kadar deliksiz, huzur dolu bir uyku uyuduğunuz o gecelerden biri mi olacak? Yoksa uyanık olduğunuz her saatten korktuğunuz bir işkence gecesi mi olacak, ertesi gün sersem gibi ve daha dikkatsiz mi geçecek? Sizi uyutmayan şey bir endişe problemi olmasa bile kestirilemeyen, gizemli bir uyku sorunu bunu da beraberinde getirecektir.

Uyku çalışması, uyku sorunu yaşayan kişilere neler olduğunu belirlemek adına tıp dünyasında sık kullanılan bir tekniktir. Bir uyku laboratuvarına gidersiniz, diyotlara bağlanırsınız, diğer odadaki teknisyenler vücut hareketlerinizi gözlemlerken uyumaya çalışırsınız. Daha sonra doktorunuz görünen bir uyku sorunu var mı diye sonuçları değerlendirir.

Ne yazık ki, uyku çalışmaları gerçekte neler olduğunun yanıtlarını ya da bunun nasıl iyileştirileceği bilgisini nadiren sunar. Nefesin kesildiği ya da iyice azaldığı bir uyku apnesi vakasında, uyku çalışması apneyi teşhis etme ve ciddiyetini belirlemede çok yardımcı olabilir. Hastaya, üstünde nasıl kullanılacağı anlatılan bir CPAP cihazı alabilmesi için bir reçete yazılır ve sorun çözülür. CPAP cihazı işe yarayabilir. Hatta büyük fark yaratabilir. Hastanın bir gece uyuduktan sonra arada hissettiği fark gece ile gündüz kadar ayrı görünebilir.

Peki, uyku apnesinin ***sebebi***? Ya hasta uykusunu mahveden bu sorunu kökten çözüme kavuşturmak isterse? Genellikle tıp camiasının ilk önerisi kilo vermek oluyor. (Uyku apnesi hakkında daha fazlası daha sonra.) Yani uyku çalışmaları da sınırlı.

Uyku sorununa yönelmek istiyorsanız ilk adım bu sorunun karakterini belirlemektir. Söz konusu uyku sorunları olduğunda sadece bir tür yoktur, aynı anda pek çoğu açıklanabilir. İşte insanların uyku sırasında karşılaştıkları ortak sorunlar:

- Hemen uykuya dalamazsınız, saatler sonra, sonunda uyuyakalırsınız. Uyandığınızda dinlenmiş hissetmezsiniz.
- Kolayca uykuya dalarsınız, çok kısa bir süre sonra uyanır ve yataktan kalkma saati gelene kadar uyuyamazsınız. Uykuya dalamamanın yaratmış olduğu asabiyet zaten yoğun bir şekilde çalışmakta olan zihninizi iyice alevlendirir, sonunda güneş doğduğunda gerginlik ve endişe bir kat daha artar.
- Yukarıdaki gibi kolayca uykuya dalarsınız, sonra gece boyu uyanırsınız, ancak bu durumda, sabahın erken saatlerinde yeniden uykuya dalabilirsiniz.
- Tüm gece boyunca bir uyur bir uyanırsınız, asla tam ve dinlendirici bir uykuya dalamazsınız. Aniden tuvalete gitme ihtiyacı da bu duruma eşlik edebilir.
- Tüm gece uyanıksınızdır, ancak bunu istediğinizden değil. Partide değilsinizdir, âşık olmamışsınızdır, sınava çalışmıyorsunuzdur; yatakta ve bütün gece uyuyamamaktan şikâyetçi bir haldesinizdir. Sabah olduğunda tamamen bu durumun dışındasınızdır, gün boyu bir yerlere çarpıp durursunuz ve şekerleme ulaşılamayacak bir yerde gibidir. Gece olduğunda her şey yeniden başlar.
- Tüm gün boyunca tükenmiş bir haldesinizdir. İşlerle uğraşır durursunuz ve tek düşünebildiğiniz şey bir yere uzanıp gözlerinizi kapatmak olur. Gece olduğunda birden uykunuz kaçar, aktif hale gelirsiniz ve zamanında uyumak için bu hareketlilikten kurtulmak çoğu zaman zordur.
- Uykuya dalar ve tüm gece aralıksız uyursunuz ancak uyandığınızda bir sekiz saatlik uykuya daha ihtiyacınız varmış gibi hissedersiniz. Bu iki farklı yöne gidebilir: (1) Sevdikleriniz size tüm gece horladığınızı veya nefes alamadığınızı ya da çok az aldığınızı söyler. Horlamaktan uyandığınızı ancak uyandığınızın farkında olmadan yeniden uyumaya başladığınızı anlatırlar. (2) Nefes problemlerini görmezden gelirsiniz ve bitkinlik devam eder. Ne kadar erken uyusanız veya ne kadar geç uyansanız da uykudan sonra kendinizi yenilenmiş hissedemezsiniz.
- Tam uykuya dalacağınız sırada kolunuz ya da bacağınız istemsizce sarsılır. Bu birçok kez olabilir.

- Yorgun ve uyumaya hazırsınızdır ancak derinden gelen bir his sizi uyanık tutar. Bu sinirsel bir sorundan (kulak çınlaması, bir vızıldama hissi, huzursuz bacak sendromu) cilt problemlerine, ağrı ve sızılardan zihinsel karmaşaya kadar pek çok sebepten ileri gelebilir.

Uyku sorununuzun ne olduğunu tanımladıktan sonra altında yatan sebepleri belirleyebilirsiniz.

UYKU PROBLEMLERİNİN SEBEPLERİ

Birçok etken, kimi zaman birden fazlası bir arada, bir insanın geceleyin güzelce dinlenememesine neden olabilir. Beynimiz ve sistemimizin doğal olmayan yollarla uyanık kaldığına dair çok şey duyuyoruz. Bu mutlaka dikkate alınması gereken bir konu ve eğer uyku sorunları yaşamanıza sebep oluyorsa belirlemeniz gereken bir şey. Bilgisayar, telefon, tablet ve çalar saatinizi yatağınızdan uzakta bırakıyor, odanızın karanlık ve sessiz olmasına özen gösteriyorsunuz ve uyumadan uzun bir süre önce metabolizmanızı yavaşlatıyorsunuz.

Ya bunların hepsini denemenize rağmen uyku bozukluğunuz gizemini korumaya devam ediyorsa? Kuşkusuz radyasyonun Affetmeyen Dörtlüsü, zehirli ağır metaller, virüsler ve DDT'nin bunda bir payı var.

Virüs Hareketliliği

Uyku sorunlarının en büyük nedenlerinden biri virüs sorunlarıdır. Epstein-Barr virüs, zona, sitomegalovirüs, HHV-6 ve daha pek çok bakteri sistemimizi zehirleyerek bizi bütün gece uykusuz bırakabilir. Çünkü Epstein-Barr gibi virüsler nörotoksin salgılar ve bu üç farklı yönden zararlıdır: (1) Uykumuzu kontrol eden sinir sistemimizde aşırı hassasiyete neden olurlar; (2) uykuya geçecek kadar rahatlamanızı engelleyen ağrı ve sızılar meydana getirirler, (3) sinir iletim aktivitesini azaltırlar; sinir ileticileri beyin hücreleri arasında iletişime olanak sağladıkları için, uyku mesajının iletileceği yollarda bunlar yer alabilir. Bu durumda nörotoksinler saatlerce uykuya dalamama ya da gece yarısı uyanıp bir daha uyuyamama gibi sorunlar yaratırlar.

Virüs kaynaklığı uyku bozukluğu genellikle tiroit sorunu gibi algılanır çünkü daha önce de belirttiğim gibi, uyku sorunu ve tiroit bezi problemleri bir arada gözlemlenir. Başka kaynaklardan ne duyarsanız duyun, aşırı ya da az çalışan bir tiroit bezi uyku sorunlarına yol açmaz. Gerçek şudur ki zarar görmüş bir tiroit bezi ve uykusuzluk EBV'nin belirtileridir, bundan dolayı bir aradadırlar. Genellikle Dördüncü Evre'deki virüs uyku bozukluğuna neden olur, bu da muayenehanede belirlenmiş olsa da olmasa da zaten bir tiroit sorunu olduğu anlamına gelir.

Zehirli Ağır Metaller

Uyku sorunlarına neden olan şeyler listesinin üst sıralarında sistemimizdeki zehirli ağır metaller bulunur. Bu ağır metaller özellikle beyinde sorun çıkarır, bir yerde durmaz oksitlenir, zehirli sızıntılar üretir ve bu durumda metal dağılarak beyin dokusuna zarar verir. Ağır metaller ayrıca elektrik akımını engeller ve elektrolitler ile sinir ileticilerin kimyasalları üstünde sorun yaratabilir, böylece normalde beyninize uyku sinyalleri gönderecek olan sinir ileticileri kapanır. Bu işlev bozukluğu düzensiz uyku, derin uykuya geçememek ve bir türlü uykuya dalamamak gibi birçok uyku sorununa neden olabilir. Genç yaştakiler özellikle zehirli ağır metallere bağlı uyku problemleri yaşayabilirler.

MSG Zehirlenmesi

Ülkenin büyük bir bölümü MSG zehirlenmesinden dolayı uyuyamıyor. Bu sık rastlanan katkı maddesi doğrudan beyne gider ve beyin dokusunu yakan zehirlerle elektriksel aktiviteyi rayından çıkarır. MSG bir kez beyne girdikten sonra orada kalır (arınma teknikleriyle onu parçalayıp dışarı atmadığınız sürece), uyku sorunu da dahil olmak üzere uzun süreli pek çok probleme neden olur. Bu, MSG'nin bir nöron düşmanı olmasından kaynaklanır. Nöronlara yapışır ve onları elektriksel açıdan aşırı hassas bir duruma getirir, böylece elektrik akımı nörondan geçeceği zaman zarar verir ve düzensiz ve aşırı tepkilere neden olur. Sanki MSG nöronu bir fişeğe dönüştürüyormuş ve benzine benzer bir MSG tabakasıyla kaplı nöron sonunda yanıyormuş gibi düşünebilirsiniz.

MSG nöron düşmanlığı hızlı düşünceler, bir kaşıntı hissi ve yatakta bir türlü kurtulamadığınız birtakım takıntıların ortaya çıkmasına sebep olur. Uyumadan önce yoğun bir meditasyon ya da rahatlama teknikleri kullanan insanlar veya gece boyu sürekli uyanan kişilerin beyin dokusunda yüksek miktarda MSG bulunmaktadır.

MSG her yerde, bu yüzden ondan sakınmalısınız. Daha önceki iki kitabıma baktığımızda saklandığı en aldatıcı yerlerden birinin, doğal yiyecekler satılan dükkânlarda bulunan ve sanki son derece organikmiş gibi paketlenen ürünler olduğunu görüyoruz. (MSG'nin lokantaların içeriklerine ve ürünlerin içindekiler listesine nasıl sızdığını anlamak için ilk kitabımda yer alan "Ne Yememeli?" adlı bölüme bakabilirsiniz.)

Karaciğer Sorunları

Karaciğeriniz tüm gün var gücüyle sizin için çalışır. Kanınızı arındırarak patojen ve zehirleri uzaklaştırır ve yediklerinizin içinde bulunan aşırı miktardaki yağı çözmek için safra üretir. Tıpkı sizin gibi karaciğerinizin de dinlenmeye ihtiyacı vardır, dolayısıyla geceleyin siz uyurken karaciğeriniz de uyur. Bir süreliğine çalışmayı bırakır ve otomatik pilota geçer. Sabah saat üç ya da dört gibi (bu kişiden kişiye değişir) karaciğeriniz yeniden uyanır. Yenileyici uykusundan uyanan karaciğer bir kez daha zehirler, bakteriler, virüsler ve atıkları (ölü alyuvar hücreleri de dahil olmak üzere ölü virüs hücreleri) tıpkı çöp toplar gibi bir araya toplar. Böylelikle sabah uyanıp su içtiğiniz zaman hepsini dışarı atabilirsiniz. Bu temizlenme ve arınma süreci ayrıca safra birikimini de önler.

Eğer aşırı miktarda yağ içeren ve işlenmiş gıdalar yiyorsanız, sabahın erken saatlerinde işe başladığında karaciğeriniz birtakım spazmlar, sıkışmalar ve burulmalar yaşayacaktır. Çoğu zaman bu hissedebileceğiniz bir şey değildir. Ancak karaciğerinizin gerçekleştirdiği bu küçük dans sizi uykunuzdan uyandırmaya yetecek kadar bir rahatsızlık da yaratabilir. Bu da, sabahın erken saatlerinde uykunuzdan uyanmanızı, belirli bir süre uyanık kaldıktan sonra tekrar uykuya dalmanızı açıklamaktadır. Ayrıca gece boyunca uyanıp tekrar uykuya dalmanız da bununla açıklanabilir.

Sindirim Sorunları

Benzer şekilde sindirim sorunları da uykuya engel olabilir. Sinir sistemi çok hassastır ve sindirim yoluyla ortaklaşa çalışır. Vücudunuzun kuzey-güney (beyin-bağırsak) bağı olan ve vagus ve frenik sinirler olarak adlandırılan sinir grupları sindirim yolunuzda her ne oluyorsa anında beyninize iletir. Yani sindirim ağrısı çekiyorsanız, şişkinlik, kramp ya da hassasiyet gibi sorunlar yaşıyorsanız bu belirtiler sinir sistemini tetikler ve siz uyumaya çalışırken uyarılmanıza sebep olur.

Herhangi bir rahatsızlık hissetmeseniz bile sindirim aktivitesi sizi uyandırabilir. Örneğin aşırı adrenalinden dolayı ileum (incebağırsağın kalınbağırsağa bağlandığı bölüm) iltihaplanmıştır ve ne zaman oradan yiyecek geçse beyinle bağlantısı olan sinirler uyarılır ve bir insan bunu fark etmeyebilir. Yorgun bir biçimde karanlığa uyandığınızda karın bölgenizde ne olup bittiğini anlamazsınız ve hiçbir sebep yokken uyanmış gibi hissedersiniz. Aslında akşam yemeği sindiriliyordur ve peristaltik hareket sayesinde yiyecekler sindirim yolunda hassas bir bölgeden geçmektedir.

Duygusal Yaralar

Hayatımızda çoğu zaman hayal kırıklığına uğrarız. En iyi arkadaşınız size sırtını dönmüştür, ruh eşiniz hayatını başka bir yöne çevirmiştir, anne babanız boşanmıştır, görünürde hiçbir sebep yokken hastalanmışsınızdır, çevrenizde meydana gelen bu gibi olaylar hastalığınızdan dolayı kendinizi suçlamanıza neden olur. Tüm bu deneyimlerle birlikte güvenimizi yitiririz. Eğer bu güven kaybı yeterince büyükse veya zaman içinde dengelenemeden çok fazla güven kaybı biriktiyse bu duygusal anlamda yaralanmamıza yol açar. Aslında sadece duygusal değildirler, fiziksel bir unsur da bulunmaktadır. ***Medikal Medyum*** isimli kitabımın "Travma Sonrası Stres Bozukluğu (TSSB)" isimli bölümünde de açıkladığım gibi küçük ya da büyük travmalar beyin dokusunda yaralanmalara sebep olabilir. Sonuçta elimizde kalan şey kırmızı fiyonklu kocaman bir uykusuzluk paketidir. Pek çok insan bunu deneyimlemiştir, hiç de hoş bir şey değildir. Kimileri için bu olduklarını hissettikleri kişilik adına veya çevrelerine göre mahvedici bir şey olabilir. Ne kadar zor olurlarsa olsunlar yolumuza çıkan bu deneyimlerle güçlenebiliriz, ruhlarımızı yeniden enerjiyle doldurabilir ve duygusal yaralarımız veya TSSB'nin küllerinden yeniden doğabiliriz.

Uyku Apnesi

Daha önce de söylediğim gibi uyku apnesi tıp camiasının parçalarını bir araya getirmeye başladığı uykuyla ilintili bir durumdur. Geçtiğimiz on yıl içinde artan sayıda insana uyku apnesi teşhisi kondu ve TV programlarında bile orta yaşlı insanlar ve onların CPAP cihazları hakkında şakalar yapılmaya başlandı. Bilim insanları kronik horlamanın zararsız olmadığını keşfettiler. Genellikle insanları sağlıklı uyku döngüsünden alıkoyan nefes sorunlarına işaret eden bir durum ve doktorlar uyku sırasında hastalarının nefes borusuna hava gönderen bu CPAP cihazlarından yazmaya başladılar.

Bu birtakım fiziksel tıkanıklıklardan kaynaklanabilen engelleyici uyku apnesine sahip olan bir kişi için büyük bir yaklaşım. Engelleyici uyku apnesine sebep olan şeyler arasında aşırı mukus, geniz akıntısı, iltihaplanmış ya da genişlemiş mukus zarları, bronşlarda, bademcikte ya da geniz etinde iltihaplanma, geniz eti problemleri, kronik sinüzit, lenf tıkanıklığı, genel şişkinlik, ödem ve göğüs ve boğaza baskı yapan aşırı kilolar sayılabilir. Burada gördüğümüz diğer tüm uyku sorunları gibi engelleyici uyku apnesi ömür boyu çekmek zorunda olduğunuz bir şey değildir. Virüs önleyici, mukus önleyici ve iltihap önleyici yiyecekler size rahatlık verecektir.

Bir de engelleyici olmayan uyku apnesi vardır, ben buna sinirsel uyku apnesi adını veriyorum. Bu durumda CPAP cihazı bir rahatlama sağlamaz çünkü mesele havanın nefes yolundan içeri girmesiyle ilgili değildir, sorun merkezi sinir sistemi ve destekleyici sinirlerdedir. Sinirsel uyku apnesi tıp camiasının merkezi uyku apnesi adını verdiği uyku sorunuyla çakışır. Bu da büyük bir tıbbi gizem olarak kalmaktadır. Her ne kadar araştırmalar merkezi uyku apnesini ayrı olarak değerlendirse de aslında meselenin kökünde neyin yattığını anlamaktan ışık yılları uzaklıktadır.

İşte uyku sırasında herhangi bir tıkanmadan dolayı nefes almada güçlük yaşamadığımızda olan aslında şudur: İlk başta, beyinde sınıra yakın nöbet benzeri aktivite (atıklardan dolayı). Bunlar tam olarak nöbet değildir aslında, beyindeki elektrik güç bir anlığına dalgalanır. Bu nefesin duraksamasına yetecek bir sebeptir. Bu tip bir sinirsel uyku apnesi MSG zehirlenmesine bağlı olarak ortaya çıkabilir, cıva ve alüminyum gibi zehirli ağır metallerin yüksek oranda karışımından ya da DDT ve/veya tarım ilaçlarına maruz kalmaktan kaynaklanıyor olabilir. Tüm bu faktörler beyinde dalgalanmalara yol açacak kimyasal dengesizlikler yaratma eğilimindedir. Genellikle yeni eve taşındıktan hemen sonra ortaya çıkar ve kendisinden önce oturan kişinin evde kullanmış olduğu ilaçlarla bir ilgisi olabileceği kimsenin aklına gelmez. Viral hareketlilik ayrıca sinirsel apneye de sebep olabilir çünkü viral nörotoksinler göğüsten geçen ve nefes üzerinde etkili olan vagus sinirini iltihaplandırabilir.

Adrenal Yorgunluk

Bu rahatsızlığı hiç yaşamamış kişiler ***yorgunluk*** kelimesini duyunca, muhtemelen bu sorunla mücadele eden insanlar için uyumanın en hafif endişelerden biri olduğunu düşüneceklerdir. Sonuçta, yorgunluk son derece bitkin olduğunuz ve her an uyuyabileceğiniz anlamına gelmiyor mu? Kronik yorgunlukla mücadele eden herhangi bir kişi size bunun böyle olmadığını söyleyebilir. İşin doğrusu, adrenal yorgunluk uyumakta ***güçlük*** çekmenize neden olabilir. Bu sorun böbreküstü bezlerin kimi zaman aşırı kimi zaman da yetersiz adrenalin üretmeleri demektir.

Böbreküstü bezler gün boyu genellikle az çalışır, herhangi bir kriz çıkma ihtimaline karşı tetiktedir, dolayısıyla gün boyu kendinizi yorgun hisseder, günlük görevlerinizi güçlükle yerine getirirsiniz. Gece gelip acil durum ortadan kalktığında ise böbreküstü bezler rahatlar ve güneş batarken "aniden uyanmış" gibi olursunuz. Şöyle de olabilir: Böbreküstü bezleriniz aşırı aktifken çok fazla yıpratıcı adrenalin salgılar ve bu da siz uyumaya hazırlanırken sinir ileticilerini yakarak zayıflatır.

Geceleri yeterince çalışmayan böbreküstü bezler bile uyku sorununa neden olabilir, çünkü bu, uyumak için ihtiyaç duyduğunuz özel hormon karışımlarından yeterince üretilmediği anlamına gelir. (Bu doğru: Uyumanıza, REM evresine girebilmenize ve rüya görebilmenize yardımcı olan kimi özel adrenalin türlerine ihtiyacınız vardır.)

Kaygı

Siz de karanlıkta, tek başına kalmak istemediği için yatağa gitmeyi hep erteleyen çocuklardan mıydınız? Ya da ertesi günün programında istemediğiniz bir şey yer aldığı için uyumakta zorlandığınız oldu mu? Sadece ara sıra olsa bile hepimiz kaygıya bağlı uyku bozukluğu yaşamışızdır. Kimileri için kaygı artık sıradan bir şey ve uyku problemlerinin arkasında yatan şeyin endişe ve huzursuzluk olduğu bir gizem değil.

Soru şu, açıklanamayan uyku gerginliğinin arkasında ne yatıyor? Kimi durumlarda, bu kâbus korkusudur. Başka durumlarda konu TSSB [Travma Sonrası Stres Bozukluğu] ya da OKB [Obsesif Kompulsif Bozukluk] ile ilgili oluyor: Bu gruptaki diğer faktörlerden biri de yatağınızın güvenli bir yer olmadığını hissetmeniz ve orada tam anlamıyla rahat edemediğiniz için uyku sorunları yaşamanızdır. Böylesi bir durumda, ilk önce altta yatan sorunu bulmak gereklidir, sürmekte olan bir travma ya da bir tetikleyici.

Ancak diğer durumlarda kaygı belli bir yapıda olmadığı ve tam olarak adlandırılamadığı için özel bir tetikleyici olarak izi sürülemiyor. Bu tip bir kaygı, 5. Bölüm, "Belirtileriniz ve Durumunuz"da gördüğümüze benzer biçimde, fizyolojik (sıklıkla sinirsel) rahatsızlıkları tetikleyen Affetmeyen Dörtlü ile ilgili oluyor. Kaygının bir türünde sinirler viral nörotoksinlere karşı "alerji" geliştirmiş oluyor, bu da sinir hassasiyetini artırıyor ve aşırı gerginlik hissi yaratıyor. Diğer bir senaryoda, beyinde oksitlenen zehirli ağır metaller elektrik akımını kesintiye uğratıyor, bu durum da panik, mantıksız düşünceler, huzursuzluk veya düzgün düşünememe gibi sorunların ortaya çıkmasına sebep oluyor çünkü beyninizdeki mesajlar istenen hedefe varamıyor.

Kaygı ayrıca beyindeki DDT'nin bir sonucu olarak da ortaya çıkabilir. Çok uzun zaman önce kurtulmuş olduğumuzu düşündüğümüz böcek ilacı öylesine inatçı ve direngen ki günümüzde hâlâ onunla uğraşıyoruz, ayrıca bu beyin hücrelerinin kendilerine zarar vermelerine yol açan bir nöron düşmanı, bu da ani duygulanmalar ve kaygıyla sonuçlanıyor. Radyasyon da uyku sorunu yaratan kaygılara neden olabilir çünkü radyasyon vücuttaki histamin reaksiyonlarını ve iltihaplanmayı artırır. C-reaktif protein[31] ve antinükleer antikor[32] gibi klasik kan testleriyle belirlenemeyen bir iltihaplanma. Radyasyona bağlı iltihaplanma yaşayan insanlar sıcak basması ve şişkinlik hissederler ya da ciltleri hafifçe yanıyormuş gibidir. Tüm bunlar uykunun kolayca gelmesini engelleyen kaygı veya huzursuzlukla sonuçlanabilir.

Bazen de kaygı bağırsakta meydana gelen şeylerden kaynaklanıyor olabilir. Yukarıda yer alan "Sindirim Sorunları"nda gördüğümüz gibi sinir bağlantıları sayesinde sindirim hassasiyeti beyne sinyal gönderir. Bu, ortada hiçbir sebep yokken, gece yarısı insanları birden uykusundan uyandıran ortak bir sebeptir. Rahatsızlığın seviyesine bağlı olarak ya yeniden uykuya dalarlar ya da bir müddet uyanık kalırlar.

İlave Sinirsel Sorunlar

Geceleri bir an bile uykuya dalamayanlar için sebep genellikle aşırı ya da az çalışan böbreküstü bezlerle birlikte ciddi bir sinir iletici veya nöron bozukluğudur. Bu durum istenmedik bir biçimde tüm gece uykusuz kalmakla sonuçlanabilir, yatağa uygun zamanda girmiş olsanız bile güneş doğarken hâlâ uyanıksınızdır. Genellikle ciddi miktarda magnezyum eksikliğinin bu durumda önemli bir rolü vardır. Çoğunlukla bu tip bir uyku sıkıntısının temelinde Travma Sonrası Stres Bozukluğu (TSSB) yatmaktadır. Bu, birkaç sayfa önce sözünü ettiğim ve uykusuzluktan kaynaklanan bir TSSB değildir, daha çok yakın ya da uzak geçmişte, hayatın başka bir alanında yaşanan ve sinirsel sorunlarla sonuçlanan travmatik bir deneyimden kaynaklanır. Bu durumda, MSG zehirlenmesinde olduğu gibi aşırı ısınmaktan ziyade, elektrik akımı soğur ve etkisiz kalır. Böylesi bir durumda, zaten tükenmiş olan nöronlar ve sinir iletici kimyasallarından yeterince elektrik geçmediği için beyin hücrelerine uyuma mesajı göndermek için yeterince uyarılmaz.

Diğer bir sinirsel sorun ise tekrar eden ve istemsiz ortaya çıkan sarsılma benzeri refleks hareketleridir. Bu genellikle beyin dokusunun zehirli ağır metaller, aspartam, MSG, DDT ve diğer böcek ilaçları, tarım ilaçları, zehirli nanomateryaller ve/veya diğer sentetik kimya-

31 Sıkça kullanılan kısaltması ile CRP, iltihabi reaksiyonlar sırasında kanda miktarı artan ve karaciğer ile yağ hücreleri tarafından üretilen akut faz reaktanları adı verilen proteinlerden biridir. *–çn.*

32 Hücre çekirdeği bileşenlerine karşı oluşturulmuş antikorlardır. *–çn.*

sallara maruz kaldığı anlamına gelir. Bilginin beynimizde kesintisiz olarak, yumuşak ve sakin bir biçimde ilerlemesi istenir. Ancak bu maddelere boğulmuş bir beyin dokusu bilgiyi sinir ileticilerinden beklenen hızda alamaz, dolayısıyla sinir iletici kimyasalları kimi noktalarda gruplar halinde birikmeye başlar ve öyle fazla bilgi birikimi söz konusu olur ki bilgiyi beklenmedik bir şekilde bırakırlar ve bu da vücudun istemsizce sarsılmasına ve uyanmamıza neden olur. (Bu sorunu çeken insanlar gün içinde de aynı şeyi yaşarlar ancak bunu hissedecek kadar hareketsiz ve durağan değildirler çünkü adrenalin salgılamaktadırlar. Öğle vakti uyusalar da aynı sıçrama ve sarsılma hareketini yaşarlar.)

Bunların hiçbiri sizi üzmek için değil. Sözünü ettiğim rahatsızlıkların hepsi tedavi edilebilir. Korku verici ve cesaret kırıcı tarafı ne olduğunu bilmemek ve sanki durumun kontrolden çıktığını hissetmektir. Artık geride kaldı. Artık yanıtları biliyorsunuz ve dediğim gibi, bu da iyileşmenin ilk adımı. Hadi, nasıl daha da ileri gideceğinizi keşfedelim.

30. Bölüm

Uyku Bozukluklarının Tedavisi

Bir önceki bölümde yer alan sorunlarla ilgili ne yapıyoruz? Uykudan mahrum kalmamızın arkasında yatanın ne olduğuyla ilgili yanıtı, uyku pınarımızı nasıl akıtacağımızla ilgili yanıta nasıl dönüştürüyoruz? İşin özü elbette ki besin. Hayat değiştiren yiyecekler sizin için uykuyla ilgili her şeyi değiştirebilir, bundan dolayı birazdan size hayatınıza katabileceğiniz en iyi yiyeceklerin bir listesini vereceğim (desteklerle birlikte). Öncelikle, uyku sorunlarının tedavisinin ayrıntılarına bakalım.

Eğer virüse bağlı enfeksiyon, sisteminizde bulunan zehirli ağır metaller, MSG zehirlenmesi ya da aşırı miktarda başka bir zehirle mücadele ediyorsanız önceliğiniz elbette ki arınma olacaktır. Yiyeceklerinizi meyve, sebze, yeşillikler ve baharat ağırlıklı tercih ederseniz vücudunuz otomatik olarak arınma yoluna girecektir. Eğer ciddi uyku sorunlarınız varsa ve arınmada bir sonraki seviyeye geçmek istiyorsanız 90 Günlük Tiroit Tedavisi size yardımcı olacaktır. Eğer mücadele ettiğiniz EBV ise onu iyileştirmek için neler yapmanız gerektiğini zaten öğrendiniz, bu da uyku sorunlarınıza çare olacaktır.

Yeterince çalışmayan bir karaciğer, adrenal yorgunluk ya da sindirim sorunları yaşıyorsanız en iyi yaklaşım 22. Bölüm'deki yiyecekler ve bu durumları incelediğim ikinci kitabımda bulunmaktadır. Yeterince çalışmayan bir karaciğer için, örneğin sabah ilk iş limonlu su organın kendini zehirden arındırması için en güçlü tekniktir. Bunu düzenli olarak yaptığınızda karaciğerinize geceleri daha az iş kalıyor ve böylece kasılma, spazm gibi sebeplerle uykudan uyanma ihtimaliniz düşmüş oluyor. Ayrıca karaciğer aşırı virüs yükü, yemeklerde aşırı yağ ve aşırı ağır metal yüklenmesi gibi durumlara bağlı olarak yeterince çalışmıyor olabilir. Bunların hepsi besinlerin emilimi ve dönüştürülmesi konularında yetersizliğe yol açan şeyler. Dolayısıyla yiyeceklerdeki yağ oranını azaltmak, karaciğeri sabah limonlu suyla temizlemek, meyve, sebze ve yeşilliklerle karaciğere iyi bakmak yeniden kendine gelebilmesini sağlayacaktır.

Adrenal yorgunluk için atıştırmak (bir buçuk-iki saat aralıklarla yemek) anahtar rol oynayacaktır. Kendinizi günde iki ya da üç öğünle sınırlamak istemiyorsunuz çünkü kan şekeriniz düştüğünde böbreküstü bezleriniz adrenalin salgılamak zorunda kalıyor. Böyle zorlandıklarında geceleyin aşırı ya da yetersiz çalışıyorlar. Ayrıca gecenin huzurlu geçmesi için böbreküstü bezlerinizi dengede tutabilmek adına yiyeceklerinizden adrenalinli besinleri de çıkarmak isteyeceksiniz (ikinci kitabımda yer alan "Doğurganlık ve Geleceğimiz" isimli bölüme bakın). Eğer adrenal yorgunlukla ilgili daha fazla yardıma ihtiyacınız varsa ***Medikal Medyum***'da bu soruna bir bölüm ayırdım.

Sindirim sorunları içinse, ***Medikal Medyum – Hayat Değiştiren Yiyecekler*** isimli kitabımın sayfalarına göz atmanın yanı sıra yüksek biyotikleri önceliğiniz haline getirmek isteyeceksiniz. Bu çok küçük, hayat veren organizmalar taze, yıkanmamış ya da hafifçe yıkanmış organik ürünlerin yaprakları ve gövdelerini kaplamaktadır. Konu sindirim olunca, bu yüksek biyotiklerin probiyotik zarı, 21. Bölüm'de, "Çinko Hakkında Endişeler"de gördüğümüz toprakla ilgili kayıpları gidererek büyük bir değişiklik yaratabilir. Fabrikada üretilen probiyotikler ve toprak kaynaklı organizmalardan farklı olarak yüksek biyotikler sindirim sürecinden geçer ve incebağırsağın kalınbağırsağa bağlandığı, vücudunuzun işlevi için kritik bir önemi olan B12 vitaminini üreten bölüme ulaşır. Bu tamamen taze yiyeceklerle beslenmeniz gerektiği anlamına gelmiyor. Sadece öğünlerinizi taze, organik ürünlerle desteklemekten söz ediyoruz. Seçici olun ve hangi ürünü yıkamadan yiyebileceğiniz konusunda içgüdülerinize güvenin. Eğer markette dışı mumsu bir dokuyla kaplı elma aldıysanız elbette ki yemeden önce o tabakadan kurtulmak isteyeceksiniz. Bu iyi bir yüksek biyotik kaynağı olamaz çünkü tarım ilaçları ve dışındaki mumsu doku zaten faydalı mikroorganizmaların doğal zarlarından içeri sızmıştır. Ancak öte yandan, kimyasal ve kirliliğe maruz kalmamış bir ürünün üstünde gözle görünen bir kir varsa bunu hafifçe yıkamak genellikle yeterlidir, böylece yüksek biyotik zar yıkanıp gitmeyecektir (sonuçta yağmurun altında varlıklarını sürdürebiliyorlar). Mutfakta, tezgâhınızda yetiştirdiğiniz filizler yüksek biyotik açısından oldukça zengindir, salatalarınızın ve yemeklerinizin üstüne serpebilirsiniz. Ya da kendi organik bahçenize veya organik tarım yaptığına güvendiğiniz birine yönelin. *Medikal Medyum*'da yer alan "Sindirim Yolu Sağlığı" adlı bölüm sindirim tedavisi için daha fazla kaynak sunmaktadır.

Eğer engelleyici uyku apnesi sorunuyla karşı karşıyaysanız, sonraki sayfalarda yer alan besinlerin hepsi mukus, iltihap ve histamin üretimini azaltmaya yardımcı yiyeceklerdir. Sinirsel uyku apnesi için de bu yiyecekler kolay emilebilir ve uyumlu amino asitler içermeleri sebebiyle sinir ileticilerini destekleyeceklerdir.

Kaygı durumunda, ilk olarak yapabileceğiniz en iyi şey hayatınıza sizi mutlu eden yiyecekleri almak olmalıdır: saf bal eklenmiş bitki çayları, bir avokado ile birlikte fırında tatlı patates... Bu satırlarda yer alan hayat değiştiren yiyecekler, kaygınıza sebep olan şeyi bulmak için çabalarken size duygusal bir kolaylık sağlayacaktır. Uykudan kaçınmanızın nedeni kâbuslarsa bir sonraki bölüme bakın ve aslında kötü rüyaların neden iyiye işaret olduğunu görün.

Eğer kaygınızın kaynağını belirlemek zorsa, bunun sizin hatanız olmadığını bilin. Kaygı duyan birçok insan kendilerini mağdur hissediyor, oysa canlanıp harekete geçmeli ve hayatın parlak tarafını görmeliler. Doğrusu şu ki, kaygı gerçektir ve altında yatan sebepler virüse bağlı enfeksiyondan travmaya, elektrolit yetersizliğine kadar değişir. Listede yer alan yiyeceklere ek olarak ikinci kitabımda yer alan kaygı azaltmaya yardımcı yiyecekler listesine de bakabilirsiniz.

Genel olarak sinirsel uyku sorunları için listedeki besinler sözünü ettiğim şekilde işe yarar; zehirleri temizler, besin eksikliklerini giderir, beyni ve vücudu sakinleştirir. Ayrıca sonunda uykunuza kavuşmanız için sinir iletici kimyasallarını etkili bir biçimde üretebilmeye ve beyninizi en iyi şekilde beslemeye yarayan antioksidanlar, önemli glikoz ve mineral tuzları barındırırlar.

UYKU İÇİN YİYECEKLER

Listede yer alan yiyecekler önceki bölümde sözünü ettiğim durumlar içindir, ayrıca uyku destekleyicilerinin etkilerini de artırırlar. Aşağıdaki listeye ek olarak çekirdeksiz, sulu, küçük meyveler,[33] hurma, limon, misket limonu, patates, turp, zerdeçal, zencefil, hindistancevizi suyu, filizli yeşillikler, melisa, kedi pençesi, saf bal, enginar, avokado ve üzümü hayatınıza katın.

Bu yiyeceklerin pek çoğunun 22. Bölüm'deki yiyeceklerle örtüştüğüne dikkat etmişsinizdir. İşte bu hayat değiştiren yiyeceklerin büyüsü burada: Çok yönlüler ve her zaman için farklı ihtiyaçlarınıza cevap verecek türdeler. Bu yüzden, listede yer alan yiyecekleri yediğiniz zaman uykunuzun geleceğini düşünerek endişelenmenize gerek yok. Günün hangi saatinde yerseniz yiyin her zaman sizin için doğru olanı size sunacaklardır.

- Mango: Biyo uyumlu magnezyum açısından oldukça zengindir. Uykuya geçişinizi kolaylaştırması için yatağa gitmeden önce bir tane yiyebilirsiniz. Destek olarak L-glutamin alırsanız mango bu desteğin emilimini artıracak ve böylece MSG zehirlenmesi azalmış olacaktır.
- Muz: Triptofan ve früktoz açısından zengindir, böylelikle sinir ileticilerini rahatlatır. 5-HTP ile birlikte alındığında muz bu desteği aktif hale getirir, bu da yüksek biyo uyumluluk ve daha çabuk emilim sağlar.
- Kiraz: Büyük bir melatonin kaynağıdır. Melatonin sinir ileticilerine ve glia[34]

33 *Berries*: ahududu, böğürtlen, çilek, yabanmersini vb. *–çn.*

34 İngilizce ***neuroglia*** veya yalnızca ***glia***. İşlevsiz sinir hücresi olarak da bilinir ve homeostaz sağlayan hücrelerdir. Miyelin biçimindedir, beyin ve sinir sisteminin, otonom sinir sistemi gibi diğer bölümlerindeki sinir hücreleri için destek ve koruma sağlar. *–çn.*

hücrelerine yardımcı olan besin temelli bir hormondur. Kirazı melatonin desteğiyle birlikte yediğinizde destek melatoninin gücünü artırır ve beyin ile vücut tarafından daha kolay kabul edilmesini sağlar, ayrıca iyileştirici uyku etkisini de artırır.

- Kuşkonmaz: Mukus üretimini azaltmak ve iltihaplanmayı hafifletmek gibi en önemli özelliklerinin yanı sıra, kuşkonmazın sakinleştirici, yatıştırıcı etkisi vardır çünkü vücut sistemlerindeki homeostazı (dengeyi) bozan serbest radikaller ve artı yüklü kimyasallar gibi düşmanlardan arındırır. GABA[35] ve magnezyum L-treonat ile birlikte yediğinizde kuşkonmaz bu destekleri daha aktif hale getirir.
- Ispanak: Kalsiyum açısından zengin, alkali[36] bir yiyecektir, asidozu[37] azaltmaya yardımcıdır. Ispanak ayrıca mineral tuz içerir, bu da sinir ileticilerini besler ve sinir ileticilerinin işleyişlerini güçlendirmeye yardımcı olan destek glisin'in emilimini artırır.
- Kereviz: (1) Beyinde elektrik akımını taşıyan ve (2) sinir ileticilerin yaratımının yapı taşları olan mineral tuzlardan bolca barındırır. Kereviz gerçekten GABA, glisin ve magnezyum L-treonat gibi desteklerin beyinde emilimini artırarak sinir ileticilerinin uykuyu destekleyici rollerine yardımcı olur.
- Marul: Marulun göbeğinde bulunan süt sinirleri yatıştırır, sakinleştirici bir etkisi vardır. Çarkıfelek çiçeği ile birlikte kullanıldığında marul bu bitkisel desteğin sakinleştirici sinirsel etkisini artırır.
- Nar: Bu küçük mücevherler, bacak ya da diğer kaslarda, uyku sırasında kramplara yol açan laktik asit birikmesi de dahil olmak üzere vücutta bulunan istenmeyen asitlere tutunurlar. Nar ayrıca mukus ve iltihap önleyicidir. Magnezyum glisinat ile birlikte kullanıldığında nar bu desteğin kas gevşetici gücünü bir üst seviyeye taşır.
- Meyankökü: Bu bitki böbreküstü bezlerin hızlı bir biçimde yenilenmesi ve desteklenmesine yardımcıdır. Meyankökü magnezyum glisinat desteğinin kimyasal bileşenlerini ateşler, böylece böbreküstü bezler huzura kavuşur ve meyankökü onları hızlıca hayata döndürür.
- Yabanmersini: MSG ve ağır metalleri önce beyinden çıkarmak daha sonra da vücuttan atmak için harikadır. Yiyebileceğiniz en iyi adaptojen,[38] mukus

35 Gama aminobütirik asit veya -aminobütirik asit veya GABA engelleyici nörotransmitter olarak sinir sisteminde aktif rol oynayan kimyasal bir maddedir. *–çn.*

36 Alkaliler, suda çözünen bazlardır. *–çn.*

37 Asidoz ve alkaloz kanda aşırı miktarlarda asit veya alkalinin (baz) bulunduğu anormal durumlardır. Metabolik süreçlerin doğru biçimde çalışması ve dokulara uygun miktarda oksijen sevki için kan pH'sının 7.35 ila 7.45 gibi dar bir aralıkta tutulması gerekmektedir. *–çn.*

38 Adaptojen, vücut üzerinde "dengeleyici" etki yarattığı genel olarak kabul edilen sağlıklı ve ayıltıcı ürünler şeklinde tarif edilir. *–çn.*

ve iltihap önleyici, zengin bir antioksidandır. Yabanmersini ayrıca her türlü besin, destek ve amino asidi güçlendirir, böylelikle vücut bunlardan en fazla faydayı elde eder.

- Sarımsak: Bronş kanalları ve sümükdoku[39] için oldukça faydalı bir iltihap önleyicidir. Uzun süreli kullanımda sarımsak deliksiz bir uyku için nefesi düzenler. Ayrıca magnezyum glisinat ile birlikte yediğinizde sarımsağın biyo uyumlu magnezyum izleri bu desteğe bağlanır, böylece daha iyi nefes alıp verdiğiniz, dinlendirici bir uyku uyursunuz.
- Kişniş: Zehirli ağır metaller ve MSG'ye bağlanarak sisteminizden dışarı atılmalarını sağlar. Kişniş ile birlikte L-glutamin desteği aldığınızda MSG'nin dışarı atılmasını hızlandırır ve ağır metalden arınmanın kofaktörü halini alır.
- Tatlı patates: Glisin, dopamin, GABA ve serotonin gibi uykuyu destekleyen sinir ileticilerinin gelişimini teşvik eder. Tatlı patatesle birlikte melatonin desteği de alırsanız, tatlı patatesin besleyici öğeleri melatonine tutunarak beyne daha kolay ulaşmasına yardımcı olur. Tatlı patates ve melatonin desteğinde ayrıca güçlü bir antioksidan etki bulunur, bu da beyindeki zehirli ağır metallerin oksitlenmesini durdurmaya yardımcıdır.

39 Sindirim/solunum/üreme kanallarının içini kaplayan ve kaygan sümüksü madde çıkaran zar/doku. *–çn.*

UYKUYA ADANMIŞ ARALIK

Muhtemelen uyku sorununuzu bir gecede çözüme kavuşturamayacaksınız. Vücudunuzun zehirlerden arınması, iyileşmesi, yeniden kendine gelebilmesi zaman alacaktır. Bu arada kendinize uykunun kurallarını hatırlatın: Ne olursa olsun uyku pınarınızın sizi bekliyor ve uyumak için karşılığında bir şey yapmış olmanıza gerek yok. Bunun da üstüne, yolunuza çıkan uykusuz gecelerde sizi yönlendirmesi için uykunun nasıl işlediğine dair bu sırra her zaman yakın durun. Uykuyla hiç probleminiz olmadıysa bile bunu biliyor olmak önemlidir çünkü ***en iyi*** uykunun anahtarıdır.

Öncelikle, uyanıkken de iyileşiyor olduğunuzu hatırlamak önemlidir. Kimi kaynaklardan vücudun sadece derin uykuda en iyi iyileşmeyi gerçekleştirdiğini duyacaksınız. Umutsuzluğa kapılmayın. Gece 10 ile 2 arası gözleriniz kapalı bir vaziyette uzanırsanız, uyumasanız bile vücudunuz kendini iyileştirir. Aslında, bilinciniz yerinde olsa da beyninizin bir kısmı uykudadır. Beyninizin uyanık olan kısmı uykudan geri kaldığınız yönünde mesajlarla sizi rahatsız edebilir. Uyandığınızda hâlâ yorgun hissediyor olabilirsiniz. Yine de, emin olun, beyninizin uyuyan bölümü vücudunuzun kendini yenilemesine olanak sağlıyor. Uykunun kimi faydalarını hâlâ alabiliyor olduğunuzu bilmenin verdiği rahatlamayla gerginliğin açık kapıdan süzülüp uzaklaşmasına izin verin.

Gece saat 10'dan 2'ye kadar olan aralık uykuya adanmıştır. Geceleyin, vücudunuzun iyileşmenin büyük bir bölümünü gerçekleştirdiği zaman dilimidir. Eğer bu aralıkta uyuyabilirseniz vücudunuz daha da büyük oranda iyileşecektir. 10 dakika bile uyusanız etkisi çok büyüktür. Bu kısa zaman aralığında vücudunuzun gerçekleştirdiği onarım iyileşme yolunda size güç katacaktır.

Gece boyunca ideal uyuma süresi kişiden kişiye değişir. Kimileri için beş-altı saat yeterliyken, diğerleri sekiz-dokuz saat uyuyarak en iyi sonuca ulaşır. Herkes için ortak ideal bir süre yok ancak en az dört buçuk saat uyumak her zaman için sizi daha az uymaktan daha iyi bir yerde tutacaktır. Herkes için ortak öneme sahip olan şey uykunun ***ne zaman*** gerçekleştiğidir. Eğer gece saat 10'da uyuyup sabah 5'te uyandıysanız büyük bir ihtimale gece 1'de yatıp sekiz-dokuz saat boyunca uyuduğunuzdan çok daha fazla dinlenmiş olacaksınız. Hepsi bu uyku aralığıyla ilgili.

Gündüz uykularının çok işe yaradığını unutmayın ve bunu çocukluk olarak algılamayın. Hepimiz, gün içinde gözlerimizi bir süre kapatmak istediğimiz günler geçiririz; ya gece mesaiye kalmışızdır, yetiştirmemiz gereken bir şey vardır veya önceki gece uyuyamamışızdır. En faydalı iyileşmenin gerçekleşmesi için gündüz saat 10 ile 2 arası bir zamanda gözlerinizi kapatıp yatmaya çalışın. Zaman dilimi gece uykuya adanmış aralıkla aynıdır. Bunu kendi faydanıza kullanabilirsiniz, farkı hissedeceksiniz.

RUHSAL UYKU DESTEĞİ

Uyku Meleği, ona ihtiyaç duyduğunuz her zaman sizinledir. Yardım ve yönlendirmeye ihtiyaç duyduğunuzda adını sesli bir biçimde söyleyin. Bir sağlık sorunu veya duygusal bir yara nedeniyle uyuyamadığınızda daha iyi bir gece uykusu için size yol gösterecektir. Bu gibi gecelerde, çözemediğiniz bir sorun sizi uyumaktan alıkoyduğunda Uyku Meleği ile konuşun. Ona, şu an için çözemediğiniz bir sorunla mücadele ettiğinizi çünkü bu sorunun dinlenmenizin önüne geçtiğini anlatın. Duygusal yangını söndürmeye yardımcı olacak, böylelikle huzur bulacaksınız; o, uyku pınarınıza kavuşmanıza yardımcı olacak. Herhangi bir uyku ilacından daha etkili olan Uyku Meleği bilinçaltının topraklarına doğru ilerlerken sizi izliyor olacak.

31. Bölüm

Kötü Rüyalar Neden İyidir?

Rüyalar en büyük gizemdir, tartılamaz ya da ölçülemez. ***Rüyaların bize söylediği nedir?*** diye sorarız kendimize çocukluğumuzdan beri. ***Ne anlama geliyorlar?***

Özellikle de kötü rüyaları sorgularız. Kâbusların, öfke, hayal kırıklığı, stres dolu rüyaların, çığlık atarak uykumuzdan uyandığımız rüyaların arkasında ne var? Onlardan nasıl kurtulabiliriz? Bunlar bize verilmiş bir ceza mı? Bu tip rüyaların yerine tropik adalarda tatil yaptığımız, tatlı rüyalarımız olamaz mı?

Kötü rüyaların arkasında ne olduğunu bir bilseniz hiçbir yere gitmelerine izin vermezsiniz."-Kötü" rüyalar ruhun iyileşme yoludur. Uyanıkken duygusal acılarımızın duvarlarını yıkmamız beklenmez bizden. Yaralandığımızda, beyinde yer alan fiziksel bir parça, tekrar tekrar aynı acıyı yaşamayalım ve uyanık kaldığımız saatler boyunca daha üretken ve ileriyi düşünür olalım diye bir engel koyar. Bunlar inkâr duvarları değil; kutsal korumanın duvarlarıdır. Her ne kadar sağlıklı ve gerekli olan bilinçli ilerlemeyse de amaç aklımızdan çıkmaması değildir.

Bu acının işlenme zamanı uykumuzdur. Bilinçli değilken duygusal duvarlarımız yıkılır ve ruh kendini temizleyerek onarır. Bunun anlamı şudur: Her türden zor duygu ayaklanır ve rüyalarımız yoluyla çıkar gider. Eğer böyle olmasaydı hayal kırıklığı, öfke, korku, ihanet, suç ve utanç içimizde birikir, birikir, birikir ve duvarları ayakta tutan gücü de aşarak uyanık olduğumuz hayatı teslim alırdı. Bunun yerine rüyalarımız onları serbest bırakıyor. Uyku Meleği, Rüyalar Meleği ve Bilinmeyen Meleklerin yardımıyla yapılan gece temizlikleri hiçbir yara almadan hayatta neler olduğuyla yüzleşmemize yardımcı olur.

Bazen rüyaların kalıcı güçleri olur. Bir rüya gün boyu ya da daha uzun kafanıza takılıp kalabilir, hatta yıllar boyu bile sürebilir etkisi. Bu rüyalar kafa karıştırıcı olabilir. Uyanıkken ilişkide her şey yolunda gibi görünse de rüya ile birlikte bir incinme, bir huzursuzluk duygusu gelebilir. Ya da ilişkide bir zorluk veya bir mesafe yaşanmış olabilir, rüyalar eski yaraları ortaya çıkarıp bize yıllar önce neyin yanlış gittiğini gösterebilir. Yanlış bir şey yaptığımız hissiyle ya da yanlış anlaşıldığımızı sanarak uykudan uyanabiliriz. Acı içinde bunun ne anlama geldiğini çözmeye çalışırken boş bir hisse kapılırız.

Pek çok insandan, görmüş oldukları kötü bir rüya dolayısıyla yıllardır konuşmadıkları bir aile üyesini veya arkadaşı aradıklarını ve bunun da iyileşme sürecini başlattığını duydum. Boşluk hissi zehirli yaralar ve duyguların bizi uykumuzda terk etmesinden kaynaklanır (veya terk etmeye başlamasından), böylelikle acı depomuz yok olmaya başlar. Biz tam tersini düşünüyor olsak da kötü rüyalar bizi canlandırır. Hayatımızda harekete geçmeye değer insanlar, yerler veya şeyler olduğunu hatırlatır bize. Kötü rüyalar kapıları kapatmaz, açar. Yeni başlangıçlar yaratır. Bu yeni başlangıcın ne olduğunun farkında olmasanız bile o olmaktadır. Çok daha sonra, kötü rüyanın hayatınızda nasıl bir seçenek ortaya çıkardığını görecek bakış açısına kavuşabilirsiniz.

Birbirimize "iyileştirici rüyalar" dileyeceğimize "tatlı rüyalar" dileriz. Ruhun ilerlemesi, kalbin onarılması ve zararlı duyguların boşalması için her rüyanın kusursuz, rahat ve süslü olmasını istemezsiniz. Rüya hayatınızın tamamen harikalar diyarı gibi olmasını istemezsiniz. Rüyalarınızda biraz zorluk olmasını istersiniz çünkü uyanıkken iyi şeyler olmasını arzularsınız. Eğer rüyalarımız tamamen güzel hayallerle dolu olsaydı o zaman uyumak tek istediğimiz şey haline gelirdi.

Şimdi, hayatta kötü niyetli insanlar var. Tarih boyunca var oldular. Bu insanlar hayatları boyunca bir tek kâbus bile görmemiş olabilirler. Bu da, acı ve elem gibi olumsuz deneyimlerden ne kadar kopuk olduklarının bir göstergesidir. Uyurken acılarının icabına bakmadıkları için, onları uyanık hayatlarına taşır ve başkalarına da bulaştırmak isterler.

Diğer taraftan en merhametli, cömert ve sevgi dolu insanın, bir geceyi bile rahatsızlık verici bir rüya olmadan geçirmediğini görebilirsiniz. İster inanın, ister inanmayın ama bu daha sağlıklı bir süreçtir. Çünkü bu insan çevresiyle o kadar uyumludur ki, başkalarının verdiği mücadelelere şahittir. İnsanların çektikleri acıları deneyimler, geceleri bu kayıtları silerken beyni o kişiyi uyanıkken bunları düşünüp durmaktan korur. Okul bahçesindeki zorbalıkları, doğal felaketleri ve savaş meydanlarını görür rüyasında, hepsi de onun yararınadır. Fantastik bir rüyadan uyanıp zalim bir dünyayla karşılaşmaktansa bu zor rüyaları geride bırakmanın vermiş olduğu rahatlamayla uyanır ve merhametle adandığı işlerini yapmaya devam eder.

Şunu söylemeliyim ki iyi rüyalar görüyor olmak kötü bir insan olduğunuz anlamına gelmez. Elbette ki hayır. Gördüğümüz "kötü" rüyaların yanında muhakkak iyi rüyalar da göreceğiz. Melekler kimi zaman bize üstünlük ve umut dolu rüyalar sunarlar. Bazen rüyalarımız yaratıcı ilhamın önceden gelen uyarıları ve mesajları olabilir. Bazı geceler orta düzeyde kötü rüyalar görürüz ancak uyandığımızda bu rüyaları hatırlamayız. Başka zamanlar rüyamızda sevdiğimiz ancak artık bu dünyada olmayan kişileri ziyaret ettiğimizi görürüz.

Sadece sizi zorlayan rüyaları da iyi karşılamanız gerektiğini unutmayın: Uyku sırasında vücudunuz iyileşirken size güzel bir hizmet sunuyorlar. Bir ceza ya da yargılama değiller. Tam olarak kendiniz olabilmeniz için size yardım ediyorlar.

Sonsöz

Ruhunuzun Altını

Altın keşfedildiğinden beri üzerimizde herhangi bir maddi değerin çok daha ötesinde manyetik bir çekim alanı yaratmıştır.

Çocukken hiç sınav kâğıdınızda altın bir yıldız olsun istemiş miydiniz? Tefeciye götürüp karşılığında nakit almak için değil tabii ki. Bu ucuz yapıştırmayı temsil ettiği şeyden ötürü istiyordunuz: başarı, değer, onay.

Eğer büyükannenizin madalyon, yüzük gibi bir eşyasına sahipseniz, bunun kalbinizde özel bir yerinin olmasının sebebi arkasında duran dolar işareti değildir. Manevi bir değer taşımaktadır: minnettarlık, eskiye özlem, sadakat, aşk.

Peki ya olimpiyatlara katılan sporcular, onlar altının piyasa değeri için mi bu metali isterler? Hayır, tüm hayatları boyunca, ödülü temsil eden şey için antrenman yaparlar: kan, ter, gözyaşı, ruh, irade, amaç ve özveri insanın büyüklüğünde bir araya gelir.

Bir altın parçası ya da başka bir hazine manevi veya duygusal bir anlamla ilişkilendirildiğinde değeri etiket fiyatının üstüne çıkar. Tapınak Şövalyeleri Kutsal Kâse'nin peşine bu altın çanaktan elde edecekleri gelir için düşmediler, Hz. İsa'nın Son Akşam Yemeği'nde o kâseden içtiği söylendiği için bunu yaptılar, esrarengiz bir önemi vardı. Gerçi şövalyeler yüzlerce altın kâse buldular, değersiz oldukları için bir kenara atıldı bunlar, çünkü manevi gücü barındırmıyorlardı.

Size dünyanın en değerli hazinesini elde etmek için birinin takdirini kazanmak, büyük bir mirasa konmak, uzun atlama öğrenmek ya da yüklü bir banka hesabına sahip olmak zorunda olmadığınızı söylemek için buradayım. Altın, platin, elmas, safir, Kutsal Kâse, Ahit Sandığı, Nuh'un sandığı, hatta Beatles'ın kayıp albümü – bunlardan hiçbiri ruhunuzun altını ve içinizde taşımakta olduğunuz mücevherlerle boy ölçüşemez.

Evet, siz. Sağlık sorunlarıyla, büyük bir kayıpla, bir engelle mücadele etmenin zor olduğunu biliyorum. Zamanından önce yaşlandığınızı, tiroit bezinizin iflas ettiğini ya da vücudunuzun çalışmayı bıraktığını, hatta aleyhinize çalıştığını zannederken ne kadar zorlandığınızı anlayabiliyorum. Yıllar boyu yanıtların peşinde gerçekleştirdiğiniz bu yolculukta neler yaşadığınızı ancak hayal edebilirim. Muhtemelen sizi defalarca yenik düşürdü, yalnız bıraktı, umutsuz kaldınız ve kendi değerinizden şüphe ettiniz. Şunu bilin: Bu sizin hatanız değil; bunların hiçbirini hak etmediniz. Hastalığınızı siz yaratmadınız ya da onun başınıza gelmesini siz hayal etmediniz. Siz kötü bir insan değilsiniz. İyileşebilir ve ilerleyebilirsiniz.

Belirtiler sizi her kısıtladığında aslında size bir şeyler veriyorlardı. Savunmasız olmaktan kazandığınız merhamet, hayatı uzaktan seyretmenin verdiği bilgelik, bunların mutlaka bir cevabı olması gerektiğine dair olan inancınız, bir ayağınızı diğerinin önüne atarak ağır ağır ilerlemenin getirdiği sabır... İşte bunlar artık hayatınızın geri kalan bölümünde sizin olan şeyler. Kayıplar, çabalar, yaralar, acılar, ağrılar, üzüntü, korku, zorluklar, denemeler, hayal kırıklıkları ve çarpışmalar tercih ettiğimiz şeyler değil elbet. Ancak bizi ziyaret ettiklerinde en büyük araç ve hazinelere kavuşuyoruz.

Bu araçlar ve hazine ağır olabilir. Dünyanın acısıyla temas halinde olmak kolay değil. Tıpkı bir çanta dolusu altın ya da mücevher gibi sizi yere serebilir. İşte bu yüzden, bu zorlukların manevi önemini görmeye başlamanın zamanı geldi çünkü hazinenize manevi bir anlam yüklediğinizde bu hazine ışık kadar hafifliyor.

Siz herkesin içinden dünyayı değiştirebilecek biri olarak seçildiniz. Güçlü olduğunuz için hastalık size engel olmaya çalıştı. Yol boyunca kimi belirtileri deneyimlediniz ve muhtemelen durumunuzla ilgisi olmayan pek çok isimle nitelendirildi hastalığınız. Ancak seçilmenizde ön görülen plan geri tepti. O hastalığa mecbur kalmak yerine ileri gitmek için zorladınız ve ruhunuzu geliştirdiniz. Sizi Tanrı'ya daha da yaklaştıracak anlamlara ve kavrayışlara vâkıf oldunuz.

Artık hastalığınızdan da, belirtilerinden de, adından da kurtuluyorsunuz. İyileşecek, onu yenecek ve gücünüze kavuşacaksınız – bildiğinizin çok daha ötesinde bir güç.

Tiroit beziniz bir zamanlar vücudunuzun en zayıf yeri olarak, hatta düşmanınız olarak bildiğiniz bölümü aslında sizin en büyük gücünüz ve koruyucunuz oldu. Bu beze sadece fiziksel anlamda iş görmez. Manevi olarak korumanızdır, kazanmış olduğunuz hazineyi kollar ve gözetir – hayatınıza devam ettiğiniz sürece donanımınızın bir bölümünü oluşturacak olan hazine. Fort Knox'ı[40] koruyan muhafızların tiroit bezinizden üstün bir yanı yok.

Başına ne gelmiş olursa olsun, ameliyatla ya da radyoaktif iyot tedavisiyle, tiroit bezinizin ruhu hâlâ durmaktadır. Hep oradaydı ve sizi kolladı. O hazineye tutundu ve keşfedeceğiniz günün gelmesini bekledi. Tiroit beziniz ve vücudunuzun geri kalanını eski sağlığına kavuşturduğunuz zaman ruhunuzun servetini koruması için ona daha fazla destek olmuş olacaksınız; etrafınızdaki herkese ışık saçmak adına kullanacağınız servet budur.

Kim olduğunuzun, nereden geldiğinizin, ne yaptığınızı ya da yapmadığınızı düşündü-

---

40 Fort Knox, Kentucky'de, Louisville'in güneyinde ve Elizabethtown'un kuzeyinde bir Birleşik Devletler Ordusu postasıdır. Aynı zamanda, Amerika Birleşik Devletleri'nin resmi altın rezervlerinin büyük bir kısmını barındırmak için kullanılan ABD Külçe Deposu'na bitişiktir. *–çn.*

ğünüzün bir önemi yok, bilin ki bu kitaptaki gerçek kelimelerle birlikte Ruh ve ben hep sizinle olacağım.

Hatırlayın: Siz dünyayı değiştirecek birisiniz. Ruh ve ben sizi görüyor ve duyuyoruz. Size inanıyoruz. Sizin yanınızdayız. Ve bundan sonra olacakları deneyimlemeniz için sabırsızlanıyoruz.

Teşekkürler

Patty Gift, Anne Barthel, Reid Tracy, Louise Hay, Margarete Nielsen, Diane Hill, Hay House Radio'nun tüm çalışanları ve Hay House Radio ekibinin geriye kalanına Ruh'un mesajının hayatları değiştirmeye devam etmesi için tüm dünyaya yayılması konusundaki inanç ve bağlılığınız için.

Gwyneth Paltrow, Elise Loehnen ve sizin adanmış GOOP çalışanlarınız, şefkat ve cömertliğiniz sonsuz bir ilham kaynağı.

Dr. Alejandro Junger, size olan minnettarlığımı kelimeler ifade edemiyor.

Dr. Prudence Hall, tavsiyelerinizi Ruh'un sözleri üzerine düzenlediğiniz için teşekkür ederim. Gerçeği yenileyen yanıtlara ihtiyaç duyan hastaları aydınlatan cömert çalışmalarınız ve ***doktor*** kelimesine katmış olduğunuz görkemli anlam için.

Dr. Christiane Northrup, kadın sağlığına karşı sonu olmayan bağlılığınız evrende kendi başına bir yıldız oldu.

Dr. Habib Sadeghi, dünyaya getirmiş olduğunuz ışık efsanevi.

Dr. Richard Sollazzo, acı çekenlerin iyileşmesine olan bağlılığınız muazzam ve tereddütsüz.

Craig Kallman, bu yolculuktaki destek, savunma ve arkadaşlığın için.

Chelsea Field, Scott, Wil ve Owen Bakula hayatımda size sahip olacak kadar büyük bir mutluluğa nasıl eriştim? Sizler Medikal Medyum amacının gerçek savunucularısınız.

Nanci Chambers, David James, Stephanie ve Wyatt Elliott arkadaşlığınız ve sonsuz yüreklendirmeniz için yeterince teşekkür edemem.

Grace Hightower De Niro, Robert De Niro ve ailesi sizler saygıdeğer, merhametli varlıklarsınız.

Bağlılıkları hazinem olan iyi kalpli ruhlara teşekkürlerimle: Kimberly ve James Van Der Beek; Nena, Robert ve Uma Thurman; Jessica Seinfeld; Demi Moore; Peggy Rometo; Debbie Gibson; Jenna Dewan Tatum; Carol, Scott ve Christiana Ritchie; Peggy Lipton, Kidada Jones ve Rashida Jones; Naomi Campbell; Jamie-Lynn Sigler; Caroline Fleming; Amanda de Cadenet; Sophia Bush; Maha

Dakhil; Bhavani Lev ve Bharat Mitra; Woody Fraser, Milena Monrroy, Midge Hussey, Hallmark's Home & Family'deki herkes; Morgan Fairchild; Patti Stanger; Catherine, Sophia ve Laura Bach; Annabeth Gish; Robert Wisdom; Kelly Noonan; Danielle LaPorte; Nick ve Brenna Ortner; Jessica Ortner; Mike Dooley; Dhru Purohit; Kris Carr; Kate Northrup; Kristina Carrillo-Bucaram; Ann Louise Gittleman; Jan ve Panache Desai; Ami Beach ve Mark Shadle; Brian Wilson; Robert ve Michelle Colt; John Holland; Martin, Jean, Elizabeth ve Jacqueline Shafiroff; Kim Lindsey; Jill Black Zalben; Alexandra Cohen; Christine Hill; Carol Donahue; Caroline Leavitt; Michael Sandler ve Jessica Lee; Koya Webb; Jenny Hutt; Adam Cushman; Sonia Choquette; Colette Baron- Reid; Denise Linn ve Carmel Joy Baird. Sizlere tüm varlığım ile hürmet ediyorum.

Pek çok kişinin hayatını değiştiren sevecen doktorlar ve diğer tedavi edenlere: Sizlere çok büyük saygı duyuyorum. Dr. Deanna Minich, Dr. Ron Steriti, Dr. Nicole Galante, Dr. Diana Lopusny, Dr. Dick ve Noel Shepard, Dr. Aleksandra Phillips, Dr. Chris Maloney, Drs. Tosca ve Gregory Haag, Dr. Dave Klein, Dr. Deborah Kern, Dr. Darren ve Suzanne Boles, Dr. Deirdre Williams ve artık aramızda olmayan Dr. John McMahon, Dr. Jeff Feinman ve Dr. Robin Karlin – sizlere arkadaş demek bir onurdur. Sağlık alanına sonsuz adanmışlığınız için teşekkürler.

David Schmerler, Kimberly S. Grimsley ve Susan G. Etheridge'e beni kolladıkları için teşekkürler.

Muneeza Ahmed; Gretchen Manzer; Kimberly Spair; Stephanie Tisone; Sepideh Kashanian ve Ben; Megan Elizabeth McDonnell; Ally Ertel; Victoria ve Michael Arnstein; Nina Leatherer; Michelle Sutton; Haily Cataldo; Kerry; Alexandra Laws; Ester Horn; Linda ve Robert Coykendall; Tanya Akim; Heather Coleman; Glenn Klausner; Carolyn DeVito; Michael Monteleone; Bobbi ve Leslie Hall; Katherine Belzowski; Matt ve Vanessa Houston; David, Holly ve Ginnie Whitney; Lauren Henry; Olivia Amitrano ve Nick Vazquez; Melody Lee Pence; Terra Appelman; Kate Hall; Eileen Crispell; Bianca Carrillo Bucaram; Jennifer Rose Rossano; Kristin Cassidy; Catherine Lawton; Taylor Call; Alana DiNardo; Min Lee ve Eden Epstein Hill'e sıcak ve yürekten teşekkürler.

Medikal Medyum topluluklarında yer alan insanlar da dahil olmak üzere geliştiklerini, iyileştiklerini ve değiştiklerini görme onuruna ulaştığım sayısız insana teşekkür ederim.

Practitioner Support Group'a teşekkür ederim. Tecrübelerinizin değerini paylaşmanız ve öğretilerinizi başkalarına taşıdığınız için dualarım sizlerle. Dünyayı değiştiriyorsunuz.

Sally Arnold, ışığını böylesine parlak tuttuğun ve sesini harekete verdiğin için teşekkürler.

Ruby Scattergood, senin kuvvetli sabrın ve saatlerini kahramanca adaman sonucunda bu kitabın gerçek omurgası ortaya çıktı. Yazıların ve düzeltilerin olmadan Medikal Medyum serisi mümkün olmazdı. Edebi tavsiyelerin için teşekkürler.

Vibodha ve Tila Clark, yaratıcı dehanız hayret verici bir şekilde başkalarına yardım etme sebebinde etkili oldu. Yıllar boyu bizimle birlikte durduğunuz için teşekkürler.

Philip ve Casey McCluskey: *Sağ elimde gördüğün yedi yıldız ve yedi altın şamdanın sırrı. Yedi yıldız yedi kilisenin melekleridir: Ve gördüğün yedi şamdan yedi kilisedir.*

Ashleigh, Britton ve McClain Foster özenli, iyi kalpli ve tedbirli öngörüleriniz için çok, çok teşekkürler.

Sterling Phillips, tüm çalışkanlığın ve adanmışlığın için sana teşekkür ederim. Seni yanımızda görmekten büyük mutluluk duyuyoruz.

Jon Morelli ve Noah ikiniz tamamen yüreksiniz.

Robby Barbaro, tereddütsüz iyimserliğin etrafındaki herkesi yükseltiyor.

Sevgi ve destekleri için, her zamanki gibi, aileme teşekkür ediyorum: ışık saçan eşime, babam ve anneme; kardeşlerime, yeğenlerime, amca, dayı, hala ve teyzelerime, şampiyonlarım Indigo, Ruby ve Great Blue; Hope; Marjorie ve Robert; Laura; Rhia Cataldo ve Byron; Alayne Serle ve Scott, Perri, Lissy ve Ari Cohn; David Somoroff; Joel, Liz, Kody, Jesse, Lauren, Joseph ve Thomas; Brian, Joyce ve Josh; Kelly ve Evy; Danielle, Johnny ve Declan ve diğer tarafa göçen tüm sevdiklerime.

Son olarak, bize sunma merhametini gösterdiğin hediyeleri taşımak ve başımızı dik tutmak için bize ilham olan, cennetlerden gelen merhametli ilmini bizlere verdiği için Ruh'a teşekkürler.

Yıllar boyu bana dayandığın ve gerçeği arayışımda sorularımı yanıtlamak için gösterdiğin sonsuz sabır ve rıza ile yüreğimi ferah tutmayı bana hatırlattığın için teşekkür ederim.

Yazar Hakkında

Anthony William, ***Medikal Medyum – Hayat Değiştiren Yiyecekler*** ve ***Medikal Medyum – Kronik ve Çözümsüz Görünen Hastalıkların Gizli Nedenleri ve İyileşme Yöntemleri*** isimli çok satan kitapların yazarıdır. Kendisine zamanının oldukça ilerisinde ve görülmedik doğrulukta sağlık bilgileri sunan yüksek düzey ruhla iletişim halinde olabilme özelliğiyle doğmuştur. Dört yaşından beri, hiçbir belirti göstermeyen büyükannesinin akciğer kanseri olduğunu söyleyince ailesini şaşırttığı zamandan beri (daha sonra yapılan testlerle bu doğrulandı), Anthony bu yeteneğini insanları "okumak" ve nasıl yeniden sağlıklarına kavuşacaklarını söylemek için kullanıyor. Eşi benzeri görülmemiş doğruluğu ve Medikal Medyum olarak elde ettiği başarı, ona, Ruh'un öngörülerini kendilerine sunana kadar iyileşmenin bir yolunu bulamayan sinema yıldızları, rock yıldızları, profesyonel atletler, çok-satan yazarlar ve hayatın başka alanlarından sayısız insan da dahil olmak üzere dünya çapında milyonlarca insanın güven ve sevgisini kazandırdı. Anthony ayrıca en zor vakalarını çözmek için yardıma ihtiyaç duyan doktorlar için de çok değerli bir kaynak ahaline geldi.

Daha fazlası için www.medicalmedium.com.